Björn Ludwig
Mini-Implantate in der Kieferorthopädie

Mini-Implantate in der Kieferorthopädie

Innovative Verankerungskonzepte

Herausgeber:
Dr. Björn Ludwig

Autoren:
Dr. Bernhard Böhm
Dr. Bettina Glasl
PD Dr. Dr. Dr. Constantin Landes
Dr. Thomas Lietz
Prof. Dr. Peter Schopf
Dr. Benedict Wilmes

Quintessenz Verlags-GmbH
Berlin, Chicago, Tokio, Barcelona, Istanbul, London, Mailand, Moskau,
Neu-Delhi, Paris, Peking, Prag, São Paulo, Seoul und Warschau

Bibliografische Informationen der Deutschen Bibliothek
Die Deutsche Bibliothek verzeichnet diese Publikationen in der Deutschen Nationalbibliografie;
detaillierte bibliografische Daten sind im Internet über <http://dnb.ddb.de> abrufbar.

Quintessenz Verlags-GmbH
Postfach 42 04 52; D-12064 Berlin
Ifenpfad 2-4; D-12107 Berlin

Copyright © 2007 by Quintessenz Verlags-GmbH, Berlin

Dieses Werk ist urheberrechtlich geschützt. Jede Verwertung außerhalb der engen Grenzen des Urheberrechtsgesetzes ist ohne Zustimmung des Verlages unzulässig und strafbar. Das gilt insbesondere für Vervielfältigungen, Übersetzungen, Mikroverfilmungen und die Einspeicherung und Verarbeitung in elektronischen Geräten.

Lektorat: Kerstin Ploch, Berlin
Herstellung: Jens Girke, Berlin
Druck und Bindearbeiten: Druckerei zu Altenburg GmbH, Altenburg

ISBN: 978-3-938947-47-0

Vorwort

Mini-Implantate (Mini-Schrauben) in der Kieferorthopädie – die stille Revolution der Behandlungsmöglichkeiten. Revolution ist zweifellos ein großes Wort, das wie kaum ein anderes (vor allem im politischen Zusammenhang) positive und negative Assoziationen auslösen kann. Im wissenschaftlichen Bereich bedeutet Revolution, die „Aufhebung, Umwälzung der bisher als gültig anerkannten Gesetze oder der bisher geübten Praxis durch neue Erkenntnisse und Methoden"[1]. Genau dieser positive Fall liegt vor. Die Geschichte der skelettalen Verankerung in der Kieferorthopädie begann 1945. Es dauerte jedoch bis zur zweiten Hälfte der 1990er Jahre, bis diese Behandlungstechnik zu einer klinisch erfolgreichen Methode wurde. Es konnte auf die alte Frage der Kieferorthopädie nach einer sicheren und stabilen Verankerung eine befriedigende Antwort gefunden werden. Insofern ist es sicherlich berechtigt, von einer stillen Revolution zu sprechen. Die Anwendung der skelettalen Verankerung hält erfreulicherweise immer mehr Einzug in das tägliche Behandlungsspektrum. Unter den vielen Möglichkeiten dieser hilfreichen Technik sind Minischrauben das Therapiemittel, das sich mit nur geringem Aufwand in die tägliche Routine einer kieferorthopädischen Praxis integrieren lässt. Die moderne Kieferorthopädie ist ohne die skelettale Verankerung mit Minischrauben kaum mehr vorstellbar. Ein Paradigmenwechsel, eine Änderung des Blickwinkels auf ein wissenschaftliches Feld der Kieferorthopädie nennen es die einen, eine herausragende Neuerung die anderen und wieder andere eine neue Ära. Wir halten den Einsatz von Minischrauben als skelettale Verankerung für eine stille Revolution.

Egal wie man die insbesondere in den letzten fünf Jahren zunehmende Verbreitung dieser Verankerungstechnik auch nennt, erübrigt sie doch in vielen Fällen die heute bei den Patienten immer unbeliebteren Methoden der extraoralen Verankerung (Headgear und *Delaire*-Maske) und ersetzt die zum Teil unzuverlässigen Methoden der zahngestützten Verankerung (z. B. Transpalatinal- und Lingualbogen). Der Einsatz von Minischrauben verbessert und vereinfacht außerdem die Behandlungsmöglichkeiten.

Viele Publikationen sind insbesondere in den letzten Jahren über das Thema Minischrauben erschienen. Es liegen zahlreiche Erkenntnisse zu den biologischen Grundlagen, den Anforderungen für den klinischen Einsatz und die Behandlungsmöglichkeiten vor. Die Autoren haben sich zum Ziel gesetzt, das vorliegende Wissen zusammenzufassen, durch eigene Erfahrungen und Untersuchungen zu ergänzen, um eine Gesamtübersicht über diese faszinierende Thematik zu geben. Es soll jedoch nicht der Eindruck entstehen, dass jetzt die Ära der unbegrenzten Verankerungs- und mechanischen Möglichkeiten erreicht ist. Minischrauben heben nicht die Gesetze der Natur auf, aber sie helfen sie besser zu nutzen. Es gibt nach wie vor Grenzen, die man kennen und beachten muss. Auch davon wird in diesem Buch die Rede sein. Damit auch Sie, lieber Leser, an unserer Begeisterung für diese kleinen Schrauben, mit deren Hilfe man den festen Verankerungspunkt findet, um die Welt der Kieferorthopädie ein wenig aus den Angeln zu heben, teilhaben können, schrieben wir dieses Buch. Es wendet sich an Kieferorthopäden, Zahnärzte, Oral- und Mund-, Kiefer- und Gesichtschirurgen. Es soll ein Leitfaden und ein Kompendium sein, das dem

---

[1] Quelle: Duden, Fremdwörterbuch; 6. Auflage, 1997.

Anfänger die Methode näher bringt und dem Fortgeschrittenen Fehlerquellen aufzudecken hilft und Anregungen zu neuen kreativen Wegen gibt. Möge dieses Werk allen Interessierten Informationsgewinn und Nutzen bringen, damit sie das Rüstzeug haben, dieses „Neuland" der Zahnheilkunde zu betreten oder besser zu verstehen.

Die Autoren bedanken sich sehr herzlich bei allen Personen, die uns direkt und indirekt bei der Erstellung des Manuskriptes beraten und geholfen haben. Die uns Mut gemacht haben, diese aufwändige Arbeit zum Ziel zu führen. Ohne diese Unterstützung wäre das Projekt nicht so schnell zu verwirklichen gewesen. Unser Dank gilt aber auch dem Lektorat sowie dem gesamten Verlag für die hervorragende Zusammenarbeit, bei der nicht immer ganz einfachen Umsetzung unserer Wünsche.

Die Autoren

Verzeichnis der Autoren

Dr. Bernhard Böhm
    Poliklinik für Kieferorthopädie
    Martin-Luther-Universität Halle-Wittenberg
    Große Steinstraße 19, 06108 Halle

Dr. Bettina Glasl
    Am Bahnhof 54, 56841 Traben-Trarbach

PD Dr. Dr. Dr. Constantin Landes
    Mund-, Kiefer- und
    Plastische Gesichtschirurgie
    Universitätsklinikum Frankfurt
    Theodor-Stern-Kai 7, 60596 Frankfurt/Main

Dr. Thomas Lietz
    Weinbrennerstr. 39, 75245 Neulingen

Dr. Björn Ludwig
    Am Bahnhof 54, 56841 Traben-Trarbach

Prof. Dr. Peter Schopf
    Poliklinik für Kieferorthopädie
    ZZMK Carolinum
    Theodor-Stern-Kai 7, 60596 Frankfurt/Main

Dr. Benedict Wilmes
    Poliklink für Kieferorthopädie
    Westdeutsche Kieferklinik
    Heinrich-Heine-Universität Düsseldorf
    Moorenstr. 5, 40225 Düsseldorf

Inhaltsverzeichnis

1 Einleitung 1
Björn Ludwig, Thomas Lietz

1.1 Literatur 4

2 Das Problem der Verankerung 5
Peter Schopf, Björn Ludwig

2.1 Bewegung und ihre Verankerung 5
2.2 Arten der Verankerung 6
2.3 Literatur 9

3 Minischrauben – Aspekte zur Bewertung und Auswahl der verschiedenen Systeme 11
Thomas Lietz

3.1 Einleitung 11
3.2 Allgemeine Aspekte zu Minischrauben 12
3.3 Gestaltung der Schraube 14
3.3.1 Das Schraubenprogramm 14
3.3.1.1 *Material* 15
3.3.1.2 *Dimension und Anzahl der Schrauben* 20
3.3.2 Der Schraubenkopf 23
3.3.3 Der transgingivale Anteil 27
3.3.4 Schaft und Gewinde 30
3.4 Zubehör im Lieferprogramm 37
3.4.1 Hilfsmittel zum Auffinden und Markieren der Insertionsstelle 37
3.4.2 Instrument zur Perforation der Insertionsstelle ... 38
3.4.3 Pilotbohrer 39
3.4.4 Instrumente für die Insertion 40

3.5		**Systemabhängige Aspekte der Anwendung von Minischrauben**	46
	3.5.1	Auslieferung der Schraube	46
	3.5.2	Insertion der Schraube	49
	3.5.3	Kopplung zur kieferorthopädischen Apparatur	52
	3.5.4	Entfernen von Schrauben	55
	3.5.5	Erfolgsrate für Schrauben	55
	3.5.6	Veröffentlichungen zur Beschreibung von Schrauben und Systemen	57
3.6		**Informationen der Hersteller**	57
3.7		**Zusammenfassung**	60
3.8		**Literatur**	61
3.9		**Anlage**	67

4 Insertion von Minischrauben ... 73
Björn Ludwig, Bettina Glasl, Constantin Landes, Thomas Lietz

4.1		**Vorbereitung der Insertion von Minischrauben/Pins**	73
	4.1.1	Die präoperative Planung	73
	4.1.2	Modellanalyse und klinische Planung	75
	4.1.3	Röntgenanalyse	75
4.2		**Vorgehen bei der Insertion der Minischrauben/des Pins**	77
	4.2.1	Selbstschneidend oder selbstbohrend?	77
	4.2.2	Auswahl der Schraube	78
	4.2.3	Instrumentarium und Arbeitsvorbereitung	80
	4.2.4	Insertion der Minischrauben/Pins Schritt für Schritt	80
	4.2.4.1	*Anästhesie*	80
	4.2.4.2	*Messung der Gingivadicke*	81
	4.2.4.3	*Ausstanzen der Gingiva*	82
	4.2.4.4	*Ankörnung und Pilotbohrer*	82
	4.2.4.5	*Manuelle Insertion der Minischrauben/Pins*	83
	4.2.4.6	*Maschinelle Insertion der Minischrauben/Pins*	85

4.3	Postoperative Phase	85
4.3.1	Einheilphase	85
4.3.2	Explantation der Minischrauben	87
4.4	Literatur	87

5 Anwendungsgebiete von Mini-Implantaten ... 89
Benedict Wilmes

5.1	Direkte vs. indirekte Verankerung	89
5.1.1	Direkte Verankerung	89
5.1.2	Indirekte Verankerung	91
5.2	Klinische Lösungen je nach Zahngruppe und Verankerungsaufgabe	93
5.2.1	Frontzähne	93
5.2.1.1	*Verankerung von Frontzähnen*	*93*
5.2.1.2	*Intrusion/Extrusion von Frontzähnen*	*95*
5.2.1.3	*Retraktion von Frontzähnen*	*98*
5.2.2	Eckzähne	100
5.2.2.1	*Retraktion von Eckzähnen*	*100*
5.2.2.2	*Einordnung verlagerter Eckzähne*	*100*
5.2.3	Seitenzähne	102
5.2.3.1	*Verankerung von Seitenzähnen*	*102*
5.2.3.2	*Intrusion von Seitenzähnen*	*106*
5.2.3.3	*Aufrichtung gekippter Molaren*	*108*
5.2.3.4	*Mesialisierung von Seitenzähnen*	*109*
5.2.3.5	*Distalisierung von Seitenzähnen*	*111*
5.2.4	Zahnbogenkoordination	116
5.2.4.1	*Gaumennaht-Expansion*	*116*
5.2.4.2	*Transversale Zahnbewegungen*	*116*
5.2.4.3	*Sagittale und vertikale Korrekturen der Zahnbögen*	*118*
5.3	Literatur	120

6		Risikopotenzial und Lösungsstrategien	121
		Bettina Glasl, Björn Ludwig, Thomas Lietz	
6.1		Physikalisch-technische Kriterien	122
6.2		Der Patient	123
	6.2.1	Anamnestische Kriterien	123
	6.2.2	Morphologische Kriterien	125
6.3		Iatrogenes Risikopotenzial	126
	6.3.1	Präoperative Faktoren	126
	6.3.2	Intraoperative Faktoren	127
	6.3.3	Postoperative Faktoren	129
6.4		Anwendungsbedingte Faktoren	131
6.5		Systembezogene Faktoren	132
6.6		Literatur	134

7		Integration in die Praxis	137
		Bernhard Böhm	
7.1		Voraussetzungen	137
7.2		Praxisstruktur zur Insertion von Minischrauben	138
	7.2.1	Apparative und instrumentelle Ausstattung	138
	7.2.2	Hygieneanforderungen und Gesetzesgrundlage	138
	7.2.3	Hygienevoraussetzungen bei Minischrauben	140
7.3		Begleitende Dokumentation des Eingriffs	141
7.4		Patient und Minischrauben	141
7.5		Aufklärung und Einverständnis	142
7.6		Literatur	143
7.7		Anlage	144

8	Ausblicke	147

Björn Ludwig, Bettina Glasl, Thomas Lietz

8.1	Distalisierung von Molaren	147
8.1.1	Apparaturen mit federnden Komponenten	147
8.1.2	Apparaturen mit kontinuierlicher Kraftapplikation	148
8.2	Korrekturen der Bisslage	150
8.2.1	Modifikation eines MARA (*Mandibular Anterior Repositioning Appliance*)	150
8.2.2	Kombination mit einer Klasse-II-Apparatur	150
8.3	Transversale Erweiterung	150
8.4	Einzelzahnbewegungen	151
8.5	Konfektionierte Hilfselemente	152
8.6	Schlussbetrachtung	152
8.7	Literatur	153

9	Sachregister	155

Björn Ludwig · Thomas Lietz

Einleitung 1

Lex tertia: Actioni contrariam semper et aequalem esse reactionem: sive corporum duorum actiones is se mutuo semper esse aequales et in partes contrarias dirigi.

I. Newton, 1687

Isaac Newton ist lange tot (1727). Und dennoch ist er durch seine vier Axiome allgegenwärtig. Vor ihm wusste die Welt, dass manche Dinge funktionieren oder auch nicht. Mit *Newtons* „Philosophiae Naturalis Principia Mathematica" (1687) verstand die Welt, warum der Apfel nach unten fällt. Auch sein drittes Axiom (s. o. oder in der Kurzform: *actio = reactio*) lässt uns manches Problem besser verstehen, löst es aber nicht. Die skelettale Verankerung hebt die Physik selbstverständlich nicht aus den Angeln, aber sie hilft, die Natur und ihre Gesetze besser zu nutzen. Aus diesem Grund soll es im vorliegenden Buch darum gehen, wie sich mithilfe von Minischrauben „*actio = reactio*" therapeutisch besser nutzen lässt.

In jeder Epoche der Kieferorthopädie spielten Fragen der Verankerung und insbesondere die nicht erwünschten reaktiven Kräfte eine wichtige Rolle. Bei den funktionskieferorthopädischen Geräten ist es meist die unerwünschte Protrusion der Unterkiefer-Frontzähne. Bei der Therapie mit Plattenapparaturen sind es die reziproken Kräfte auf die als Verankerungsblock dienenden Plattensegmente, die zu Überkorrekturen und unerwünschten Mitbewegungen von Zahngruppen führen.

Bei der Behandlung mit festsitzenden Apparaturen werden Zähne an anderen Zähnen desmodontal verankert. Keine noch so physikalisch ausgereifte Behandlungstechnik/Mechanik konnte bisher und kann gegenwärtig alle reaktiven Kräfte komplett ohne Nebenwirkungen absorbieren.

Schon im 19. Jahrhundert gab es die Idee, kieferorthopädische Apparaturen nicht an anderen Zahngruppen des gleichen oder anderen Kiefers zu verankern. Es entstanden die extraoralen *Verankerungsstrategien*. Die Ära der skelettalen Verankerung begann im Jahr 1945 mit dem fehlgeschlagenen Versuch von *Gainsforth*[2], Schrauben in den Kieferknochen zu inserieren und über Drähte Zähne zu belasten. Nachdem viele experimentelle Versuche fehlschlugen und die Methode sich klinisch nicht beweisen konnte, wurde ab 1980 das Thema von *Creekmore*[1], *Roberts*[5-7] und *Turley*[8,9] wieder aufgegriffen. Deren umfangreiche klinische und tierexperimentelle Studien legten den Grundstein für den heutigen erfolgreichen Einsatz kortikaler Stabilisierungsmethoden.

Viele Behandler und Studien rund um die Welt zeigten, dass es nicht nur experimentell sondern auch klinisch möglich ist, mithilfe von dentalen Implantaten Zähne ohne reaktive Nebenwirkung zu bewegen (Abb. 1-1 und 1-2).

Diese Methode entbehrt nicht einer gewissen Luxuriösität, im Hinblick auf Kosten, Risiken und Aufwand sowie die eingeschränkte Indikation. Von *Wehrbein*[10-12] und *Glanzmeier*[3,4] wurde erstmals ein speziell für die Kieferorthopädie entwickeltes Implantatsystem (Orthosystem, Fa. Straumann) vorgestellt. Diese kieferorthopädischen Implantate, wie neben Orthosystem auch das Midplant (Fa. HDC), werden hauptsächlich im Gaumen eingesetzt. Die Abbildungen 1-3 und 1-4 zeigen die zielgerichtete und ohne Nebenwirkungen einsetzbare Distalisationskraft an einem Gaumenimplantat.

Die Methode wird nach wie vor erfolgreich eingesetzt. Sie ist jedoch für die breite klinische Anwendung in der kieferorthopädischen Praxis

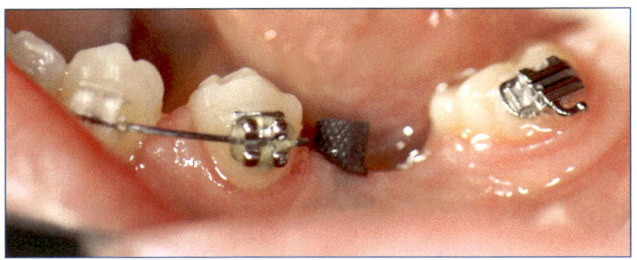 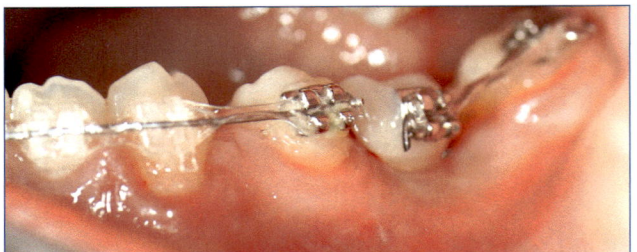

Abb. 1-1 und 1-2 Mesialisierung und Intrusion von Zahn 37. In die auf einem prothetischen Implantat verankerte, provisorische Krone wurde ein Bracket einpolymerisiert.

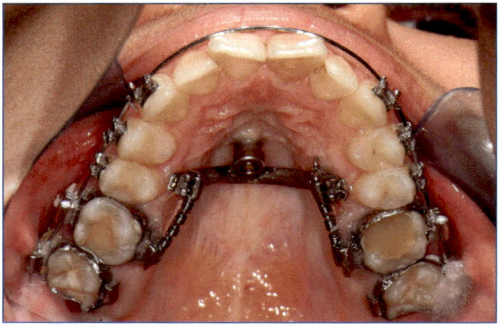 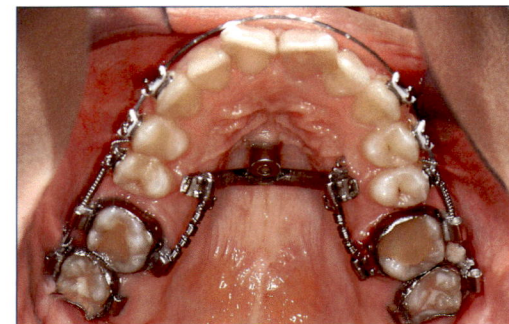

Abb. 1-3 und 1-4 Distalisation mithilfe der skelettalen Verankerung an einem Gaumenimplantat (OA. Dr. B. Wilmes, Düsseldorf).

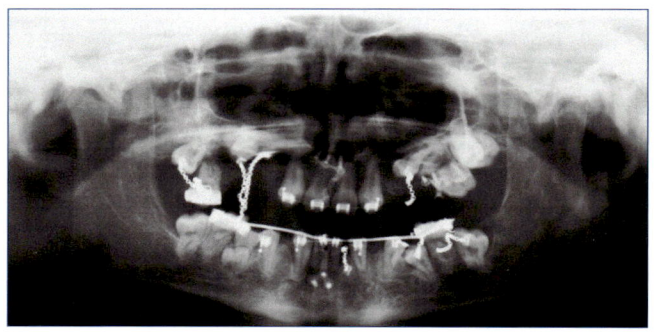 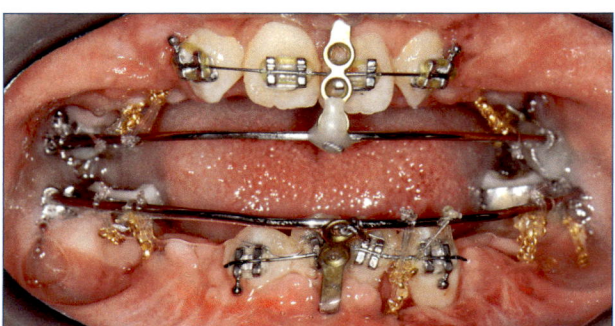

Abb. 1-5 und 1-6 Orthopantomogramm und klinisches Bild mit Mini-Osteosyntheseplatten als kortikale Verankerung gegen reaktive Intrusionskräfte (OA. Dr. B. Wilmes, Düsseldorf).

nicht das Mittel der Wahl, wenn es darum geht schnell und ohne großen Aufwand eine sichere skelettale Verankerung zu finden.

Es existieren noch diverse andere Formen skelettaler Verankerungen, die sich klinisch als durchaus wirksam erwiesen haben (Abb. 1-5 bis 1-7). Einige von ihnen stammen aus der Mund-, Kiefer- und Gesichtschirurgie. Ihre Anwendungsmöglichkeiten sind ebenfalls beschränkt und erfordern einen entsprechenden Aufwand bei der Insertion.

Bei allen Formen der skelettalen Verankerung, also auch bei den Minischrauben, handelt es sich *per definitionem* um ein Implantat:

„Ein Implantat ist ein im Körper eingepflanztes künstliches Material, welches permanent oder zumindest für einen längeren Zeitraum dort verbleiben soll".

Laut Medizinproduktegesetz wird eine Einteilung in Kurz- und Langzeit-Implantate vorgenommen. Die Grenze wird hier bei 30 Tagen Verweildauer gezogen. Für beide Formen gelten unterschiedliche Gesetze und Bestimmungen.

Das vorliegende Buch beschäftigt sich ausschließlich und sehr umfassend mit Minischrauben als eine Form der skelettalen Verankerung (Abb. 1-8). Minischrauben, Mini-Implantate oder wie sie sonst noch genannt werden, siehe

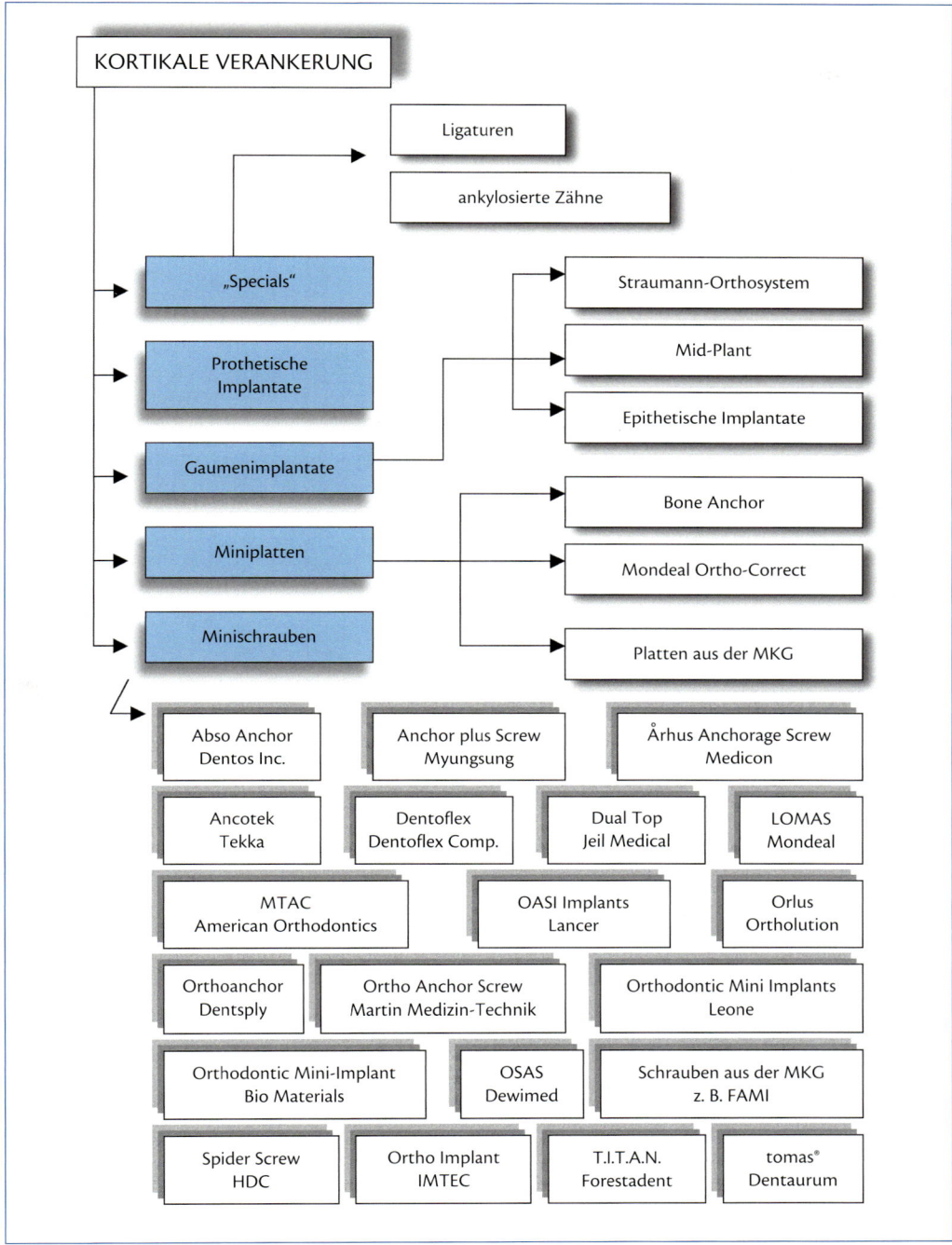

Abb. 1-7 Grafische Darstellung der Vielfalt an kortikalen Verankerungsarten.

dazu Abbildung 1-9, sind nach Auffassung der Autoren die Form der skelettalen Verankerung, die in ein paar Jahren aus der täglichen Praxis nicht mehr wegzudenken sein wird. Damit auch Sie, lieber Leser, an unserer Begeisterung für diese kleinen Schrauben, mit deren Hilfe man den festen Verankerungspunkt findet, um die Welt der Kieferorthopädie ein wenig aus den Angeln zu heben, teilhaben können, schrieben wir dieses Buch. Es wendet sich an Kieferorthopäden, Zahnärzte, Oral- und Mund-, Kiefer- und Gesichtschirurgen. Es soll ein Leitfaden und ein Kompendium sein, das dem Anfänger die Methode näher bringt und dem Fortgeschrittenen Fehlerquellen aufzudecken hilft und Anregungen zu neuen kreativen Wegen gibt.

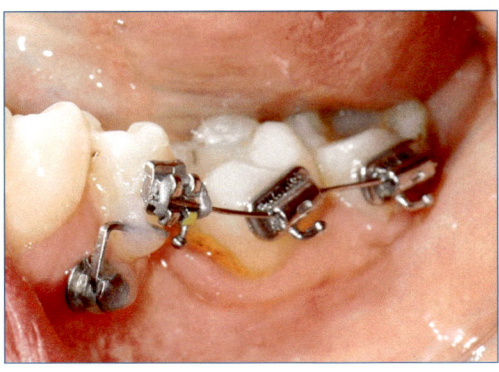

Abb. 1-8 Kieferorthopädischer Lückenschluss über skelettale Verankerung an einer Minischraube. (Quintessenz Team Journal, 11/2006, B. Glasl, B. Ludwig, S. Kopp)

1.1 Literatur

1. Creekmore TD, Eklund MK. The possibility of skeletal anchorage. J Clin Orthod 1983;17:266–269.
2. Gainsforth BL, Higley LB. A study of orthodontic anchorage possibility in basal bone. Am J Orthod Oral Surg 1945;31:406–417.
3. Glatzmaier J, Wehrbein H, Diedrich P. [The development of a resorbable implant system for orthodontic anchorage. The BIOS implant system. Bioresorbable implant anchor for orthodontic systems]. Fortschr Kieferorthop 1995;56:175–181.
4. Glatzmaier J, Wehrbein H, Diedrich P. Biodegradable implants for orthodontic anchorage. A preliminary biomechanical study. Eur J Orthod 1996;18:465–469.
5. Roberts WE, Marshall KJ, Mozsary PG. Rigid endosseous implant utilized as anchorage to protract molars and close an atrophic extraction site. Angle Orthod 1990;60:135–152.
6. Roberts WE, Nelson CL, Goodacre CJ. Rigid implant anchorage to close a mandibular first molar extraction site. J Clin Orthod 1994;28:693–704.
7. Roberts WE, Smith RK, Zilberman Y, Mozsary PG, Smith RS. Osseous adaptation to continuous loading of rigid endosseous implants. Am J Orthod 1984;86:95–111.
8. Turley PK, Kean C, Schur J, Stefanac J, Gray J, Hennes J, Poon LC. Orthodontic force application to titanium endosseous implants. Angle Orthod 1988;58:151–162.
9. Turley PK, Shapiro PA, Moffett BC. The loading of bioglass-coated aluminium oxide implants to produce sutural expansion of the maxillary complex in the pigtail monkey (Macaca nemestrina). Arch Oral Biol 1980;25:459–469.
10. Wehrbein H, Glatzmaier J, Mundwiller U, Diedrich P. The Orthosystem—a new implant system for orthodontic anchorage in the palate. J Orofac Orthop 1996;57:142–153.
11. Wehrbein H, Glatzmaier J, Yildirim M. Orthodontic anchorage capacity of short titanium screw implants in the maxilla. An experimental study in the dog. Clin Oral Implants Res 1997;8:131–141.
12. Wehrbein H, Merz BR, Diedrich P, Glatzmaier J. The use of palatal implants for orthodontic anchorage. Design and clinical application of the orthosystem. Clin Oral Implants Res 1996;7:410–416.

- Ankerschraube
- kieferorthopädische Verankerungsschrauben
- Kortikalis-Schrauben
- microimplant
- micro-implant
- Micro-implant anchorage
- Microsrews
- Mikroschrauben
- Mikrotitanschrauben
- mini implants for orthodontic anchorage
- mini screw
- mini-implant
- mini-implant for orthodontic anchorage
- mini-implant system
- Mini-Implantat
- Miniimplantat
- Minipin
- Mini-pin
- Minischrauben
- mini-screw
- miniscrew
- Mini-screw anchorage system
- miniscrew implant
- Ortho implant
- Orthodontic anchorage implant
- Orthodontic anchoraging implants
- Orthodontic implants
- orthodontic mini implants
- Orthodontic miniscrews
- Ortho TAD
- skelettal anchorage system
- Small titanium screws
- TAD - Temporary Anchorage Devices
- titanium implant anchorage
- titanium microscrews
- titanium mini-implants
- titanium screw anchorage

Abb. 1-9 Übersicht aller in der aktuellen Literatur verwendeten Begriffe.

Peter Schopf · Björn Ludwig

Das Problem der Verankerung

2.1 Bewegung und ihre Verankerung

Die Bewegung von Zähnen im Rahmen einer orthodontischen oder kieferorthopädischen Therapie erfolgt durch den Einsatz von Kräften. Damit sich die Zähne bewegen, muss eine Abstützung vorhanden sein. Diese Abstützung kann an anderen Zähnen oder an Strukturen des Schädels erfolgen, wobei die auf Zähne und abstützende Gewebe einwirkenden Kräfte im Sinne des Dritten *Newton*'schen Gesetzes („actio = reactio") reziprok wirken. Dies bedeutet, dass auf die zur Abstützung verwendeten Strukturen die gleichen Kräfte einwirken wie auf die Zähne, die bewegt werden sollen. Werden zur Abstützung bei Zahnbewegungen andere Zähne verwendet, so erfolgt die Belastung mit den gleichen Kräften in der Gegenrichtung, was in der Regel auch zur Ortsveränderung der abstützenden Zähne führt. Das Ausmaß der therapeutisch gewünschten sowie der gegenläufigen Bewegung hängt in diesem Fall u. a. von der Stärke des Widerlagers ab, wobei z. B. Zahn- und Wurzelzahl, Wurzelform, -länge und -querschnitt, die Größe der Wurzeloberfläche sowie die Struktur und Qualität des umgebenden Knochens eine Rolle spielen.

Ist diese reziproke Bewegung abstützender Zähne therapeutisch akzeptabel oder erwünscht, so kann dieses Kraftsystem problemlos angewendet werden. Dies geschieht beispielsweise bei der sagittalen Erweiterung eines Zahnbogens, bei der die Frontzähne protrudiert und die Seitenzähne distalisiert werden. Ebenfalls zu akzeptieren ist die Bewegung der Ankerzähne bei der transversalen Erweiterung mit gleichmäßiger Lateralbewegung der rechten und linken Seitenzähne oder beim reziproken Lückenschluss, bei dem die lückenbegrenzenden Zähne sich etwa um die gleiche Distanz aufeinander zu bewegen.

Die Abstützung kann grundsätzlich an Zähnen desselben Kiefers (intramaxillär), des Gegenkiefers (intermaxillär) oder zahnunabhängig an anderen Schädelstrukturen erfolgen. Wirken sich die Kräfte ausschließlich auf die zu bewegenden Zähne aus, spricht man von stationärer Abstützung.

Beispiele für eine *intramaxilläre Abstützung* sind: die Lückenöffnung durch eine Platte mit Schraube oder die Spiralfeder einer festsitzenden Apparatur, die Protrusion der Front unter Abstützung an den Seitenzähnen, die transversale Erweiterung des Zahnbogens oder der Lückenschluss mithilfe von Loops, Gummiketten etc. Als Beispiel einer *intermaxillären Abstützung* sind Klasse-II- oder Klasse-III-Gummizüge zu nennen. Eine *zahnunabhängige Abstützung* kann durch extraorale Apparaturen, z. B. durch ein Headgear oder eine Gesichtsmaske, durch Einbeziehung der Muskulatur (z. B. Lipbumper) oder durch eine kortikale Verankerung mittels Implantaten, Minischrauben etc. erfolgen.

Ist eine reziproke Bewegung therapeutisch nicht akzeptabel bzw. therapeutisch unerwünscht oder schädlich, kommt der Ortsstabilität der abstützenden Zähne eine besondere Bedeutung zu. Sie sollen also am Ort gehalten (verankert) werden, weshalb hierfür auch der Begriff **„Verankerung"** verwendet wird.

Ein therapeutisches Beispiel soll dies verdeutlichen (Abb. 2-1). Zum Retrudieren anteinkliniert stehender Frontzähne und zur Auflösung eines ausgeprägten frontalen Engstandes müssen mitunter die ersten Prämolaren extrahiert werden. Wird der gesamte, durch die Extraktion gewonnene Platz zur Einstellung der Frontzähne benötigt, ist eine Mesialbewegung

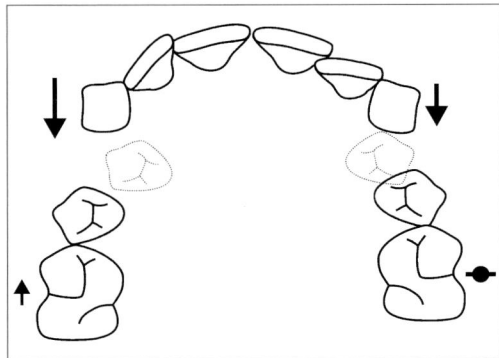

Abb. 2-1 Grafische Darstellung reziproker Kräfte.

2.2 Arten der Verankerung

Eine Verankerung kann auf verschiedene Weise erreicht werden:
a) durch extraorale Abstützung der Apparatur (Headgear, Gesichtsmaske, Nackenschlange)
b) durch intraorale Zusatzgeräte (Nance, Palatinalbogen, Lingualbogen, Lipbumper)
c) durch Modifizierung der festsitzenden Apparatur (bukkaler Wurzeltorque, Verblockung)
d) durch Einbeziehung der Zähne des Gegenkiefers (Klasse-II- oder Klasse-III-Gummizüge)
e) durch im Kieferknochen verankerte Implantate, Minischrauben etc.

Eine absolute Ortsstabilität der als Verankerung vorgesehenen Zähne ist bei der Anwendung von Implantaten oder Minischrauben zu erwarten, während die übrigen Elemente aus verschiedenen Gründen nur eine relativ stationäre Verankerung erlauben oder sogar reziprok wirken (intermaxilläre Gummizüge). Einige dieser Verankerungsmittel wirken unabhängig von der Compliance der Patienten, andere, wie Headgear, Gesichtsmaske, Lipbumper sowie intermaxilläre Gummizüge, erfordern eine gute Mitarbeit.

Zu a) Extraorale Abstützung

Bei Verwendung extraoraler Apparaturen wie Headgear (Abb. 2-2), Gesichtsmaske (Abb. 2-3) oder Nackenschlange erfolgt die Abstützung bei Zahnbewegungen nicht intraoral und dental, sondern extraoral am Nacken bzw. Hinterkopf (Headgear, Nackenschlange) bzw. an Stirn und Kinn (Gesichtsmaske). Die Methode der extraoralen Abstützung wurde bereits 1866 von *Kingsley*[5] zur Bewegung der oberen Front unter Abstützung mittels einer Kopfkappe genutzt. Auch von *Angle*[1] wurden ähnlich wirkende Geräte beschrieben. *Oppenheim* systematisierte 1936 die extraoralen Vorrichtungen und führte sie in den USA wieder ein. Die heute verwendete **Headgear-Apparatur** zur Distalisation und zum Halten der oberen Sechsjahrmolaren geht auf *Kloehn*[6] zurück, der dieses Gerät 1947 zur kieferorthopädischen Behandlung im Wechselgebiss beschrieb.

Zur Verankerung der Molaren, d. h. zum Erreichen einer Ortsstabilität, reichen Kräfte von 200 g aus, die sich mit Federwaagen messen lassen. Wichtiger als die Kraftgröße ist eine ausreichende Tragedauer von mindestens 12 Stunden

der distal der Extraktionslücke stehenden zweiten Prämolaren und Molaren unerwünscht. Werden in diesem Fall zur Retraktion der Eckzähne und zum Retrudieren der Schneidezähne reziprok wirkende Mechaniken, z. B. Retraktionsfedern, Gummiketten, Loops o. Ä. eingesetzt, würden sich die abstützenden zweiten Prämolaren und die Molaren ohne zusätzliche Absicherung nach mesial bewegen. Ein Teil des durch die Extraktion geschaffenen Platzes ginge dann verloren. Eine korrekte Positionierung der Frontzähne wäre nicht möglich. Die Seitenzähne müssen hier also unbedingt am Ort gehalten werden. Man spricht von einem Fall **maximaler Verankerung**.

Wird nicht der gesamte, durch die Extraktion geschaffene Platz für die Einstellung der Frontzähne benötigt, können die distal der Lücke stehenden Seitenzähne also (geringfügig) nach mesial rücken, was einer mittleren Verankerungssituation entspricht. Eine minimale Verankerung ist hingegen erforderlich, wenn das Schließen der Extraktionslücke weitgehend von distal erfolgen soll.

Eine maximale Verankerungssituation kann auch beim Aufrichten gekippter Zähne, bei der Einordnung verlagerter oder retinierter Zähne, bei einer Extrusion oder Intrusion von Zähnen, bei einer Lückenöffnung – grundsätzlich also bei jeder dentoalveolären Bewegung – erforderlich sein. Entscheidend ist, dass nur der zu bewegende Zahn seine Position im gewünschten Sinne ändert, die übrigen Zähne hingegen ortsstabil bleiben.

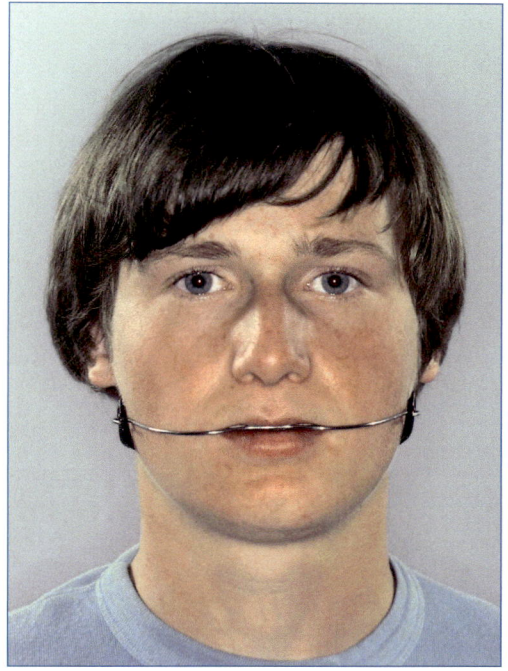

Abb. 2-2 Patient mit Headgear.

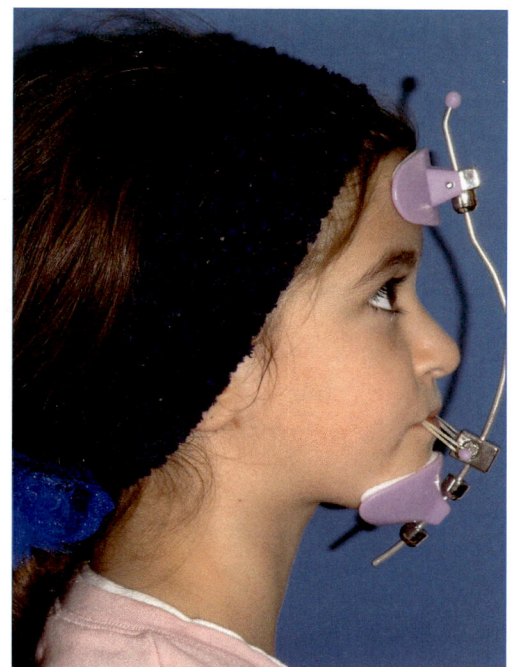

Abb. 2-3 Patientin mit *Delaire*-Maske.

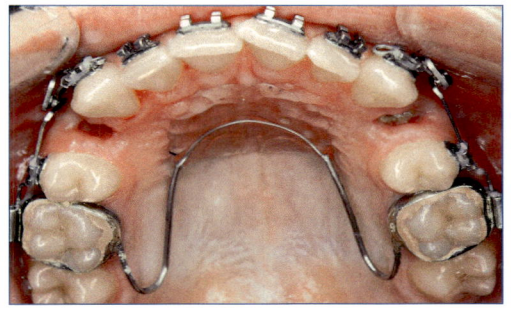

Abb. 2-4 Intraorale Ansicht eines *Nance*-Buttons.

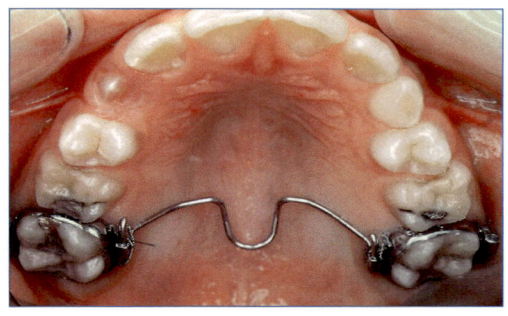

Abb. 2-5 Intraorale Ansicht eines Palatinalbogens.

pro Tag. Um eine maximale Verankerung sicherzustellen, ist also eine gute Kooperation der Patienten unerlässlich.

Auch durch eine Anlage der Apparatur an Stirn und Kinn lässt sich eine zahnunabhängige Verankerung erreichen. Die Möglichkeit wird bei der Gesichtsmaske genutzt, die von *Delaire*[2,3] beschrieben wurde. In diesem Fall ist in Verbindung mit einer intraoralen festsitzenden Apparatur eine Ventral- bzw. Mesialbewegung des Oberkiefers und der oberen Zähne möglich, bei der es nicht – wie bei der reziproken Krafteinwirkung einer ausschließlich intraoralen Apparatur – zu einer Dorsalbewegung bzw. Retrusion der oberen Frontzähne kommt.

Zu b) Relativ stationäre, zahngetragene Verankerung durch intraorale Zusatzgeräte

Zur Abstützung bei Zahnbewegungen im Ober- und Unterkiefer lassen sich auch intraorale Zusatzgeräte verwenden.

So stützt sich die **Nance**-Aparatur (Abb. 2-4) intraoral am Gaumen ab und erlaubt eine relativ sichere, complianceunabhängige stationäre Abstützung. Verankert wird die Apparatur in der Regel an Bändern auf den ersten oberen Molaren. Von denen führt ein 0,9 mm starker Gaumenbogen zu einem Kunststoffplättchen, das sich am Gaumenabhang abstützt. Eine Retraktion der Eckzähne und eine Retrusion der

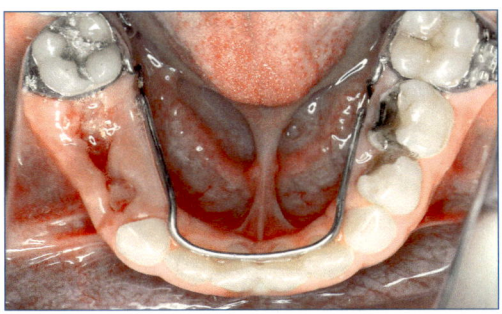

Abb. 2-6 Intraorale Ansicht eines Lingualbogens.

Schneidezähne gelingen auf diese Weise ohne wesentliche Mesialbewegung der Molaren. Nachteilig ist die eingeschränkte Hygienefähigkeit aufgrund des der Gaumenschleimhaut anliegenden Kunststoffplättchens. Eine ähnlich wirkende palatinale Abstützung am Gaumen wird auch bei der von *Hilgers*[4] eingeführten **Pendulum-Apparatur** verwendet.

Der **Transpalatinalbogen**, auch als Palatal bar oder Goshgarian bezeichnet (Abb. 2-5), besteht aus einem quer über den Gaumen verlaufenden, 0,9 mm starken Drahtbügel mit einer kleinen, zentralen omegaförmigen Schlaufe. Der Bügel ist durch Lötung, Schweißung oder mittels einer Steckverbindung in der Regel mit Bändern auf den ersten Molaren verbunden. Neben der Möglichkeit einer transversalen Expansion oder Kompression bzw. einer Rotation oder eines Torquens der Molaren wird der Transpalatinalbogen bevorzugt zur Verankerung verwendet. Die Wirkung ist complianceunabhängig, jedoch nicht absolut stationär. Eine deutliche Mesialbewegung der Molaren bei Retraktion der Eckzähne oder Retrusion der Schneidezähne wird dadurch verhindert, dass die mit den Bändern versehenen Molaren durch den Transpalatinalbogen in gleich bleibendem transversalem Abstand gehalten werden. Bei nach vorne schmaler werdendem Zahnbogenverlauf geraten die ersten Molaren mit ihren bukkalen Wurzeln nach kurzer Mesialbewegung in den Bereich des kortikalen Knochens, der eine weitere Bewegung der Zähne bremst bzw. verhindert.

Im Unterkiefer kann zur Verhinderung einer Mesialbewegung abstützender Molaren sowohl der Lingualbogen als auch der Lipbumper verwendet werden. Der **Lingualbogen** (Abb. 2-6) besteht aus einem den gesamten Zahnbogen umfassenden, lingual verlaufenden, 0,9 mm starken Drahtbügel. Er liegt den unteren Frontzähnen im Bereich der *Tuberkula*, d. h. im zervikalen Drittel, passiv an. Mit den Bändern der ersten Molaren ist er fest verlötet/verschweißt oder mittels einer Steckverbindung verbunden. Durch die Abstützung an den unteren Frontzähnen verhindert er eine Mesialbewegung der Molaren. Er findet daher als Lückenhalter bei Milchzahnverlust, bei der Steuerung des Zahnwechsels, aber auch zur complianceunabhängigen intramaxillären Abstützung bei der Retraktion der Eckzähne Verwendung.

Der Lipbumper ist ein starrer, 1,1 mm starker, umlaufender Bogen, der im Frontbereich mit einer vestibulären Kunststoffpelotte versehen ist. Seine distalen Enden werden in der Regel in Röhrchen an den ersten Molaren des Unterkiefers gesteckt, er lässt sich aber auch im Oberkiefer verwenden. Da die Pelotten ca. 4 bis 5 mm von den Frontzähnen abstehen, bewirkt der Lippendruck, dass die Molaren in Position gehalten werden. Bei günstiger Reaktion und guter Patientenkooperation ist sogar eine geringgradige Distalisation bzw. Aufrichtung der Molaren möglich. Um bei der Verwendung des (herausnehmbaren) Lipbumpers eine ausreichende Verankerung bei der Retraktion der Eckzähne sicherzustellen, ist eine gute Kooperation der Patienten unerlässlich.

Zu c) Unterstützung der Verankerung durch bukkalen Wurzeltorque oder Verblockung

Neben den beschriebenen Zusatzgeräten, die eine relativ gute stationäre Abstützung erlauben, lässt sich eine Verankerung bei Anwendung festsitzender Apparaturen – wenn auch eingeschränkt – durch Torquen der Wurzeln der zur Abstützung herangezogenen Zähne in die bukkale Kortikalis oder durch Verblockung von Zahngruppen, z. B. durch interdentale Ligaturen, erreichen.

Zu d) Abstützung im Gegenkiefer (intermaxilläre Gummizüge)

Bei intramaxillärer reziproker Kraftanwendung ohne ausreichende Verankerung ist bei Retraktion von Eckzähnen bzw. Retrusion der Front eine Mesialbewegung der abstützenden Seitenzähne unvermeidlich. Eine Möglichkeit, unerwünschte Bewegungen dieser Art zu reduzieren bzw. zu vermeiden, ist die Anwendung intermaxillärer Gummizüge. So erlauben beispielsweise intermaxilläre Klasse-II-Gummizüge, die vom Eckzahnbereich im Oberkiefer zum Molarenbereich im Unterkiefer eingehängt werden, bei der Retraktion der oberen Eckzähne eine relativ stationäre Verankerung der oberen Molaren. Sie bewirken jedoch eine gegenläufige Bewegung der abstützenden unteren Molaren nach mesial.

Zu e) Stationäre, zahnunabhängige Verankerung durch intraorale, knochengetragene Systeme.

Diese relativ neuen Möglichkeiten der skelettalen Verankerung (auch als Temporary Anchorage Devices – TAD – bezeichnet) gliedern sich (s. Abb. 3-2) in: Implantate, Drähte, Plattensysteme und Minischrauben. Letztere sollen in der Folge ausführlich vorgestellt werden.

2.3 Literatur

1. Angle E. Geraderichtung und Festhaltung unregelmäßig gestellter Zähne. Berlin: S.S. White, Dental Manufacturing; 1897.
2. Delaire J. Le syndrôme prognathique mandibulaire. Orthod Fr 1976;45:203–219.
3. Delaire J, Verdon P, Fluor J. Ziele und Ergebnisse extraoraler Züge in postero-anteriorer Richtung in Anwendung einer orthopädischen Maske bei der Behandlung von Fällen der Klasse III. Fortschr Kieferorthop 1976;37:247–262.
4. Hilgers J. The pendulum appliance for class II non-compliance therapy. J Clin Orthod 1992;26:706–714.
5. Kingsley N. Die Anomalien der Zahnstellung. Leipzig: Arthur Felix; 1881.
6. Kloehn S. Guiding alveolar growth and eruption of teeth to reduce treatment time and produce a more balanced denture and face. Angle Orthodont 1947;17:10.

Thomas Lietz

3 Minischrauben – Aspekte zur Bewertung und Auswahl der verschiedenen Systeme

3.1 Einleitung

Die Einführung der temporären skelettalen Verankerung ist für die gesamte Kieferorthopädie von einer Bedeutung vergleichbar mit der Etablierung von Brackets für die festsitzende Behandlung. Längst ist das Pionierstadium mit den ersten vorsichtigen Schritten und dem Ausloten von Indikationen verlassen. Die skelettale Verankerung hat sich nach relativ kurzer Zeit durchgesetzt. Es ist sicherlich nicht übertrieben, zum derzeitigen Zeitpunkt davon auszugehen, dass kortikale Verankerungstechniken schon jetzt ein wichtiger Bestandteil der modernen Kieferorthopädie sind. Die therapeutischen Möglichkeiten, die sich aus der Anwendung verschiedener Varianten einer temporären skelettalen Verankerung ergeben, sind seit 1988 und insbesondere nach 1995 in der Literatur[97] und im Rahmen von Kongressen bereits sehr umfassend dargestellt worden.

Basierend auf diesen Erfahrungen sind von verschiedenen Autoren[36,70,87,125] ideale Anforderungen für eine skelettale Verankerung formuliert worden:

- Biokompatibilität
- geringe Dimension
- einfach zu platzieren und zu nutzen
- Primärstabilität
- sofort belastbar
- ausreichend Widerstand gegen orthodontische Kräfte
- nutzbar mit den bekannten kieferorthopädischen Mechaniken
- unabhängig von der Kooperation des Patienten
- klinisch gleichwertige oder bessere Ergebnisse im Vergleich zu herkömmlichen Verankerungsvarianten
- einfach zu entfernen
- kostengünstig

Die verschiedenen Varianten der skelettalen Verankerung, wie Drähte[116,161], Flachschrauben[16,179], orthodontische Implantate[109,184], Plattensysteme[47,53,87] und Minischrauben haben spezifische Indikationen, die sich teilweise überschneiden. Alle Varianten haben Vor- und Nachteile. Lediglich Minischrauben erfüllen vollständig die genannten Forderungen an eine ideale skelettale Verankerung. Im Vergleich zu allen anderen Arten liegen die wesentlichen Vorteile von Minischrauben in ihrer geringen Dimension, der einfachen und wenig invasiven Art der Insertion, der breiten Nutzung – insbesondere als interradikuläre Verankerung – und der sofortigen Belastbarkeit[24,62,77,87,144].

In der täglichen Routine werden sich Minischrauben als das Mittel der Wahl für eine temporäre skelettale Verankerung durchsetzen. Alle anderen Varianten verlieren dagegen an Bedeutung oder man wird sie nur noch für sehr spezifische Indikationen nutzen. Ein sicheres Indiz für diese These ist die ständig wachsende Anzahl von Publikationen zum Thema Minischrauben[97] sowie die wachsende Anzahl von Systemen auf dem Markt[4]. Derzeit werden weltweit mehr als dreißig Systeme angeboten und die Anzahl wird in den nächsten Jahren vermutlich noch zunehmen. Bei allen anderen aufgeführten Varianten der skelettalen Verankerung gab es in den letzten Jahren keine nennenswerten Weiterentwicklungen.

Bei der Vielzahl der schon vorhandenen und noch zu erwartenden Minischrauben erscheint es wichtig, einen systematischen Überblick zur Bewertung der einzelnen Systeme zu erstellen. Somit ist es das Ziel dieses Kapitels, die verschiedenen Produkte nicht nur in einer Übersicht darzustellen, sondern primär eine Entscheidungs- und Bewertungshilfe zu bieten. In den nachfolgenden Abschnitten sollen anhand wichtiger Aspekte bei der Auswahl und Anwendung von Minischrauben eine Analyse und synoptische Betrachtung bekannter Vor- und Nachteile aufgezeigt werden. *Cope*[36] hat bereits einige wichtige Fragen formuliert:

> - Was sind die idealen Eigenschaften für Minischrauben hinsichtlich Länge, Durchmesser, Kopfdesign, Gewindedesign, Material, Oberflächenbeschaffenheit?
> - Selbstbohrende oder selbstschneidende Schrauben?
> - Wie hoch ist die maximale Belastbarkeit?
> - Wie ist die Anhaftung von Mikroorganismen?

Diese Fragen spielen bei der Einschätzung eines Systems eine Rolle. Aber es gibt darüber hinaus noch weitere Aspekte, die bei der Bewertung einer Schraube aus Sicht des Praktikers wichtig sind. Zum Beispiel ist es auch von Bedeutung, wie die einzelnen Komponenten eines Systems aufeinander abgestimmt sind, wie die Abfolge bzw. die Logik der einzelnen Schritte bei der Insertion und deren Konsequenzen für die gesamte Therapie sind. Die Nutzung der Minischrauben muss sich problemlos in den Praxisalltag integrieren lassen und wenig Stuhlzeit in Anspruch nehmen. Aus diesem Grund werden in diesem Kapitel nicht nur die Minischrauben miteinander verglichen, sondern auch das Zubehör und das Vorgehen bei der Insertion in ihren Unterschieden dargestellt.

Die einzelnen Fragen werden unter Berücksichtigung der zuvor genannten Aspekte weitgehend produktneutral beantwortet. Wo es jedoch für das bessere Verständnis einer Problematik sinnvoll erscheint, werden positive, aber auch negative Beispiele (Stand November 2006) benannt. Soweit dies möglich ist, sind die einzelnen Aspekte bzw. Aussagen anhand von Angaben aus der Literatur belegt. Dabei wird deutlich, dass zu vielen Details und deren Einfluss auf den Erfolg der Therapie mit Minischrauben noch Forschungsbedarf besteht.

Im zweiten Teil des Kapitels werden die einzelnen Schraubensysteme im Detail dargestellt. Damit dies möglichst objektiv erfolgen kann, wurde basierend auf den Argumenten aus dem ersten Teil ein Fragebogen (Anhang 3-1) erarbeitet und an alle bekannten Hersteller verschickt. Alle Angaben im zweiten Teil stammen von den Herstellern und werden kommentarlos in einer Übersicht wiedergegeben.

Zweifellos gibt es nicht die ideale Minischraube. Aber es gibt durchaus Systeme, die alle genannten wichtigen Aspekte berücksichtigen bzw. den Forderungen gerecht werden. Es finden sich natürlich auch Systeme auf dem Markt, die kaum die minimalen Anforderungen erfüllen. Da die Ansprüche bzw. Präferenzen der Anwender an ein System sehr individuell sind, liegt es ganz in der Hand des Lesers, ein System für sich selbst als mehr oder weniger gut geeignet einzuschätzen und eine entsprechende Wahl zu treffen.

Wie im Folgenden ersichtlich sein wird, sind zahlreiche Aspekte bei der Auswahl einer Minischraube zu berücksichtigen, um dieses wichtige Therapiemittel erfolgreich anwenden zu können. Der Verkaufspreis wurde in keinem Vergleich berücksichtigt. Dafür sprechen mehrere Gründe: Der Markt für Minischrauben wächst. Insbesondere Systeme, die neu auf den Markt kommen und oftmals nur Plagiate bereits vorhandener Systeme sind, versuchen durch eine entsprechende Preisgestaltung Marktanteile zu gewinnen. Die etablierten Systeme passen sich den veränderten Marktbedingungen an. Das Instabilste an Minischrauben ist deren Preis. Hier gibt es laufend Änderungen, sodass in einem Buch diese Angaben nie aktuell sein können. Bei der Auswahl eines Systems geht es in erster Linie um die risikoarme Anwendung der Minischraube, also um die Sicherheit für den Patienten. Dieser wichtige Anspruch jeder ärztlichen Tätigkeit darf nicht durch ökonomische Aspekte in den Hintergrund gedrängt werden.

3.2 Allgemeine Aspekte zu Minischrauben

Insbesondere seit 2003 hat die Anzahl von Minischrauben bzw. Systemen weltweit zugenommen. Auf allen großen Kongressen der vergangenen Jahre, aber auch in der Literatur, wurden viele therapeutische Lösungen mit Minischrauben vorgestellt und diskutiert. Darüber hinaus gibt es einige Publikationen, die sich mit den Grundlagen dieser Therapie beschäftigen[11].

Bei der Einschätzung einer Minischraube sollte nicht nur das Produkt selbst betrachtet werden, sondern auch einige Aspekte, die auf den ersten Blick vielleicht als untergeordnet und nebensächlich erscheinen. Im Folgenden einige Beispiele:

Erfinder

Warum ist es wichtig zu wissen, wer der Erfinder bzw. Entwickler einer Minischraube ist? Für den Einsatz von Minischrauben in der täglichen Praxis ist die Effektivität und Effizienz von Bedeutung. Darum ist es von Vorteil, wenn die Schraube von einem Kieferorthopäden für Kieferorthopäden, also vom Praktiker für Praktiker entwickelt wurde. In Tabelle 3-10 sind die verschiedenen Systeme und ihre Erfinder bzw. Entwickler aufgelistet. Darüber hinaus besteht für solche Systeme eine größere Gewissheit, dass sie weiter optimiert werden und nicht auf einer Stufe stehen bleiben. Insbesondere bei Plagiaten bekannter Systeme, die lediglich am Markt partizipieren wollen, ist eine Weiterentwicklung nicht unbedingt gegeben oder eben wieder eine Kopie der Gedanken führender Experten.

Zertifizierung

Bei Minischrauben handelt es sich um implantierbare Medizinprodukte. Nach dem Medizinproduktegesetz werden sie in die Klasse II b eingeordnet. Damit erfolgt innerhalb der Europäischen Union die CE-Zertifizierung durch eine benannte Stelle. Erkennbar ist dies durch die Nummer neben dem CE-Zeichen. Minischrauben, die nicht CE zertifiziert sind, dürfen in der Europäischen Union nicht verkauft und demzufolge nicht angewendet werden. In fast allen Ländern der Welt gibt es ein solches Zulassungsverfahren. In den USA erfolgt die Zulassung durch die Food and Drug Administration (FDA).

Für die Zulassung sind durch den Hersteller bzw. Vertreiber einer Minischraube bestimmte Dokumente einzureichen, die z. B. das Produkt an sich und die Indikation beschreiben sowie die mit dem Einsatz verbundenen Risiken darstellen. Durch die Behörde bzw. Institution wird geprüft, ob die jeweiligen Vorgaben bzw. Gesetze eingehalten werden. Somit gibt die Zertifizierung dem Anwender nur darüber Auskunft, dass das Produkt die formalen Anforderungen erfüllt und entsprechend zweckgebunden verwendbar ist. Nicht überprüft wird die Qualität eines Produktes selbst, sondern nur die Kontinuität der Qualität. Die Entscheidung, ob es sich um eine gute oder weniger gute Minischraube handelt, liegt allein in der Hand des Anwenders.

Vertrieb

Es gibt Systeme, die weltweit und schon seit längerer Zeit vertrieben werden. Hier findet man eine entsprechend hohe Anzahl von Anwendern. Dies bietet eine gewisse Sicherheit, dass für dieses System entsprechende Erfahrungen und Belege, beispielsweise in Form von Publikationen, vorliegen. In jedem Fall lohnt sich die Frage an den Hersteller bzw. Vertreiber, wie viele Anwender es lokal und weltweit gibt. Es kamen und kommen immer wieder Minischrauben auf den Markt, zu denen wenig bis keine Erfahrungen vorliegen. Hier ist Skepsis angebracht, denn die Aufgabe, mögliche Schwachstellen aufzuspüren, wird kurzerhand an den Kunden delegiert. Oftmals folgt hier eine zweite oder gar dritte Generation in geringen Abständen. Jeder Anwender muss natürlich für sich entscheiden, inwiefern er seine Patienten als Experimentierfeld einsetzt. Um Missverständnisse zu vermeiden, muss klargestellt werden, jede Minischraube wird, wenn entsprechende Grundregeln eingehalten werden, als skelettale Verankerung funktionieren. Aber wie so oft liegen die Probleme im Detail und sind erst bei umfangreicher Anwendung zu erkennen. Als ausgereift können Systeme angesehen werden, mit denen schon vor der Vermarktung einige hundert Patienten behandelt wurden.

Serviceleistungen

Bei der Auswahl einer Minischraube bzw. eines Systems sollte darauf geachtet werden, welche Leistungen neben dem reinen Produkt geboten werden. Für den Einsteiger in die Technik können Kurse sehr hilfreich sein. Diese geben Informationen von erfahrenen Anwendern zu dem jeweiligen System und bieten die Möglichkeit, entsprechende Fragen zu stellen. Oft treten erst während der Therapie weitere Fragen auf. In solchen Fällen ist es sehr hilfreich, wenn zum Beispiel eine Hotline zur Verfügung steht.

Die begleitenden Unterlagen, insbesondere die Gebrauchsanweisung, sollten sehr detailliert die einzelnen Arbeitsschritte darstellen. Eine sehr ausführliche und gut bebilderte Gebrauchsanweisung ist tomas® beigefügt. Sehr gut bis gut aufbereitete Unterlagen bieten auch der AbsoAnchor, die T.I.T.A.N. Schrauben und das Aarhus-Mini-Implant. Für die Dual Top® Anchor-Screw liegt zwar eine gut bebilderte Gebrauchsanweisung vor, jedoch sind die begleitenden Texte wenig informativ.

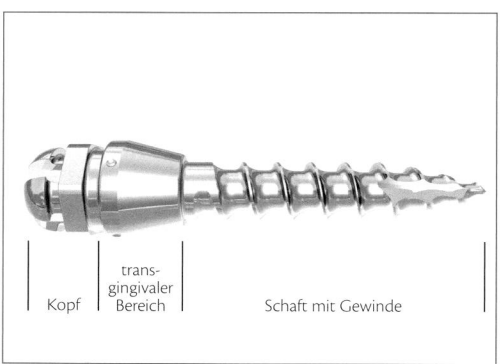

Abb. 3-1 Die Bestandteile einer Minischraube am Beispiel vom tomas®-pin SD 08 (Abbildung: Dentaurum).

Die Insertion einer Minischraube ist die Basis für die Nutzung einer skelettalen Verankerung. Entscheidend für die therapeutische Wirkung ist jedoch die damit verbundene Mechanik. Denn nur durch diese wird das insgesamt angestrebte Behandlungsziel teilweise oder vollständig erreicht. Insbesondere Einsteiger sind anfangs unsicher, welche Mechanik für ein konkretes Behandlungsziel verwendet werden kann. In dieser Phase ist es sehr von Vorteil, auf entsprechende Falldokumentationen im Sinne einer Anregung zurückzugreifen. Zum AbsoAnchor sind von der Arbeitsgruppe um *H.-S. Park* und *H.-M. Kyung* zahlreiche Anwendungen in internationalen Fachzeitschriften publiziert worden. Der Zugang zu den entsprechenden Fachzeitschriften ist für den niedergelassenen Kieferorthopäden oft nicht leicht. Insofern ist es besser, dem Anwender diese Falldokumentationen in kompakter Form, als Buch, Broschüre oder in elektronischer Form (CD-ROM, DVD, Internet) zur Verfügung zu stellen. Von *Cope* ist eine systemübergreifende Publikation von Fallbeispielen erschienen[37]. Zur Anwendung des AbsoAnchors gibt es ein eigenes Buch[176]. Für den tomas®-pin und die T.I.T.A.N. Schrauben werden ein Bildatlas sowie Anwendungs- und Fallbeispiele auf CD-ROM und im Internet angeboten.

Einige Hersteller bieten zu ihren Systemen auch Videos, die auf CD-ROM, DVD oder im Internet verfügbar sind. In der Regel wird hier der Prozess der Insertion gezeigt. Die Qualität der Darstellung variiert sehr stark von einer hervorragenden Erkennbarkeit der Details (tomas®-pin) über eine akzeptable Qualität (T.I.T.A.N. Schrauben) bis hin zu stark verwackelten und verschwommenen Aufnahmen (AbsoAnchor).

Die Aufklärung des Patienten über den Einsatz von Minischrauben im Rahmen der kieferorthopädischen Behandlung und aller damit zusammenhängenden Aspekte ist wichtig. Der Anwender erspart sich viel Zeit für ausführliche Gespräche, wenn Unterlagen zur Verfügung stehen, die wesentliche Dinge kurz und prägnant darstellen. Dies können Broschüren, Aufklärungsblätter und Anschauungsmodelle sein. Nur sehr wenige Hersteller unterstützen den Anwender in dieser Richtung.

3.3 Gestaltung der Schraube

Schraube ist Schraube!? Besteht ein Unterschied, ob die Schraube des Herstellers A oder B verwendet wird? Welchen Einfluss haben die Detailunterschiede (Design, Länge, Durchmesser) für den Einsatz als skelettale Verankerung oder die kieferorthopädische Therapie? Diese und andere Fragen werden in diesem Abschnitt behandelt und beantwortet.

Die als skelettale Verankerung genutzten Minischrauben stammen ursprünglich von Osteosyntheseschrauben ab. Deren Köpfe sind nicht für die Aufnahme von Kopplungselementen (Drähten, Federn und elastischen Ketten) geeignet. Darum sind sie nur sehr bedingt für eine kieferorthopädische Behandlung zweckmäßig. Hinsichtlich des Kopfdesigns, aber auch der Dimension (Durchmesser und Länge) gab es entsprechende Optimierungen. Alle für die skelettale Verankerung genutzten Minischrauben bestehen aus drei Anteilen: dem Kopf, dem transgingivalen Bereich und dem Schaft mit Gewinde (Abbildung 3-1). Die nachfolgenden Ausführungen setzen sich mit den für den Anwender wichtigen Details auseinander.

3.3.1 Das Schraubenprogramm

Alle Hersteller bieten eine unterschiedliche Anzahl von Minischrauben in verschiedenen Designvarianten an. Auch die Materialien variieren. Letztendlich sollten alle Schraubenvarianten eine sichere temporäre skelettale Verankerung mit einer hohen Erfolgsrate bieten. Jedoch gibt es hier einige wichtige Punkte, die der Anwender bei seiner Wahl berücksichtigen sollte.

Die Stärke, aber auch Schwächen eines Systems zeigen sich meist erst während der Anwendung. Zum Beispiel sollten die Schrauben ein-

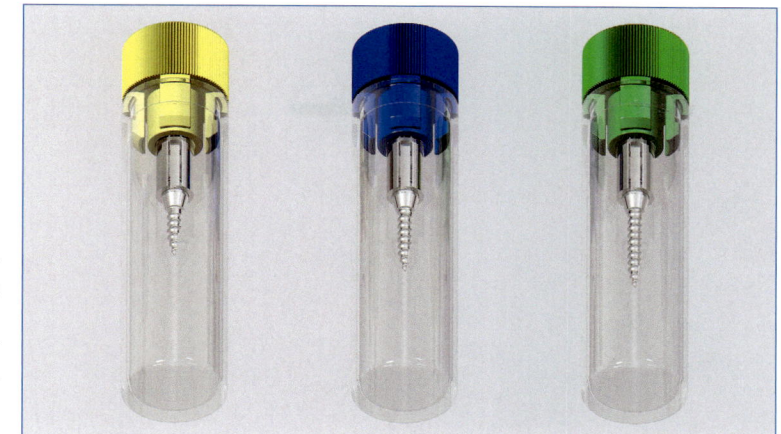

Abb. 3-2 Die Sterilverpackung des tomas®-pins. Die verschiedenen Deckelfarben kodieren die Länge der Schraube: gelb = 6 mm, blau = 8 mm und grün = 10 mm (Abbildung: Dentaurum).

deutig gekennzeichnet sein, damit Verwechslungen durch den Anwender oder das Hilfspersonal während der Insertion weitgehend ausgeschlossen sind. Ungünstig ist, wie etwa bei den Orthodontic Mini Implants (Fa. Leone), dass der Anwender vor der Insertion mit einer im Tray integrierten Messlehre die Länge der Schraube ermitteln muss[100]. Eleganter ist dies beim tomas®-pin (Fa. Dentaurum) gelöst. Die Länge der Schraube kann sehr einfach an den unterschiedlichen Deckelfarben der Sterilverpackung erkannt werden (Abb. 3-2). Bei Systemen mit einer Vielzahl von Schrauben ist eine Kodierung über Farben sehr schwierig. Hier muss der Anwender eine gute Abstimmung mit der Assistenz haben, damit für die Insertion auch die gewünschte Schraube zur Verfügung steht.

3.3.1.1 Material

Minischrauben als implantierbare Medizinprodukte stellen hinsichtlich des Verhaltens im Körper keine Besonderheit im Vergleich zu Implantaten oder Osteosyntheseschrauben dar. Die dazu vorliegenden Erkenntnisse lassen sich auf viele Detailfragen zu den Minischrauben übertragen.

Cobalt-Chrom-Basislegierung

Die ersten Versuche zur Nutzung von Schrauben als skelettale Verankerung wurden von *Gainsforth* und *Highley* 1945 veröffentlicht[60]. Sie benutzten, wie später auch *Creekmore* und *Eklund*[44], Schrauben aus Vitallium. Bei diesem Material handelt es sich um eine Cobalt-Chrom-(CoCr)-Basislegierung, die in den USA vor dem zweiten Weltkrieg für die Modellgusstechnik entwickelt wurde. Diese Legierung ist biokompatibel und wird noch heute erfolgreich für abnehmbaren und kombinierten Zahnersatz benutzt. Als Implantatmaterial sind CoCr-Basislegierungen nicht geeignet. *Gainsforth* und *Highley* fanden eine starke Zerstörung am Knochen, die vermutlich verantwortlich für den Verlust der Schrauben war[60]. In späteren histologischen Studien fanden *Gray* et al.[69] die Ausbildung einer Schicht aus Bindegewebe zwischen der Metalloberfläche und dem Knochen. In diesem Tierversuch zeigten die zylindrischen Implantate aus Vitallium nach 28 Tagen orthodontischer Belastung (mit bis zu 180g) keine Anzeichen von Beweglichkeit. Dieses positive Untersuchungsergebnis wurde vermutlich aufgrund des kurzen Beobachtungszeitraums, des gewählten Tiermodells und der Größe des Implantates erreicht.

Keine Minischraube wird heute aus einer CoCr-Basislegierung hergestellt, siehe Tabelle 3-10.

Edelstahl

Edelstahl ist zwar biokompatibel, aber dennoch nicht als Material für die enossale Implantation und damit für die skelettale Verankerung zu empfehlen. Ähnlich wie bei CoCr-Basislegierungen bildet sich um den Metallkörper eine Schicht aus Bindegewebe[7], die nur zu einer Distanzosteogenese führt. Demzufolge ist das Kontaktareal zum Knochen deutlich geringer als zum Beispiel bei Titan. Bei MRT- und CT-Untersuchungen kann es zu starken Interferenzen des Signals kommen[33].

Tabelle 3-1 Ausgewählte physikalische Parameter der Materialien für Minischrauben

	Chirurgischer Edelstahl AISI 316 L VM bzw. Implantatstahl 1.4441	Reintitan Ti 1 (Ti Grade 1)	Reintitan Ti 4 (Ti Grade 4)	Titan-Legierung TiAl6V4 (Ti Grade 5)
Norm	ISO 5832-1: 1997*	ISO 5832-2: 1999**	ISO 5832-2: 1999**	ISO 5832-3: 1996***
Dehngrenze $R_{p\,0,2}$ (MPa)	255	Minimum 180		Minimum 830
Zugfestigkeit R_m (MPa)	534	Minimum 290		Minimum 900
Elastizitäts-Modul (GPa)	185	105-110	105-110	100-110
Vickers Härte (HV 10)	141	120-150	200	340
Bruchdehnung (A_5) %	43,5	Minimum 25	Minimum 15	Minimum 8

ISO 5832 Implants for surgery — Metallic materials —
* Part 1: Wrought stainless steel
** Part 2: Unalloyed titanium
*** Part 3: Wrought titanium 6-aluminium 4-vanadium alloy

Es gibt auf dem Markt nur eine Minischraube, die aus Edelstahl gefertigt wird. Es handelt sich um das Orthodontic Mini Implant (Fa. Leone). Es gibt nur zwei Erklärungen für diese Materialwahl. Der verwendete Edelstahl hat ein etwas höheres E-Modul als die Titanlegierung, siehe Tabelle 3-1. Dies bedeutet, die Schraube lässt sich mehr verbiegen bzw. bricht nicht so schnell wie eine Minischraube aus Titanlegierung. Andererseits sind die für Minischrauben entscheidenden Parameter wie Dehngrenze und Zugfestigkeit schlechter als bei einer Titanlegierung. Ein zweiter Grund wäre ein leichtes Entfernen der Minischraube nach der Behandlung. Da dies mit Minischrauben aus Titanlegierungen kein Problem ist (siehe Abschnitt 3.5.6), bleibt auch diesbezüglich die Materialwahl durch die Firma unverständlich. Aufgrund der Erkenntnisse aus der Implantologie ist hingegen zu vermuten, dass es bei Schrauben aus diesem Material zu einer hohen Rate von vorzeitigen Verlusten kommen kann. Bis dato sind keine Daten zur Überlebensrate vom Orthodontic Mini Implant verfügbar, siehe Tabelle 3-10.

Es ist kein erkennbarer Vorteil für die Verwendung von Minischrauben aus Edelstahl ersichtlich. Darum erscheint deren Anwendung wenig sinnvoll.

Titan und Titanlegierungen

Reines Titan (Synonyme: Reintitan, commercial pure Titanium – cp Titanium oder cp Ti) und die Titanlegierung Titan-6-Aluminium-4-Vanadium (Ti-6Al-4V oder TiAl6V4, Werkstoff Nr. 3.7165 – auch als Titan Grade 5 bezeichnet) sind die Materialien der Wahl für dentale Implantate, Osteosynthese- und Minischrauben. Die Bioverträglichkeit und die Ausbildung eines direkten Kontaktes zwischen dem Knochen und der Metalloberfläche sind vielfach belegt[78,85,88,106].

Aufgrund dieser Vorteile sind alle Minischrauben außer dem Orthodontic Mini Implant der Fa. Leone (s. o.), aus diesen Materialien gefertigt. Im Vergleich zu reinem Titan bietet die Titanlegierung günstigere mechanische Parameter in den Bereichen Festigkeit, Dehnungsverhalten, Verschleißbeständigkeit und Oberflächenbeschaffenheit (Tabelle 3-1). Die Dehngrenze liegt um ein Mehrfaches höher, wodurch auch filigrane Teilstrukturen wie die Gewindegänge sich stabil ausarbeiten lassen. Aufgrund dieser hohen Belastbarkeit[77] und der geringen Dimension der Minischrauben werden, bis auf eine Ausnahme, alle Produkte aus einer Titanlegierung hergestellt.

Titan wird mit Aluminium und Vanadium legiert. Vanadium wird mitunter aufgrund seiner Zytotoxizität als kritisch bewertet. Eingebunden in die Legierungsstruktur ist die Unbedenklichkeit durch zytotoxische Testreihen (nach ISO 10993-5, Direktkontakt-Test und Prüfung an Extrakten) nachgewiesen. Es gab keinen negativen Effekt auf die Zellvitalität[65]. Titan und Titanlegierungen zeichnen sich durch ihre Korrosionsbeständigkeit und damit durch hohe Biokompatibilität aus. Beim Kontakt mit Sauerstoff und Gewebeflüssigkeiten bildet sich eine passivierende Oxidschicht (Passivschicht) aus.

Selbst bei mechanischer Beschädigung regeneriert sich die oberflächliche Korrosionsbarriere durch die Affinität zu Sauerstoff und Stickstoff innerhalb von Millisekunden.

Die erste Generation der Spider Screw® (Fa. HDC) ist aus Reintitan[112]. Unter ungünstigen Umständen besteht hier bei der Insertion oder beim Entfernen dieser Minischraube eine erhöhte Frakturgefahr[129,192].

Schliephake et al. fanden in einer tierexperimentellen Studie heraus, dass sich von Titanschrauben bei der Insertion Partikel abspalten[156]. Diese kontaminierten den Knochen. Nach fünf Monaten wurden keine Partikel mehr gefunden. Die Konzentration von Titan in der Lunge hat zugenommen. Für Minischrauben sind derartige Erscheinungen noch nicht publiziert worden.

Osseointegration – ja oder nein?

Der Halt, die Überlebensrate und die funktionelle Belastbarkeit von prothetischen und orthodontischen Implantaten sowie von Minischrauben hängen während der gesamten Funktionsperiode nicht unwesentlich von einem direkten Kontakt zwischen dem Knochen und dem Implantatmaterial ab. Das Entstehen eines solchen Knochen-Implantat-Interface hängt wiederum vom Implantatmaterial, der Formgestaltung, der Abdichtung durch die Gingiva am transgingivalen Anteil der Schraube, aber auch der Oberflächenstruktur ab. Bioverträgliche und biofunktionelle Materialien für enossale Implantate sind Titan, Ti6AL4V, Polymere, Karbonwerkstoffe, Aluminiumoxid, Biogläser, Hydroxylapatit-(HA-) und Trikalziumphosphat-(TCP-)Keramiken[6,8,58,78,163].

Der Halt einer Minischraube oder von prothetischen Implantaten wird unmittelbar nach der Insertion durch eine rein mechanische Verankerung erreicht, meist als Kombination aus Verdrängen und Zusammenpressen des Knochens. Dieser als Primärstabilität bezeichnete Vorgang ist unabhängig vom Material, aber sehr stark abhängig vom Schraubendesign und den Insertionsbedingungen[78,187]. Durch die Insertion der Minischraube wird eine Knochenwunde gesetzt, die eine entsprechende Reaktion des Körpers (Hämatom, lokale Entzündung, reparative Vorgänge, Umbauprozesse und letztendlich Heilung) nach sich zieht. Die mechanischen Eigenschaften des implantatnahen Knochens ändern sich nach der Insertion[82]. Aus der Implantologie ist bekannt[58], dass nach der Vorbereitung des Implantatlagers und der Insertion eine dünne Knochenschicht nekrotisch wird. Spalträume füllen sich mit Blut aus, bilden ein Hämatom und an der Metalloberfläche anhaftende Proteine, Lipide und andere Biomoleküle werden absorbiert. Nach einer Woche sind Osteoklasten und Osteoblasten aktiv[166]. Der nekrotische, aber auch der für die primäre Stabilität verantwortliche Knochen[13] und der Bluterguss werden über verschiedene Zwischenstufen (z. B. Granulationsgewebe) schnell gebildeten Geflechtknochen ersetzt. In den nachfolgenden vier bis sechs Wochen wird diese einfache Knochenstruktur umgebaut und resorbiert. Dies ist eine kritische Phase, da zeitweilig und (vermutlich) lokal beschränkt, der Knochenkontakt zur Implantatoberfläche verloren geht[13]. Neu ausdifferenzierte Osteoblasten bilden um die Schraube herum fibrösen Knochen und Lamellenknochen, die zur Sekundärstabilität führen. Dieser Prozess ist vom Material, aber auch von der Oberflächenstruktur (glatt oder rau) des Implantates bzw. der Minischraube abhängig[89]. Titan hat eine Oxidschicht an der Oberfläche, auf der sich eine afibrilläre und amorphe Zone aus Glykoproteinen und Proteoglykanen anlagert. Diese vermittelt die Anheftung von Osteoblasten, Osteoid und mineralisierter Matrix an der Oxidschicht. Abgeschlossen wird der Prozess durch die Ablagerung von mineralisierter Knochenmatrix, zum einen ausgehend von der Wundfläche zur Implantatoberfläche, aber auch am Implantatmaterial selbst bildet sich neuer Knochen und dehnt sich in Richtung des vorhandenen Knochens aus[46,54,58]. Die Menge des Knochenkontaktes variiert während der Heilungsphase[63] und ist drei bis sechs Wochen nach der Insertion am niedrigsten[50].

Für Minischrauben sind diese Prozesse noch nicht im Detail untersucht worden. Es ist aber davon auszugehen, dass die Vorgänge in ähnlicher Weise ablaufen. Während der Einheilungsphase und Funktionsperiode sind die Einflüsse der orthodontischen Kräfte zu berücksichtigen und ihre Auswirkung auf die fortgesetzten Umbau- und Anpassungsvorgänge (Remodeling) im Knochen[58]. Dazu gibt es histologische Studien von *Böhm* und *Fuhrmann*[15], *Büchter* et al.[19,21], *Melsen* und *Costa*[117], *Präger* et al.[151] sowie *Ohmae* et al.[139]. Bei allen diesen Untersuchungen konnte ein direkter Kontakt zwischen Knochen und Minischraube gezeigt werden.

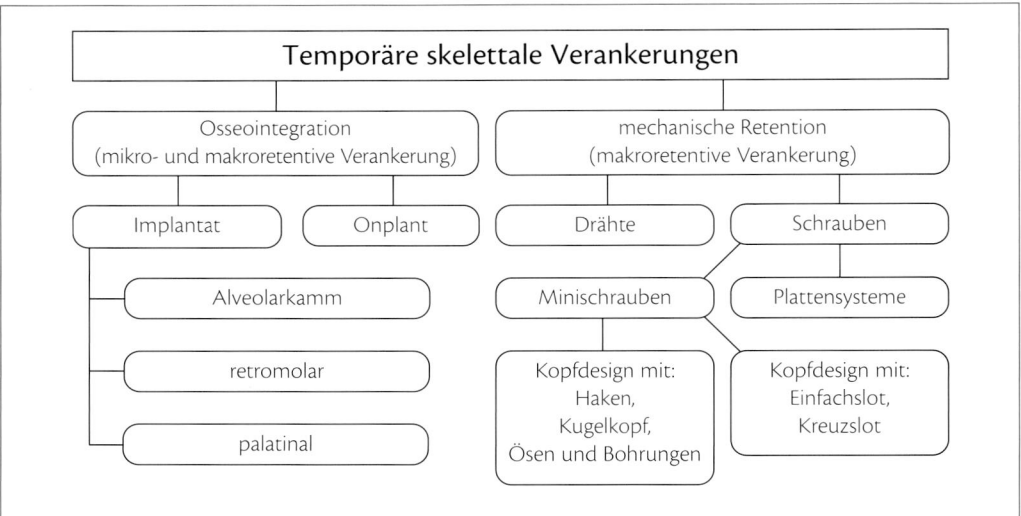

Abb. 3-3 Das modifizierte Schema von *Cope* und *Bumann* zur Einteilung der temporären skelettalen Verankerung (TAD)[26].

Von *Brånemark* et al.[17] wurde für die Einheilung eines alloplastischen Materials in den Knochen der Begriff der Osseointegration geprägt. Unter Osseointegration verstehen *Brånemark* (1985) und *Albrektsson* (1981) „eine unmittelbare funktionelle und strukturelle Verbindung zwischen lebendem Knochengewebe und der Oberfläche eines Kraft aufnehmenden Implantates"[6,18]. Im Laufe der Jahre wurde Osseointegration unterschiedlich definiert. Gemeinsam ist allen Interpretationen, dass eine unbelebte metallische Struktur unter funktioneller Belastung langfristig in lebendem Knochengewebe verankert bleibt[58]. *Carlsson* et al.[28] definieren Osseointegration 1986 als „direkten Kontakt zwischen Knochen und Implantat ohne eine dazwischen liegende Schicht aus Weichgewebe". Die „knöcherne Anheftung mit Widerstandsfähigkeit gegen Scher- und Zugkräfte" ist für *Steinemann* et al.[169] Osseointegration (1989). Eine funktionell orientierte Definition gaben *Zarb* und *Albrektsson* 1991, indem sie die Osseointegration als Vorgang beschreiben „bei dem eine klinisch asymptomatische starre Fixierung körperfremden Materials im Knochen unter funktioneller Belastung erreicht und erhalten wird"[191]. Osseointegration wird heute oft nicht nur als Prozess der Anhaftung von Knochen auf der Metalloberfläche und damit Einheilung des Implantates, sondern auch zur Beschreibung einer langfristigen erfolgreichen Implantation verwendet[58,78]. Die Anlagerung des Knochens an die Schraube ist ein Prozess, der durch viele Faktoren beeinflusst wird. Eine nicht zu vernachlässigende Rolle spielt das umgebende Weichgewebe sowie insgesamt ein gesundes Hart- und Weichgewebe. Entzündungen, die z. B. durch Mikroorganismen ausgelöst werden, stören den Kontakt des Knochens zum Implantatmaterial. Darum ist eine dichte und entzündungsfreie Anlagerung der Gingiva an den transgingivalen Anteil der Minischraube sehr wichtig[78].

Die Verankerung von Minischrauben im Knochen bzw. die spaltfreie Anlagerung von Knochen an die Oberfläche der Minischraube wird von vielen Autoren[12,15,19,20,49,50,90,112,117,118,139] insbesondere in Artikeln mit histologischen Untersuchungen als Osseointegration bezeichnet. In keinem dieser Artikel erklären die jeweiligen Verfasser was darunter zu verstehen ist. In Anbetracht der Fülle von Interpretationen kann die Verwendung des Begriffes Osseointegration zu Missverständnissen führen.

Costa sieht das Ziel der Verankerung mit Minischrauben nicht in der Osseointegration, sondern in der Nutzung als skelettale Verankerung[41]. *Maino* et al.[112] kommen zu einer ähnlichen Erkenntnis: die Wirkung der Schraube als Verankerung ist nicht von der Osseointegration abhängig. Nach Auffassung von *Cope*[36] und *Bumann*[26] sind Minischrauben durch die mechanische Stabilisierung und nicht durch die Osseointegration verankert. Basierend auf dieser Erkenntnis schlagen beide eine Einteilung aller temporären skelettalen Verankerungen (temporary anchorage devices – TAD) vor, siehe Abbildung 3-3. Sie teilen alle TAD je nach der Verankerung im Knochen in zwei grundsätzliche Gruppen ein. Dies sind zum einen TAD mit Osseointegration (orthodontische Implantate, Flachschrauben) und zum anderen jene, die nach ihrer Auffassung nur eine mechanische Verankerung (Drähte, Plattensysteme, Minischrauben) haben.

Wie immer die Verankerung auch genannt und eingeteilt sein mag, fest steht: Auch zwischen Knochen und den Minischrauben aus Titan bzw. Titanlegierungen entsteht ein direkter Kontakt, also ein Knochen-Implantat-Interface. Eine Zwischenschicht aus Bindegewebe wurde bei keiner Untersuchung gefunden[6,8,15,19,28,49,50,117,118,139]. Diese Eigenschaft beruht auf der Passivschicht des Titans, dem Titandioxid und ist demzufolge materialspezifisch. Dabei spielt die Form des Körpers – Implantat oder Minischraube – eine untergeordnete Rolle. Wie weiter oben gezeigt wurde, entsteht dieser intensive und für den klinischen Erfolg wichtige direkte Kontakt zwischen Material und Knochen nicht bei anderen biokompatiblen Metallen bzw. Legierungen.

Osseointegration – ja oder nein? Letztendlich ist es eine Frage der Definition und der Suggestion. Wird Osseointegration ursächlich mit dem festen Halt der Minischraube im Knochen und einer damit verbundenen therapeutischen Sicherheit gleichgesetzt, kann die Frage mit „Ja" beantworten werden. Wird hingegen befürchtet, dass die Minischraube infolge der Osseointegration nicht entfernt werden kann, lässt sich die Frage mit „Nein" beantworten. Die klinische Erfahrung zeigt, dass Minischrauben infolge ihrer Verankerung im Knochen eine hohe Erfolgsrate haben und sich dennoch leicht entfernen lassen.

Oberfläche

Der direkte Kontakt zwischen Implantat bzw. Minischraube und Knochen wird durch das verwendete Material bestimmt. Da der Knochen und andere körpereigene Strukturen nur mit der Metalloberfläche Kontakt haben, muss es korrekterweise heißen, dass nur das Material an der Oberfläche eines Fremdkörpers (einschließlich Beschichtungen) über die Reaktion des Organismus entscheidet. Enossale Implantate waren anfangs glatt, später wurden sie aufgeraut (z. B. Sandstrahlen, Ätzen) mit dem Ziel, eine festere Verankerung durch die Vergrößerung der Kontaktfläche zwischen Knochen und Implantatfläche zu erreichen[52,73,74,84,98,102,140,141].

Die Dicke der Titanoxidschicht beeinflusst bei Implantaten den Halt im Knochen[172–175]. Einige Minischrauben besitzen nicht das typische Silbergrau wie beispielsweise das Aarhus-Mini-Implant, die Anchotek Schraube, der Orthoanchor und die LOMAS Schraube. Dieser Farbeffekt wird durch das Anodisieren erreicht. Dabei wird eine Oxidschicht von unterschiedlicher Dicke geschaffen, die dann eine entsprechende Farbe zeigt. Bis zu einer bestimmten Stärke der Oxidschicht kommt es zu einer festeren Verankerung des Implantates bzw. der Osteosyntheseschraube im Knochen[171]. Inwieweit bei Minischrauben diese Veränderung zu einem besseren und intensiveren Knochenkontakt führt, ist nicht untersucht. Vermutlich wird dieser Effekt durch andere Parameter überlagert, sodass sich nur schwer ein Einfluss nachweisen lässt.

Für prothetische Implantate wird ein hoher Grad an Knochen-Implantat-Kontakt gewünscht, um eine bessere bzw. über lange Zeit stabile Verbindung zu erreichen. Es wird nach einer permanenten maximalen Verankerung im Knochen gestrebt. Aus diesem Grund wurden und werden enossale Implantate aufgeraut und beschichtet, z. B. mit Hydroxylapatit (HA) oder Trikalziumphosphat (TCP)[67,183]. Für Minischrauben muss für einen begrenzten Zeitraum die Verankerung im Knochen größer sein, als die daran wirkenden orthodontischen Kräfte. Nach Abschluss der Behandlung soll sich die Minischraube wieder leicht entfernen lassen. Deshalb sind alle Minischrauben mehr oder weniger stark poliert. Glatte bzw. polierte Oberflächen führen bis zu einem zehnfach geringeren Kontakt zwischen Schraube und Knochen als dies bei rauen Oberflächen der Fall ist[35,83,101,107,181]. Monozyten lagern sich nicht so gut an glatten wie an rauen Oberflächen an[167]. Die Rauigkeit an der Oberfläche von Titan Grad 5 hat in den ersten Stunden nach der Insertion Einfluss auf die Aktivität der Osteoblasten[89].

In der Implantologie wird zunehmend mit Beschichtungen experimentiert, die ein schnelles Einheilen und damit eine beschleunigte Anhaftung des Knochens an der Implantatoberfläche bewirken. Für Minischrauben ist dies nicht erforderlich, da sie ohnehin sofort nach der Insertion belastet werden können. Siehe dazu Abschnitt 3.5.3.

Die polierte bzw. glatt gefräste Oberfläche bietet im Vergleich zu einer rauen Oberfläche eine verminderte Kontaktfläche zum Knochen. Dies hat Einfluss auf die Sekundärstabilität[99,162] und bewirkt letztendlich auch einen geringeren Widerstand gegen das Entfernen. Um einen stabilen Halt der Minischrauben über die Funktionsperiode zu erreichen, muss den Insertionsbedingungen mehr Aufmerksamkeit geschenkt werden. Von Bedeutung sind zum Beispiel die Qualität und Quantität des Knochens[79].

Abschließend bleibt festzuhalten: Orthodontische Implantate (z. B. Gaumenimplantate) mit ihrer rauen Oberfläche halten im Knochen durch eine makro- und mikroretentive Verankerung. Bei Minischrauben mit der polierten und damit glatten Oberfläche erfolgt der Halt durch eine makroretentive Verankerung. Die glatte Oberfläche der Minischrauben, aber auch die Dimension und damit die verringerte Widerstandsfläche tragen zum leichten Entfernen bei.

Bauart

Alle auf dem Markt befindlichen Minischrauben sind nach Herstellerangaben aus einem Stück gefertigt. Sollten in Zukunft eventuell Schrauben mit einem komplizierten Kopfdesign auf den Markt kommen, die sich nicht aus einem Teil herstellen lassen, ist Vorsicht geboten. Einzelkomponenten, die später zusammengefügt werden, haben Nahtstellen, die mechanische Schwachpunkte sein können. Werden unterschiedliche Werkstoffe eingesetzt, kann dies zu einer höheren Korrosionsrate führen.

3.3.1.2 Dimension und Anzahl der Schrauben

Die zahlreichen Publikationen zur Nutzung von Minischrauben im Rahmen einer kieferorthopädischen Therapie zeigen sehr deutlich die vielfältigen Möglichkeiten dieser Form der skelettalen Verankerung[147]. Aufgrund ihrer geringen Dimension (Durchmesser und Länge des Gewindeanteils) können Minischrauben – und das ist einer der wichtigsten Vorteile – in der geschlossenen Zahnreihe, also zwischen den Zahnwurzeln inseriert werden.

In der täglichen Nutzung wird sich herausstellen, dass nur einige wenige Schrauben mit unterschiedlichen Längen benötigt werden. Viele verschiedene Schrauben (mehr als zehn) in einem System sind nicht notwendig.

Durchmesser der Minischraube

Die Durchmesser der auf dem Markt befindlichen Minischrauben variieren zwischen 1,2 mm und 2,3 mm. Die Angaben zum Durchmesser einer Schraube beziehen sich normalerweise auf ihren Außendurchmesser. Für die Auswahl einer Minischraube ist er entscheidend. Es gibt jedoch keine allgemeingültige Vorschrift, die zwingend die Angabe des Außendurchmessers vorschreibt. Im Zweifelsfall sollte beim Hersteller erfragt werden, worauf sich die Angaben beim Schraubendurchmesser beziehen.

Für die sichere Verankerung einer Minischraube ist eine bestimmte Menge von Knochen um die Schraube herum notwendig. Hinsichtlich der ausreichenden Dimension variieren die Angaben in der Literatur von 0,5 mm[26,112], 1 mm[148,158], 1,5 mm[80] und 2 mm[104]. Die letzten beiden Forderungen sind sicherlich übertrieben und in der interradikulären Anwendung einer Minischraube, auch unter Berücksichtigung der anderen hier genannten Parameter, nicht zu realisieren. Es gibt keine Studie, die zeigt wie viel Knochen mindestens um die Schraube herum erforderlich ist. Wird eine Minischraube im Bereich eines zahnlosen Kieferabschnittes retromolar oder im Bereich des harten Gaumens inseriert, ist ausreichend Knochenmaterial vorhanden. Somit spielt für diese Anwendung der Durchmesser im Prinzip keine Rolle.

Der häufigste Insertionsort für Minischrauben ist zwischen den Zahnwurzeln[144]. Damit geben die dort vorhandenen Platzverhältnisse den maximalen Durchmesser der Schraube vor. Die Stellung der Zähne, besser die Konizität und der Abstand der Wurzeln, bestimmen bzw. beschränken das interradikuläre Knochenangebot. Je nach Zahnstellung zu Beginn und während der Behandlung, sowie der Veränderung durch die Therapie, variieren der Abstand zwischen den Wurzeln und eventuell auch die Größe der apikalen Basis. Dies ist bei der Auswahl des Insertionsortes zu berücksichtigen.

Aus verschiedenen Gründen sind Verletzungen des Parodonts zu vermeiden. Bei der Auswahl des Insertionsortes ist zusätzlich noch die Lage des Schraubenkopfes zu berücksichtigen. Die wenigsten Komplikationen ergeben sich, wenn der Kopf im Bereich der attached Gingiva[12,120,158], also oberhalb (UK) bzw. unterhalb (OK) der Mukogingivallinie liegt. Wird diese Linie auf den Kiefer bzw. die Zahnwurzeln projiziert, ergeben sich weitere Limitierungen beim Platzangebot. Die Publikationen von *Poggio* et al.[148], *Schnelle* et al.[158] und *Costa* et al.[42,43] lassen Rückschlüsse über die Platzverhältnisse zwischen der Schmelz-Zement-Grenze und der Mukogingivallinie zu. Aus diesen Untersuchungen wird deutlich, dass der Durchmesser einer Minischraube nicht größer als 1,6 mm sein sollte. *Poggio* et al.[148], *Sung* et al.[176] sowie *Park* et al.[144] empfehlen für die interradikuläre Platzierung von Minischrauben als idealen Durchmesser 1,2 bis 1,5 mm.

Bei der Auswahl des Durchmessers sind aber nicht nur das Platzangebot am Insertionsort, sondern auch die mechanischen Eigenschaften des Schraubenmaterials einzubeziehen. Die Belastung während der Insertion, der Funktionsperiode und beim Entfernen spielt ebenfalls eine Rolle. Die Titanlegierung TiAl6V4 lässt im Vergleich zu Reintitan eine deutlich geringere Dimension der Minischrauben zu[77]. Jedoch scheinen auch hier Schrauben mit einem Durchmesser von weniger als 1,4 mm für selbstschneidende und von 1,5 mm für selbstbohrende Minischrauben hinsichtlich der Belastungsfähigkeit unter Umständen problematisch zu sein[176]. Die Minischrauben können sich verbiegen oder frakturieren[120,176]. In der Untersuchung von *Park* et al.[144] brachen sieben von 157 AbsoAnchor während der Insertion bzw. dem Entfernen. In der Studie von *Büchter* et al.[19,21] kam es beim AbsoAnchor (Durchmesser 1,1 mm, 10 mm lang) und bei der Dual Top® Anchor-Screw (Durchmesser 1,6 mm, 10 mm lang) zum Verbiegen und zu Frakturen. In der Untersuchung von *Wilmes* et al.[187] traten ebenfalls Frakturen bei der Dual Top® Anchor-Screw auf. Die Gefahr der Fraktur ist aber auch bei anderen Minischrauben gegeben.

Der Durchmesser und ebenfalls der Insertionsort spielen eine Rolle für den Erfolg, wie in klinisch kontrollierten Studien gezeigt werden konnte[10,12]. In der Studie von *Miyawaki* et al.[125] gingen alle Schrauben mit 1 mm Durchmesser vorzeitig verloren. Bei Schrauben mit einem Durchmesser von 1,5 mm oder mehr lag die Erfolgsrate bei ca. 85%. Bei Minischrauben mit einem Durchmesser zwischen 1,3 mm und 2 mm gibt es hinsichtlich der Verlustrate keinen signifikanten Unterschied.[128] Die Stabilität einer Minischraube im Knochen ergibt sich aus ihrem Durchmesser und nicht aus der Länge[30,125].

Von der Firma Mondeal wird für LOMAS eine „Notfallschraube" mit einem Durchmesser von 2,3 mm angeboten. Bei Verlust einer regulären LOMAS-Schraube (Ø 1,5 mm bzw. 2,0 mm) soll diese Notfallschraube im vorhandenen Loch inseriert werden. Durch den größeren Durchmesser wird der Knochen stärker gepresst und damit ein besserer Halt für die Schraube erreicht. Soweit die Theorie! Funktioniert dies in der Praxis? Bei einer korrekten interradikulären Insertion (s. o.) steht nur wenig Platz zur Verfügung. Um eine Schraube herum sollten nach *Poggio* et al.[148] mindestens 0,5 mm Knochen sein. Somit wird für die Notfallschraube interradikulär ein Knochenangebot von mindestens 3,3 mm benötigt. Werden die Messwerte von *Poggio* et al. betrachtet, ist der notwendige Platz im Oberkiefer kaum zu finden. Im Unterkiefer wäre er rein theoretisch an einigen Stellen gegeben, vorausgesetzt, die verloren gegangene Schraube wurde in einem solchen Areal inseriert. Weitere Aspekte sind zu berücksichtigen. Dies sind einmal die Ursache des Schraubenverlustes sowie der Zustand des Knochens am Insertionsort. Letzteres kann klinisch nicht untersucht werden. Insofern ist bei der Verwendung einer Notfallschraube Vorsicht geboten. Mit der Wahl eines neuen Insertionsortes und einer Schraube mit empfohlenem Durchmesser ist der Behandler sicherlich besser beraten.

> Der optimale Durchmesser einer Minischraube ist der Kompromiss aus den Anforderungen, die sich aus der Hauptindikation und den Materialeigenschaften ergeben. Unter Einbeziehung alle Aspekte sollten nur Minischrauben (Titan Grade 5) mit einem Durchmesser von 1,5 mm oder 1,6 mm verwendet werden.

Länge der Minischraube

Die Längen der auf dem Markt befindlichen Minischrauben variieren zwischen 4 und 15 mm. Die Angaben zur Länge einer Minischraube beziehen sich in der Regel auf den Schaft, also den Gewindeanteil. Einige Hersteller geben in ihren Unterlagen aber auch die Gesamtlänge einer Schraube (Schaft, transmukosaler Anteil und Kopf) an.

Die Auswahl der Länge einer Minischraube richtet sich, genauso wie der Durchmesser, nach dem Knochenangebot. Je nach Region beträgt die Gesamtdicke des Knochens zwischen 4 mm und 16 mm.[42] In Abhängigkeit von der Insertionsrichtung steht mehr Substanz zur Verfügung. Schrauben, die länger als 10 mm sind, kön-

Tabelle 3-2 Die Gesamtanzahl von Minischrauben im Lieferprogramm der Hersteller (Stand September 2006)

Name der Schraube	Hersteller	Anzahl von Minischrauben *			
		Durchmesser	Länge	Designvarianten	Gesamt
Aarhus-Mini-Implant	Medicon, Deutschland	3	11	4	11
AbsoAnchor	Dentos, Korea	7	6	7	154
Anchor Plus / NeoAnchor Plus	Myungsung, Korea	2	5	2	40
Ancotek	Tekka, Frankreich	3	4	22	70
Dual-Top Anchor Screw	Jeil Medical Corp., Korea	3	3	5	40
LOMAS	Mondeal, Deutschland	3	5	3	44
MTAC	American Orthodontics, USA	2	2	1	4
O.A.S.I.	Lancer orthodontics, USA	1	3	2	6
Orlus	Ortholution, Korea	2	8	7	11
Ortho Anchor Screw	KLS Martin, Deutschland	1	2	1	2
Ortho Implant	IMTEC Corp., USA	1	3	1	3
Orthoanchor	Dentsply-Sankin, Japan	1	3	1	3
Orthodontic Mini Implants	Leone, Italien	2	4	5	18
Orthodontic Mini-Implant	Bio Materials Korea, Korea	9	9	4	19
Spider Screw	HDC, Italien	2	6	7	21
T.I.T.A.N.	Forestadent, Deutschland	1	5	4	16
tomas®-pin	Dentaurum, Deutschland	1	3	2	6

* Schraubentypen, die es steril und unsteril gibt, wurden nur einmal gezählt

nen zu Perforationen zum Beispiel auf der Oralseite des Unterkiefers oder der Kieferhöhle führen[42].

Das reine „Bauchgefühl" könnte zu der Annahme führen, je länger eine Schraube, desto besser der Halt und die Kraftverteilung. Aber für den sicheren Halt einer Schraube ist deren Länge eher sekundär. In verschiedenen Untersuchungen zeigte sich, dass die Dicke der Kortikalis[124,136,186] die wichtigste Rolle spielt. Je dicker die Kortikalis, umso zuverlässiger ist die Verankerung der Schraube im Knochen. Durch die Veränderung des Insertionswinkels kann der Anteil der Minischraube innerhalb der Kortikalis und damit der Kontakt zu diesem Knochenanteil erhöht werden[144]. Bezüglich der Kraftverteilung über die Länge der Schraube konnte in FEM-Analysen gezeigt werden, dass die Belastung ausschließlich im Bereich des kortikalen Knochens liegt[1,45].

Bei der Wahl der Schraubenlänge muss auch die Dicke der Gingiva berücksichtigt werden[42,43,68]. Das Verhältnis von Kopflänge (Anteil außerhalb des Knochens) zur Länge des Gewindebereiches (Anteil innerhalb des Knochens) sollte mindestens 1:1 sein. Im Bereich des distalen Gaumens und retromolar im Unterkiefer kann die Gingiva eine Dicke von ca. 4 mm haben. Die Schraube soll mindestens 4 mm im Knochen verankert sein. Demzufolge muss die Länge von der Schraubenspitze bis zum Beginn des Kopfes mindestens 8 mm betragen.

Bei der Wahl der Länge sind ebenfalls die mechanischen Eigenschaften des verwendeten Materials zu berücksichtigen. Bei einer sehr langen Schraube mit einem geringen Durchmesser kann es unter Umständen bei der Insertion oder beim Entfernen zum Verbiegen oder zu Frakturen kommen. Die Länge einer Schraube sollte umgekehrt proportional zum Durchmesser sein[55]. Mit anderen Worten: Je länger die Schraube ist, umso größer muss der Durchmesser sein. Im Lieferprogramm von AbsoAnchor gibt es Schrauben mit einer Länge von 12 mm und einem Durchmesser von 1,2 mm[96]. Die Stabilität dieser selbstbohrenden Minischraube ist stark anzuzweifeln.

Poggio et al.[148] empfehlen Längen von 6 bis 8 mm. Für *Costa*[42,43] sind Minischrauben mit einer Länge zwischen 6 und 10 mm akzeptabel.

Ausgehend von diesen Untersuchungen erscheinen längere Schrauben nicht notwendig zu sein. Dies wird von zahlreichen klinischen Erfahrungen bestätigt.

Auf den ersten Blick erscheint es sinnvoll, über Minischrauben mit einer Länge von 6, 7, 8, 9 und 10 mm im Praxissortiment zu verfügen. Wie in den nachfolgenden Ausführungen gezeigt wird, ist die Anzahl von Schrauben in einem Lieferprogramm so gering wie möglich zu halten. Insofern sind Abstufungen in 2-mm-Schritten sicherlich ausreichend.

> Für die Auswahl der Länge einer Minischraube spielt das Knochenangebot (≥ 6 mm), die Dicke der Gingiva und die Höhe des Kopfes eine Rolle. Der innerhalb des Knochens liegende Anteil der Minischraube muss mindestens so lang sein wie der außerhalb des Knochens liegende Teil.
> Unter Einbeziehung aller Aspekte sollten Minischrauben mit einer Länge von 6 mm (Unterkiefer), 8 mm (Unterkiefer und Oberkiefer) und 10 mm (Oberkiefer) verwendet werden.

Anzahl der Schrauben

Ausgehend von den notwendigen Dimensionen werden nur drei verschiedene Schrauben benötigt. Zur Abdeckung aller Indikationen sind Minischrauben mit einer Länge von 6, 8 und 10 mm und einem einheitlichen Durchmesser von 1,6 mm sowie einem, nämlich dem besten Kopfdesign (siehe Abschnitt 3.3.2), völlig ausreichend bzw. zu empfehlen. Die Lieferprogramme der einzelnen Anbieter umfassen zwischen 2 und 154 verschiedene Minischrauben (Tabelle 3-2). Diese enorme Differenz in der Gesamtzahl von Schrauben ergibt sich durch die unterschiedlichen Durchmesser, Längen und Designvarianten (Gewindearten, transgingivaler Anteil und Kopfgestaltung).

Für den Einsatz in der täglichen Routine muss die Frage gestellt werden: Wie viel verschiedene Schrauben braucht man? Wie dargestellt, können drei Schrauben alle Aufgaben einer skelettalen Verankerung erfüllen. Von den einzelnen Herstellern gibt es bis auf zwei Ausnahmen keine Informationen, welche Schrauben am häufigsten angewendet werden. *Ahnfeldt*[3] berichtet für die Dual Top® Anchor-Screw, von der insgesamt 40 verschiedene Schraubenformen vorliegen, dass mit zwei Längen und zwei Durchmessern etwa 70% vom Gesamtumsatz erzielt werden. Mit anderen Worten: 10% des Schraubenprogramms von Dual-Top reichen aus, um mehr als zwei Drittel aller Anwendungen durchführen zu können. Von der Firma Dentos werden in der Informationsbroschüre (4. Aufl., Jan. 2006) zum AbsoAnchor 31 Schraubenarten von insgesamt 154 als die am häufigsten benutzten Schrauben gekennzeichnet[96]. Vermutlich wird es bei den anderen Anbietern ähnliche Erfahrungen geben. Dies ist ein deutlicher Hinweis, dass nur eine geringe Anzahl von Minischrauben wirklich notwendig ist.

Eine hohe Anzahl von Schraubenarten macht die Handhabung in der Praxis schwierig, birgt die Gefahr von Verwechslungen, bläht die Lagerhaltung auf und verursacht unnötige Kosten. Oft wird bei der Erstausstattung zusammen mit dem Start-Kit eine hohe Anzahl von verschiedenen Schrauben mitgeliefert. Das erscheint auf den ersten Blick vernünftig zu sein. Im Laufe der Zeit wird sich herausstellen, dass von dieser Anfangsmenge nur ein Bruchteil benötigt wird. Der Rest ist einfach Geldverschwendung. Ein künstlich aufgeblähtes Schraubenprogramm mag den Eindruck von Kompetenz erwecken und scheint eine Lösung für alle erdenklichen Anwendungen im Bereich der skelettalen Verankerungen zu bieten. Das Gegenteil ist der Fall!

> Wenige Schrauben mit einem in jeder Hinsicht durchdachten Design, leichter Handhabung und einem geringen Risikopotenzial für Patient und Anwender sind die Lösung für die tägliche Routine

3.3.2 Der Schraubenkopf

Wie so oft ist der Kopf das Wichtigste; so auch bei den Minischrauben. Am Kopf erfolgt die Befestigung der Kopplungselemente (Federn, elastische Ketten, Runddrähte, Vierkantdrähte), mit denen die Verbindung zwischen der Minischraube und der orthodontischen Apparatur hergestellt wird. Bei der Betrachtung der verschiedenen Systeme können sehr unterschiedliche Designvarianten der Schraubenköpfe (Tabelle 3-3) festgestellt werden. Dennoch lassen Sie sich in fünf Gruppen einteilen:

- Schrauben mit Haken (Abb. 3-4a)
- Schrauben mit Kugelkopf (Abb. 3-4b)
- Schrauben mit Ösen und Bohrungen (Abb. 3-4c)
- Schrauben mit einfachem Slot (Abb. 3-4d)
- Schrauben mit Kreuzslot (Abb. 3-4e)

Kapitel 3 Minischrauben – Aspekte zur Bewertung und Auswahl der verschiedenen Systeme

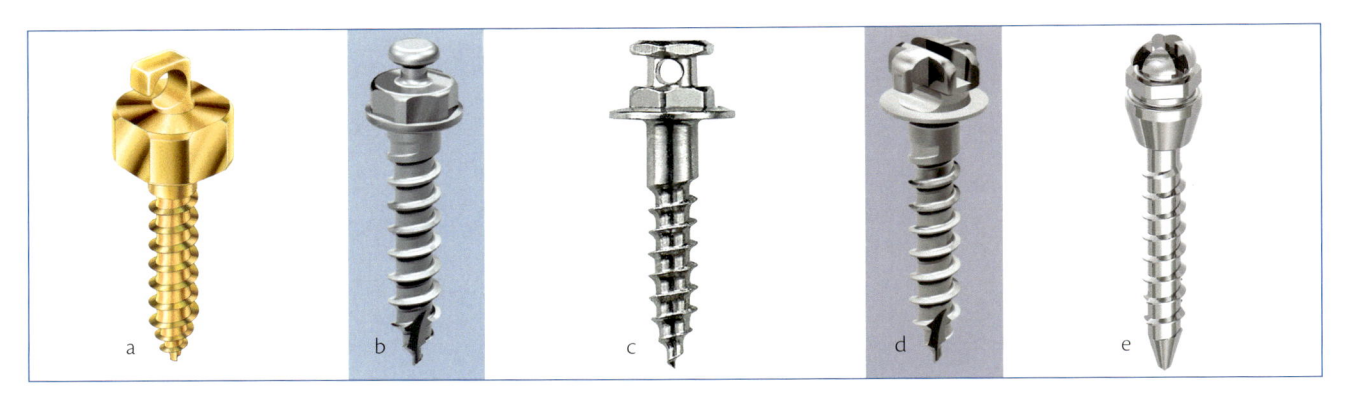

Abb. 3-4 Die verschiedenen Kopfvarianten im Überblick.
Abb. 3-4a Schraube mit Haken, LOMAS-Haken-Schraube (Abbildung: Mondeal).
Abb. 3-4b Schraube mit Kugelkopf, z. B. Dual Top® Anchor-Screw JB (Abbildung: Jeil Medical Corp. / Promedia).
Abb. 3-4c Schraube mit Ösen und Bohrungen, z. B. T.I.T.A.N. mit Bund und Bohrung (Abbildung: Forestadent).
Abb. 3-4d Schraube mit einfachem Slot, z. B. Dual Top® Anchor-Screw JD (Abbildung: Jeil Medical Corp. / Promedia).
Abb. 3-4e Schraube mit Kreuzslot, z. B. tomas®-pin (Abbildung: Dentaurum).

Tabelle 3-3 Übersicht der verschiedenen Kopfvarianten

Name der Schraube	Kopfdesign				
	Haken	Kugelkopf	Ösen / Bohrung	einfacher Slot	Kreuzslot
Aarhus-Mini-Implant		x			x
AbsoAnchor		x	x	x	
Anchor Plus/NeoAnchor Plus			x		
Ancotek		x			x
Dual-Top Anchor Screw		x	x	x	x
LOMAS	x			x	x
MTAC			x		
O.A.S.I.			x		
Orlus			x		
Ortho Anchor Screw			x		
Ortho Implant			x		
Orthoanchor			x		
Orthodontic Mini Implants			x		
Orthodontic Mini-Implant	x		x	x	
Spider Screw					x
T.I.T.A.N.			x		x
tomas®-pin					x

Es gibt aber auch Mischformen. Einige Schrauben haben beispielsweise zwei Bohrungen, wie MTAC oder T.I.T.A.N.. Der Kreuzslot kann mit einer zusätzlichen Bohrung im Schraubenkopf gekoppelt sein, wie bei der Spider Screw.

Nicht nur zwischen den Systemen gibt es verschiedene Kopfvarianten, viele Firmen bieten auch innerhalb ihres Lieferprogramms Schrauben mit bis zu vier verschiedenen Köpfen an. Die Varianten innerhalb eines Systems, wie bei der Dual Top® Anchor-Screw (4 Köpfe), dem AbsoAnchor (3 Köpfe), der LOMAS-Schraube (3 Köpfe), dem Orthodontic Mini-Implant (3 Köpfe), scheinen auf den ersten Blick die ideale Lösung für die unterschiedlichen Kopplungselemente und damit Apparaturen zu bieten. Auf den zweiten Blick ist dieser scheinbare Vorteil jedoch ein Nachteil. Unter Umständen könnte sich eine Einschränkung ergeben, wenn etwa im Behandlungsverlauf ein nicht geplanter Wechsel des Kopplungselementes erforderlich ist. Wurde beispielsweise eine Schraube mit Haken inseriert, kann hier ein Zugelement (elastische Kette, Feder) befestigt und ein Zahn z. B. mesialisiert werden. Sollte jedoch die Stabilisierung der Zahnposition durch einen Vierkantdraht erforderlich sein, besteht keine Möglichkeit, diesen sicher am Schraubenkopf zu fixieren. Im Prinzip müsste die Schraube gegen eine andere ausgetauscht werden, die über eine entsprechende Aufnahme für Vierkantdrähte verfügt. Dies ist keine praktikable und dem Patienten zumutbare Lösung.

Aus verschiedenen Gründen ist es ratsam, nur mit Systemen zu arbeiten, die nur eine, universell nutzbare Kopfvariante bieten. Dieser eine Kopf sollte jedoch die Befestigung von allen Varianten der Kopplungselemente (Federn, elastische Ketten, Runddrähte, Vierkantdrähte) ermöglichen. Nachfolgend sollen die Indikation, die Vor- und Nachteile der einzelnen Kopfvarianten dargestellt werden.

Schrauben mit Haken

Indikation: hauptsächlich Mesialisation und Distalisation, mit Einschränkungen Lückenschluss und Intrusion
Kopplungselemente: elastische Ketten, Zugfedern, Runddrähte
Vorteil: Die Kopplungselemente lassen sich sehr leicht einhängen.
Nachteile: Der Haken muss bei der Insertion so ausgerichtet werden, dass das Kopplungselement während der Behandlung nicht abrutscht. Dies kann bei der LOMAS-Schraube unter Umständen problematisch sein und hängt vom Vorgehen bei der Insertion ab (s. Kap. 3.3.3 – Verhältnis von transgingivalem Anteil zum Schraubenkopf). Wird die Gingiva ausgestanzt, befindet sich zwischen dem Gewinde und dem transgingivalen Anteil ein als Tiefenstopp fungierender Absatz. Ist die Schraube bis zu diesem Stopp, also vollständig inseriert, und der Haken hat die falsche Stellung, gibt es zwei Korrekturmöglichkeiten. Entweder wird die Schraube zurückgedreht, was zur Lockerung führen könnte, oder man versucht die Schraube noch weiter einzudrehen, dabei dreht das Gewinde möglicherweise durch und zerstört die Knochenstruktur. Dies kann ebenfalls zur Lockerung und zu einem vorzeitigen Schraubenverlust führen. Wird die Gingiva nicht ausgestanzt, liegt der Kopf der Schleimhaut breitflächig auf. Wenn der Haken die falsche Stellung hat und dies korrigiert werden muss, quetscht man beim weiteren Eindrehen die Gingiva oder es entsteht beim Ausdrehen ein schmaler Spalt. Beide Varianten sind ungünstig.

Ein weiterer Nachteil ist die Dimensionierung des Hakens. Er könnte sich verbiegen oder gar abbrechen. In letzterem Fall ist die gesamte Schraube als skelettale Verankerung nicht mehr zu gebrauchen und muss entfernt werden.

Schrauben mit Kugelkopf

Indikation: hauptsächlich Mesialisation und Distalisation, mit Einschränkungen Lückenschluss und Intrusion
Kopplungselemente: elastische Ketten, Zugfedern, Runddrähte
Vorteil: Die Kopplungselemente lassen sich sehr leicht einhängen. Im Gegensatz zu Minischrauben mit Haken muss nicht auf eine bestimmte Stellung der Schraube geachtet werden. Insofern ist diese Kopfvariante besser als ein Schraubenkopf mit Haken.
Nachteile: Damit das Kopplungselement sicher gehalten wird, befindet sich zwischen der Kugel und der Basis des Schraubenkopfes ein Halsbereich. In Abhängigkeit von dessen Dimension könnte dies eine Schwachstelle sein, die frakturieren kann. Sollte dies der Fall sein, muss die Schraube entfernt werden. Bei manchen Kugelköpfen befindet sich in der Kugel noch eine Bohrung. Dies könnte eine weitere Schwachstelle sein.

Schrauben mit Ösen und Bohrungen

Indikation: hauptsächlich Mesialisation und Distalisation, mit Einschränkungen Lückenschluss und Intrusion
Kopplungselemente: Runddrähte, Zugfedern, elastische Ketten
Vorteil: Diese Variante wurde von den meisten Anbietern als Kopfdesign gewählt. Außer dieser Tatsache ist kein Vorteil im Vergleich zu Mini-

Abb. 3-5 Der Kopf des AbsoAnchor small head (SH) Type ist sehr klein. Bei der sehr geringen Wandstärke besteht die Gefahr einer Fraktur im Bereich der Öse (Foto: OA Dr. B. Wilmes, Universität Düsseldorf).

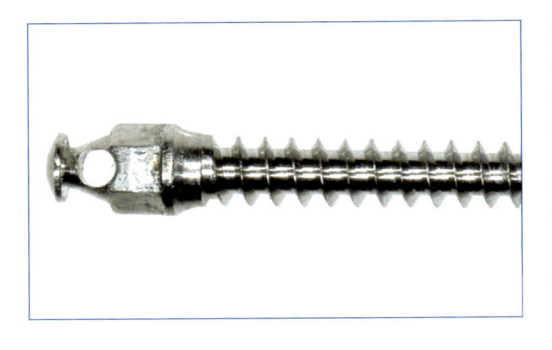

schrauben mit Haken und Kugelkopf zu erkennen.

Nachteile: Die Ösen und Bohrungen sind in die unterschiedlichsten äußeren Formen (Pilzkopf, Kegel, Zylinder etc.) eingearbeitet. In der Regel sind es einfache Bohrungen. Unabhängig vom äußeren Erscheinungsbild gibt es bei diesem Kopfdesign einen grundsätzlichen Nachteil, wenn mit Runddrähten gearbeitet wird. Der Kopplungsdraht muss zwangsläufig durch die Öse gefädelt werden. Je nachdem, wo die Schraube inseriert wurde, wie groß die Bohrung und deren Ausrichtung (vertikal, horizontal oder schräg) sind, kann das eine nicht ganz einfache Aufgabe sein. Um das Problem zu lösen, verfügt eine Variante der T.I.T.A.N.-Schraube über einen Schlitz, in den der Draht eingelegt werden kann. Eine andere Variante der T.I.T.A.N.-Schraube hat zwei sich kreuzende Bohrungen. Dadurch ist das Problem der Ausrichtung im Prinzip gelöst.

In der Auswahl des Kopplungsdrahtes besteht hinsichtlich der Dimension durch die Größe der Bohrung eine Einschränkung. In manchen Fällen sollte an der Schraube noch ein zweiter Draht befestigt werden. Das ist nur bei der MTAC-Schraube möglich. Sie verfügt über zwei parallel laufende Bohrungen.

Je nach Dimension der Bohrung und dem Design des Kopfes können die Wandstärken sehr gering sein (Abb. 3-5). Dies könnte unter Umständen eine Schwachstelle sein, die frakturieren kann. Sollte dies der Fall sein, muss die Schraube entfernt werden.

Schrauben mit einfachem Slot

Indikation: Aufrichten, Intrusion, Extrusion, Mesialisation, Distalisation u. v. m.
Kopplungselemente: Vierkantdrähte, Runddrähte, Zugfedern, elastische Ketten
Vorteile: Es können Vierkantdrähte genutzt werden.

Nachteile: Je nach Verwendungszweck sollte der Slot vertikal oder horizontal stehen. Bei Minischrauben mit einem einzelnen Slot (AbsoAnchor, Dual-Top, LOMAS-Schraube) kann dies bedeuten, dass die Schraube um max. 90 Grad weiter eingedreht oder wieder zurückgedreht werden müsste. Als Alternative kann der Kopplungsdraht entsprechend gebogen werden. Bei der LOMAS-Schraube kann das zu weite Eindrehen, wie bereits im Abschnitt „Schrauben mit Haken" dargestellt, zu weiteren Problemen führen.

Schrauben mit Kreuzslot

Indikation: Aufrichten, Intrusion, Extrusion, Mesialisation, Distalisation u. v. m.
Kopplungselemente: Vierkantdrähte, Runddrähte, Zugfedern, elastische Ketten
Vorteile: Dies ist die beste Kopfvariante! Der Kreuzschlitz hat den Vorteil, dass alle Indikationen abgedeckt werden[108]. Im Gegensatz zu allen zuvor dargestellten Varianten kann bei Schrauben mit einem Kreuzslot oder einem einfachen Slot ein Vierkantdraht als Kopplungselement genutzt werden. Dies ist eine neue qualitative Stufe der skelettalen Verankerung. Durch die Verwendung von Vierkantdrähten ist eine dreidimensionale Kontrolle der Zahnbewegung bzw. Verankerung möglich[26,110,120]. Runddrähte bieten nur eine eindimensionale Kontrolle. Mit allen anderen vorgestellten Kopfvarianten sind nur zwei Drittel der Indikationen für eine skelettale Verankerung nutzbar[26].

Bei Minischrauben mit Kreuzslot können alle Arten von Kopplungselementen, besonders Vierkantdrähte, genutzt werden. Bei der Auswahl sollte darauf geachtet werden, nur Schrauben mit einer Slotweite von = 0,56 mm (22) zu verwenden, wie zum Beispiel: tomas®-pin; Aarhus-Mini-Implant, System 1.6 und 1.3; Ancotek, Bracket head und Cross-Fit head; Dual-Top G1 und G2 sowie LOMAS-Schraube Quatro, regula. Damit ist sicher gestellt, dass sehr stabile Vierkantdrähte verwendet werden können. Die Spider Screw® hat einen Kreuzslot mit einer Dimension von 0,53 mm x 0,63 mm (21 x 25) und verfügt über eine zusätzliche Bohrung von 0,63 mm (25)[112].

Das Problem der Slotausrichtung, wie bei Schrauben mit einfachem Slot, besteht bei Minischrauben mit Kreuzslot nicht. Falls Korrekturen erforderlich sind, muss die Schraube um max. 45 Grad gedreht werden.

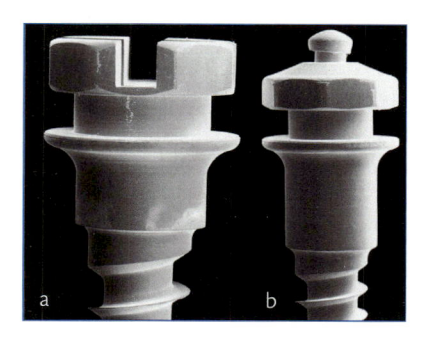

Abb. 3-6 Aarhus Mini-Implant: System 1.6 (a) und one-point-head 1.6 (b) jeweils mit einem Kopfdurchmesser von 3 mm.

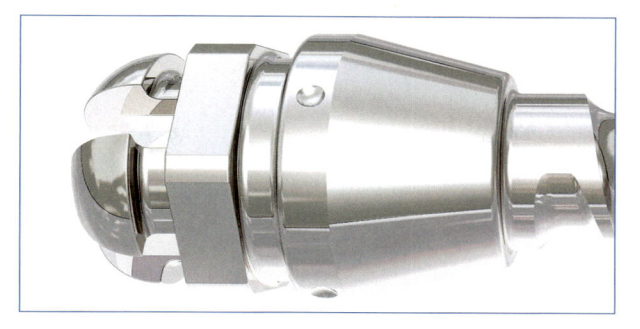

Abb. 3-7 Kopf des tomas®-pin mit 22er Kreuzslot und einer maximalen Slottiefe von 1,1 mm. Die Mitte des Slots ist am transgingivalen Anteil markiert. Auch mit aufgesetztem Insertionsinstrument ist die Position des Slots zu erkennen (Abbildung: Dentaurum).

Nachteile: Es gibt eigentlich keine! Bei der Ancotek-Schraube stehen Varianten mit 18er und 22er Slotweiten zur Verfügung. Das macht das Schraubenprogramm nur unübersichtlich und ist unnötig. Denn im 22er Slot können alle Drähte verwendet werden, die maximal in den 18er Slot passen. Der Größenunterschied wird durch eine entsprechend sichere Fixierung ausgeglichen, siehe dazu Abschnitt 3.5.3

Einige Minischrauben wie T.I.T.A.N. (Forestadent) haben einen Kopf, der scheinbar über einen Kreuzslot verfügt. Dieser Kreuzslot dient jedoch nur zum Ansatz des Schraubendrehers bei der Insertion. Solche Slots sind in der Regel auch zu flach, um Vierkantdrähte größerer Dimension sicher aufnehmen zu können.

Dimension

Der Kopf sollte vom Durchmesser, aber auch von der Höhe her, in seinen Dimensionen sehr klein sein, damit er den Patienten so wenig wie möglich stört. Andererseits muss der Kopf groß genug sein, um die Kopplungselemente sicher daran befestigen zu können. Die verschiedenen Kopfvarianten haben natürlich unterschiedliche Abmessungen. Die Größe eines AbsoAnchors small head (SH) Type (flacher Kopf mit einer Öse, siehe Abb. 3-5) kann man nicht mit dem Kopf einer Schraube (Abb. 3-6a und 3-7) mit Kreuzslot vergleichen, denn für die sichere Drahtführung bzw. -stabilisierung ist eine gewisse Ausdehnung notwendig. Der Vergleich von Kopfdimensionen sollte darum immer nur innerhalb einer Gruppe erfolgen.

Minischraube und Insertionsinstrument

Die Kopplung zwischen der Minischraube und dem Insertionsinstrument muss formschlüssig sein. Eine sichere Fixierung der Schraube im Insertionsinstrument ist für drei Aufgaben erforderlich. Erstens ist zu gewährleisten, dass die Schraube auf dem Weg von der Aufnahme aus der Sterilverpackung bis zum Insertionsort nicht herausfallen kann. Zweitens ist beim Einschrauben das Drehmoment vom Insertionsinstrument gegen den Widerstand des Knochens sicher auf die Minischraube zu übertragen. Drittens muss sich mit dem Insertionsinstrument die Schraube problemlos entfernen lassen.

Bei allen Minischrauben ist die Kopplung zwischen Insertionsinstrument und der Schraube im Bereich des Kopfes lokalisiert. Eine Ausnahme bilden einige Varianten des AbsoAnchors. Hier ist der transgingivale Anteil der Kopplungsbereich, Details dazu siehe Abschnitt 3.3.3. Die Verbindung zwischen der Minischraube und dem Insertionsinstrument kann außen oder innen liegen. Die Vor- und Nachteile dieser beiden Varianten sind in Abschnitt 3.4.4 im Detail dargestellt. Bei Schrauben mit einem einfachen Slot oder einem Kreuzslot sollte schon während der Insertion, also mit aufgesetztem Insertionsinstrument, die Slotposition erkennbar sein (Abb. 3-7).

3.3.3 Der transgingivale Anteil

Bei Implantaten, aber auch bei Minischrauben ist der transgingivale Anteil, auch als Gingivahals bezeichnet, der sensibelste Teil. Durch die Perforation der Gingiva entsteht eine potenzielle Eintrittspforte für Mikroorganismen. Dringen sie

Tabelle 3-4 Gestaltungsvarianten des transgingivalen Anteils

	Transgingivaler Anteil			
Name der Schraube	zylindrisch	konisch	hexagonal	Gewinde
Aarhus-Mini-Implant	x			x
AbsoAnchor	x		x	
Anchor Plus/NeoAnchor Plus				x
Ancotek		x		
Dual-Top Anchor Screw				x
LOMAS			Vierkant	
MTAC				x
O.A.S.I.	x			
Orlus	x			
Ortho Anchor Screw	x			
Ortho Implant				x
Orthoanchor	x			
Orthodontic Mini Implants		x		
Orthodontic Mini-Implant	x			x
Spider Screw		x		
T.I.T.A.N.	x			
tomas®-pin		x		

Gestaltung/Abmessung

Der transgingivale Teil von Minischrauben hat vier verschiedene Grundformen: zylindrisch, konisch, mehrkantige Form (Vier-, Sechs- oder Achtkant) oder das Gewinde setzt sich bis zum Kopf fort (Tabelle 3-4). Wenn die Gingiva nach der Insertion ausheilt, passt sie sich der jeweiligen Form an. Dennoch gibt es Unterschiede zu beachten. In Abhängigkeit von der Art, wie die Gingiva perforiert wird (siehe Abschnitt 3.5.2) und von der Insertionsrichtung der Minischraube können bei einem zylindrischen Gingivahals Druckzonen entstehen. Die günstigste Form ist der Konus, da hier in jedem Fall solche Druckzonen vermieden werden, vorausgesetzt die Schleimhaut wird vor der Insertion ausgestanzt. Wenn der Durchmesser des transgingivalen Anteils der Minischraube geringfügig größer ist als der des Stanzloches, kommt es zu einer primär dichten Anlagerung der Gingiva. Dies erschwert das Eindringen von Mikroorganismen und beugt Entzündungen vor. Die Kegelform verschließt außerdem die Perforationswunde, ähnlich wie der Korken eine Flasche, und reduziert die Blutung[26].

Bei einigen Varianten des AbsoAnchors ist der Gingivahals hexagonal gestaltet, da dieser Teil gleichzeitig zur Insertion der Schraube dient. Der komplette transgingivale Teil wird durch das Eindrehwerkzeug bedeckt. Dies bedeutet während der Insertion wird die Gingiva zwangsläufig gequetscht oder aber die Schraube kann nicht vollständig inseriert werden. Beide Varianten sind ungünstig.

Gedrange et al. konnten in einer FEM-Analyse zeigen, wenn orthodontische Implantate eine supraperiostale Auflage haben, wirkt sich dies günstig auf die Belastung des Knochens aus[64]. Beim tomas®-pin gibt es solch eine Auflage, die gleichzeitig als Tiefenstopp dient. Bei allen anderen Schrauben ist der Durchmesser zwischen transgingivalem Anteil und dem Gewinde identisch.

Die Dicke der Gingiva beträgt nach *Goaslind* et al. durchschnittlich 1,25 mm[68]. *Costa* et al. fanden in Abhängigkeit von der jeweiligen Region Werte für die Dicke der Gingiva zwischen 1,4 mm und 4,2 mm[42]. Die Messungen von *Müller* et al.[127] ergaben, in Abhängigkeit von Region und Geschlecht, Werte zwischen 0,7 mm und mehr als 4 mm. Die Höhe des transgingivalen Anteils variiert bei den einzelnen Minischrauben zwischen 1 mm und 3 mm. Damit ist für die Minischrauben, die über einen spe-

in das periimplantäre Weich- und Hartgewebe ein, können Entzündungen (Perimukositis, Periimplantitis) auftreten[78]. Dies kann eine wesentliche Ursache für den vorzeitigen Verlust von Minischrauben sein[144,194]. Im Umkehrschluss bedeutet dies, dass Entzündungen zu vermeiden sind, um die Verlustrate zu senken[30,108,117,125,128,144,146]. Die Ursachen für Perimukositis oder Periimplantitis können sehr vielseitig sein. In der unmittelbaren postoperativen Phase sollte die Schleimhaut so dicht wie möglich an der Schraube anliegen, um den Bereich abzudichten[26]. Wie gut diese Anlagerung erfolgen kann, hängt zum einen davon ab, wie das Gingivamanagement während der Insertion ist, siehe dazu Abschnitt 3.5.2. Es hängt vermutlich aber auch vom Design und vom Größenverhältnis des transgingivalen Anteils zum Kopf ab. Über den Einfluss dieser Parameter gibt es erste Hinweise[15] und demzufolge wenig gesicherte Erkenntnisse. Selbstverständlich spielt die Pflege durch den Patienten auch eine wichtige Rolle.

ziell ausgeformten transgingivalen Teil verfügen, die Forderung von *Mampieri*[114] nach der Berücksichtigung der Gingivadicke erfüllt.

Vor der Applikation einer Minischraube sollte aus verschiedenen Gründen die Dicke der Gingiva gemessen werden. Der häufigste Insertionsort für Minischrauben ist sowohl im Oberkiefer als auch im Unterkiefer zwischen dem ersten und zweiten Prämolaren. Dort hat die Gingiva eine Stärke von 1 bis 2 mm. Auf den ersten Blick scheint es sinnvoll zu sein, über Minischrauben zu verfügen, bei denen zwischen unterschiedlichen Höhen des transgingivalen Anteils gewählt werden kann. Dies bedeutet jedoch, dass für den Eingriff eine größere Anzahl von Minischrauben vorzubereiten ist. Die Dicke der Gingiva kann i. d. R. erst unmittelbar nach der Anästhesie und vor der Insertion gemessen werden. Zu diesem Zeitpunkt kann man letztendlich entscheiden, welche Minischraube genutzt wird. Im Hinblick auf die Kosten ist ein solches Vorgehen nicht sinnvoll. Besser ist es, wenn als Standard nur eine Höhe des transgingivalen Anteils verwendet wird. Für die meisten Insertionsorte reicht eine Höhe von 2 mm völlig aus, damit die Gingiva den Hals der Schraube sicher umschließen kann. Eine Höhe von 1 mm ist bis auf einige Ausnahmen zu gering und über 2 mm nicht notwendig. Selbst wenn die Dicke der Gingiva stärker als 2 mm ist, wird keine andere Variante benötigt, denn für die Entzündungsprophylaxe ist die dichte Anlagerung der Gingiva in den der Mundhöhle zugewandten Bereichen erforderlich. Die knochennahen Gingivaanteile sind hier von untergeordneter Bedeutung.

Bei einigen Minischrauben gibt es keinen speziell ausgeformten Gingivahals. Hier setzt sich das Gewinde bis zum Hals fort. Der Kopf hat in der Regel einen größeren Durchmesser als das Gewinde. Die Nachteile dieser Variante werden nachfolgend aufgezeigt.

Verhältnis von transgingivalem Anteil zum Schraubenkopf

Für das Verhältnis der Durchmesser von transgingivalem Anteil (innen) und Schraubenkopf (außen) gibt es drei Varianten: innen < außen, innen = außen oder innen > außen (Tabelle 3-5, Abb. 3-8). Hat der Schraubenkopf einen größeren Durchmesser als der transgingivale Anteil, entstehen Nischen, die nur schwer gereinigt werden können. Gleichzeitig bilden sie einen

Tabelle 3-5 Dimensionsunterschiede zwischen dem transgingivalen Anteil und dem Kopf der Minischraube

Name der Schraube	Verhältnis transgingivaler Anteil (innen) zum Kopf (außen)		
	innen < außen	innen = außen	innen > außen
Aarhus-Mini-Implant	x		
AbsoAnchor		x	x
Anchor Plus/NeoAnchor Plus	x		
Ancotek		x	x
Dual-Top Anchor Screw	x		
LOMAS			x
MTAC	x		
O.A.S.I.		x	
Orlus	x		
Ortho Anchor Screw	x		
Ortho Implant	x		
Orthoanchor		x	
Orthodontic Mini Implants		x	
Orthodontic Mini-Implant	x		x
Spider Screw			x
T.I.T.A.N.	x		
tomas®-pin			x

idealen Platz für die erhöhte Präsenz von Mikroorganismen. Verstärkt wird dieser Effekt, wenn der Schraubenkopf zum transgingivalen Anteil hin mit einem Teller abschließt und dieser der Gingiva aufliegt (Abb. 3-8c). Solch einen tellerförmigen Abschluss findet man bei: der Dual-Top-Schraube JA, G2 und JD; der OSAS Schraube und T.I.T.A.N. Schraube mit Bund und Bohrung (siehe Abb. 3-4c). Unter Umständen kann es durch diese vergleichsweise große Überdeckung der Schleimhaut zu einer höheren Rate von Entzündungen (Perimukositis oder Periimplantitis) kommen[15,159,160].

Aus prophylaktischen Gründen und um dem Patienten die Pflege zu erleichtern, sollte der Durchmesser des Schraubenkopfes gleich oder kleiner als der Durchmesser des transgingivalen Anteils sein (Abb. 3-8a und 3-8b). Auf diese Art und Weise können Entzündungen vermieden und die Verlustrate gesenkt werden[117,125].

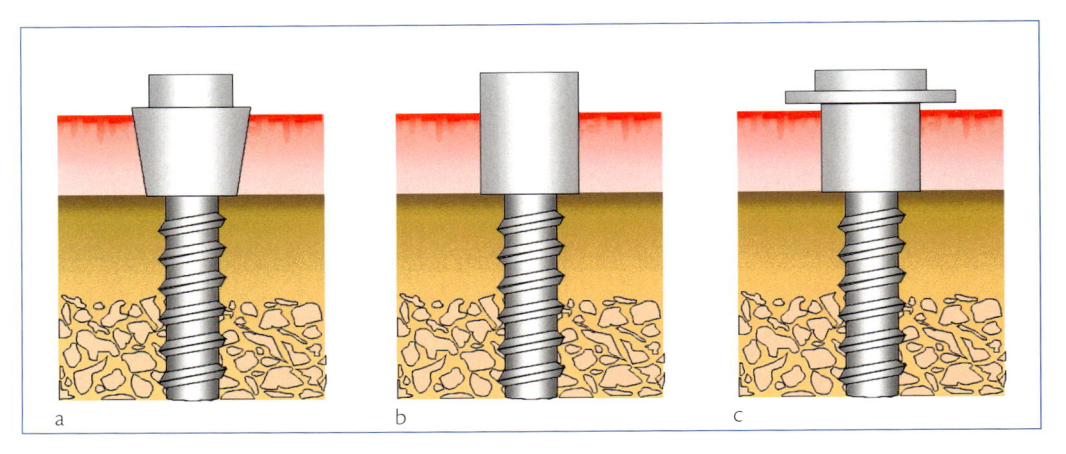

Abb. 3-8 Der Durchmesser des transgingivalen Anteils im Vergleich zum Durchmesser des Schraubenkopfes. Zum Vermeiden von Entzündungen der umgebenden Gingiva (Perimukositis) sollte der Durchmesser des Schraubenkopfes (a) kleiner oder gleich dem Durchmesser des transgingivalen Anteils (b) sein. Für die Reinigung schlecht zugänglich sind z. B. tellerförmig abgedeckte Schleimhautareale (c).

Die LOMAS-Schraube (siehe Abb. 3-9) nimmt eine Sonderstellung unter den Minischrauben hinsichtlich der Lage des transgingivalen Anteils ein. Je nach Insertionstechnik befindet er sich an verschiedenen Stellen der Schraube. Wird die Gingiva direkt mit der Schraube perforiert, liegt der Kopf der Schleimhaut breitflächig auf. Dies führt zu den bereits dargestellten Nachteilen. In diesem Fall ist der Gingivahals der schmale zylindrische Anteil des Schraubenschaftes unterhalb des Kopfes. Wird die Gingiva ausgestanzt, soll die LOMAS-Schraube bis zum Kontakt zwischen Kopf und Knochen eingeschraubt werden. Der für die Kopplung zum Insertionsinstrument vorgesehene Bereich ist in diesem Fall gleichzeitig der transgingivale Anteil. Es besteht dadurch die Gefahr der Quetschung der Gingiva während des Einschraubens. Bei dieser Art der Platzierung ist der Kopf kleiner als der Hals.

Abb. 3-9 Je nach Insertionsart kann bei der LOMAS-Schraube der Ansatz für die Insertionsinstrumente gleichzeitig der Gingivahals sein. Die Gingiva wird während der Insertion zwangsläufig gequetscht (Abbildung: Mondeal).

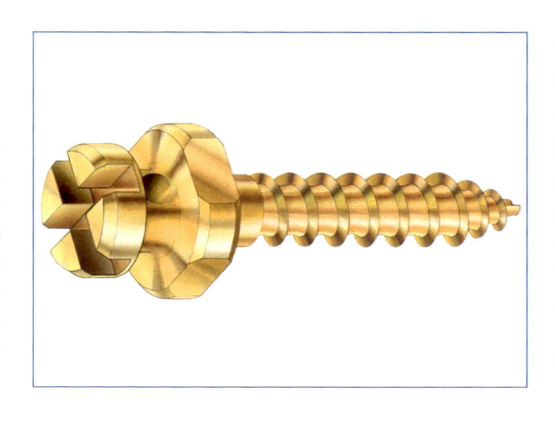

Oberfläche

An Titan kann sich die Gingiva gut anlagern. Es bildet sich eine dichte Verbindung, die das Eindringen von Mikroorganismen verhindern kann[6]. Dabei spielt es vermutlich keine Rolle, ob die Oberfläche des transgingivalen Anteils rau oder poliert ist. Hinsichtlich der Proliferation von Fibroblasten und dem Metabolismus der Zellen fanden *Proff* et al. bei LOMAS-Schrauben nach 48 Stunden keinen Unterschied für unterschiedlich strukturierte Oberflächen[153]. Bei glatten oder rauen Abutments von Implantaten gab es hinsichtlich der Plaqueanlagerung und der Ausbildung von Entzündungen keinen Unterschied[135,193]. Aber eine glatte Oberfläche ermöglicht durch die enge Anlagerung das „Abdichten" der Durchtrittsstelle und verhindert Perimukositis und Periimplantitis[120].

3.3.4 Schaft und Gewinde

In Abhängigkeit vom Alter des Patienten, genetischen Faktoren, der Insertionsregion und der funktionellen Belastung hat der Kieferknochen eine unterschiedliche Dichte und Qualität. Die Schichtstärken der *Substancia corticalis* (*Substancia compacta*) und der *Substancia spongiosa* variieren je nach Region. Wie bereits dargestellt (s. Abs. 3.3.1.2) ist die Dicke der Kortikalis der wichtigste Faktor für den Halt der Minischraube – durch Schaft und Gewinde – im Knochen[124,136]. Während der Insertion muss für die Minischraube im Knochen Platz geschaffen werden. Dies erfolgt für selbstschneidende Schrauben durch das Abtragen von Knochensubstanz mittels Pilotbohrer. Bei selbstbohrenden Schrauben (ohne Perforation der Kortikalis) findet zu einem großen Teil nur Verdrängen statt. Die sich daraus ergebende Komprimierung trägt zur angestrebten und notwendigen Primärstabilität der Minischraube bei. Zur Realisierung dieser Zielstellung gibt es hinsichtlich der Gestaltung von Schaft und Gewinde unterschiedliche Aspekte zu beachten, die nachfolgend näher dargestellt werden. Im Abschnitt 3.3.1.2 wurde bereits der Einfluss von Länge und Durchmesser einer Minischraube ausführlich dargestellt und soll hier nicht wiederholt werden.

Anstieg und Design der Gewindeflanken

Wird eine Schraube um eine volle Umdrehung ein- oder ausgedreht, bewegt sie sich bezogen auf ihre Längsachse um eine bestimmte Distanz, dies ist der Anstieg. Er ergibt sich durch den Abstand der Gewindeflanken zueinander. Wie groß dieser Anstieg zu wählen ist, hängt sehr stark vom Material ab, in das die Schraube inseriert wird. Bewegt sich die Schraube in einem Metallkörper, wie zum Beispiel die Spindel von Dehnschrauben, ist der Anstieg klein. Im Vergleich zum Schraubenmaterial ist der Knochen relativ weich. Wie von Holzschrauben bekannt ist, muss der Anstieg des Gewindes relativ groß sein, damit eine feste Verankerung erreicht werden kann. Bei Knochenschrauben hat sich ein Gewindeanstieg von ca. 0,8 mm als optimal erwiesen[189]. Bei Minischrauben sollte der Gewindeanstieg eine vergleichbare Dimension haben. Einige Schraubentypen beim Abso-Anchor haben ein sehr feines Gewinde, also einen deutlich geringeren Anstieg. Dies kann sich negativ auf den Halt auswirken.

Für die feste Verankerung im Knochen ist das Verhältnis vom Schaftdurchmesser (Innendurchmesser) zum Gewindedurchmesser (Außendurchmesser) ebenfalls ausschlaggebend. Wobei auch hier die unterschiedliche Qualität der Knochenschichten eine Rolle spielt. In der relativ harten *Substancia corticalis* sollte der Größenunterschied der beiden Durchmesser zwischen 0,4 und 0,6 mm liegen. In der weichen *Substancia spongiosa* ist eine größere Differenz wünschenswert. Die gesamte Dimension der Minischraube sowie die materialspezifische Stabilität setzt dem jedoch Grenzen. Wie bereits dargestellt wurde, ist für die Verankerung der in der Kortikalis liegende Teil der Schraube verantwortlich.

Das Gewindedesign – in erster Linie die Form der Gewindeflanken – hat Einfluss auf den Knochen-Implantat-Kontakt[168], auf die Stressbelastung des Knochens[34,66,72] und auf das Eindrehmoment[187]. Betrachtet man die einzelnen Minischrauben, sind sehr starke Unterschiede im Gewindedesign festzustellen. Durch FEM-Analysen lassen sich die Gewinde im Hinblick auf die unterschiedlichen Anforderungen optimieren.

Die Geometrie der Flanken und der Schraubenspitze entscheidet auch darüber, ob es sich um ein selbstschneidendes oder selbstbohrendes Gewinde handelt.

Selbstschneidendes oder selbstbohrendes Gewinde – Was ist besser?

Diese Frage lässt sich nicht einfach mit „Ja" oder „Nein" beantworten, da viele Dinge gegeneinander abgewogen werden müssen. Um die Vorgänge bei der Insertion besser zu verdeutlichen, stellen Sie sich bitte ein Stück hartes Holz vor, in das eine Schraube eingedreht werden soll. Ohne eine Vorbohrung benötigt man, in Abhängigkeit von der Holzhärte und dem Schraubendurchmesser, einen relativ hohen Anpressdruck. Bevor sich die Spitze der Schraube in das Holz bohren kann, besteht oftmals die Schwierigkeit, die gewünschte Richtung einzuhalten. Dies liegt daran, dass der Eindringwiderstand hoch oder die Einschraubrichtung ungünstig sein kann. Unter Umständen muss mehrmals angesetzt werden, bis das Gewinde endlich greift. Es besteht aber auch die Möglichkeit, dass zu Beginn sehr stark von der Achsenrichtung der Schraube abgewichen und das Loch im Holz um die Schraubenspitze stark aufgeweitet wird. Nach wenigen Umdrehungen muss oft festgestellt werden: die Schraube hat nicht den gewünschten Weg genommen. Eine Korrektur der Richtung durch Herausdrehen und erneutes Eindrehen in das gleiche Loch ist meist nicht möglich. Je nachdem wie groß der Durchmesser der Schraube ist, welche Dicke und Nachgiebigkeit das Holz hat, kann die Schraube im letzten Abschnitt kaum noch gedreht werden oder es spaltet sich das Material. Bei sehr hartem Holz und einer langen dünnen Schraube kann es auch zur Schraubenfraktur kommen. Die dargestellten Probleme lassen

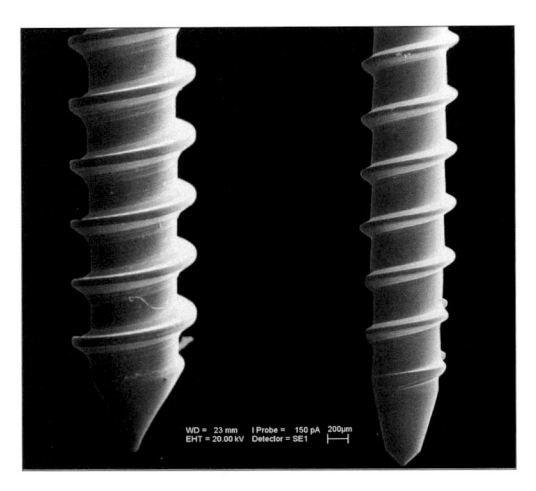

Abb. 3-10 Das selbstschneidende Gewinde einer Spider Screw (links) und eines tomas®-pins (rechts).

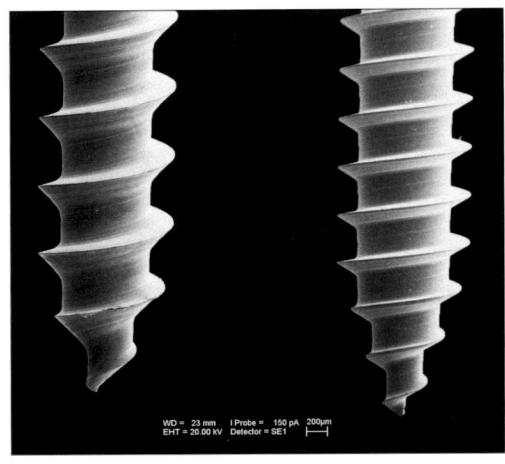

Abb. 3-11 Das selbstbohrende Gewinde einer Dual-Top Schraube (links) und einer LOMAS-Schraube (rechts).

sich sehr leicht vermeiden, indem das Holz vor dem Eindrehen der Schraube angebohrt wird. Der Durchmesser und die Tiefe der Vorbohrung richten sich nach der Härte des Holzes und dem Durchmesser der Schraube. Für die korrekte Richtung ist jetzt die Vorbohrung entscheidend, denn die Schraube folgt zwangsläufig dem vorgegebenen Weg. Normalerweise ist es wesentlich einfacher den Bohrer auszurichten, der anschließend sehr schnell in das Holz eindringt und die Richtung hält, als dies beim Einschrauben ohne Vorbohrung möglich ist. Das Holz muss beim Einschrauben nicht so stark komprimiert werden und die Schraube wird keiner starken Torsionsbelastung ausgesetzt. Es sprechen viele Argumente für das Vorbohren.

Selbstschneidende Minischrauben erfordern eine zur Länge und zum Durchmesser der Schraube sowie zur Knochenqualität korrespondierende Vorbohrung, auch Pilotbohrung genannt[71]. Um ein Überhitzen des Knochens zu vermeiden, sollte mit 800 Umin^{-1} vorgebohrt werden. Zusätzlich ist eine adäquate Kühlung erforderlich. Die Bohrtechnik ist ebenfalls von Bedeutung, siehe dazu Abschnitt 3.5.2. Ein separater Arbeitsgang des Gewindeschneidens, wie bei manchen Implantatsystemen, ist nicht erforderlich. In die Pilotbohrung wird die Minischraube eingedreht. Das Gewinde mit der stumpfen Spitze und den stärker abgerundeten Flanken schneidet sich seinen Weg selbst (Abb. 3-10). Aufgrund der stumpfen Spitze können selbstschneidende Schrauben nicht in die Wurzel gedreht werden[77]. Es muss insgesamt nur wenig Knochenmasse abgetragen oder verdrängt werden. Damit entstehen im Knochen weniger Spannungen und es gibt weniger Drucknekrosen. In der Regel spüren die Patienten schon wenige Stunden nach der Insertion nichts mehr von dem Eingriff.

Eine selbstbohrende Schraube bzw. korrekt bezeichnet, eine Schraube mit selbstbohrendem (*selfdrilling*) Gewinde, bohrt sich, wie der Name es ausdrückt, in das Insertionsmedium. Diese Minischrauben werden für eine Insertion ohne Vorbohrung beworben. Auch wenn dieses Vorgehen auf den ersten Blick vorteilhaft erscheint, sind einige Faktoren zu berücksichtigen. Je nach Lokalisation, Alter, Zusammensetzung u. a. ist der Knochen mehr oder weniger elastisch. Die stark verjüngt auslaufenden Gewindeflanken und die scharfkantige Spitze der Minischraube bohren und schneiden sich durch den Knochen (Abb. 3-11). In Abhängigkeit vom Schraubendurchmesser, der Stärke der Kortikalis und der Härte des Knochens am Insertionsort sind dieser Methode jedoch Grenzen gesetzt. Das zu verdrängende Knochenvolumen ist relativ hoch. Der Knochen wird stark komprimiert. Somit sind die Spannungen innerhalb des Knochens ebenfalls hoch. Oft spüren die Patienten noch Tage nach der Insertion den Eingriff. *Böhm* und *Fuhrmann*[15] stellten Risse im periimplantären Knochen nach der Insertion einer selbstbohrenden Minischraube fest (Abb. 3-12). Darüber hinaus können u. U. auch Drucknekrosen entstehen. Bedingt durch die Stärke und Dichte der Kortikalis ist bei der Insertion ei-

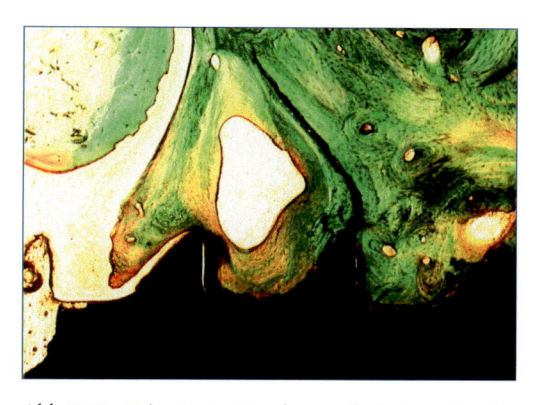

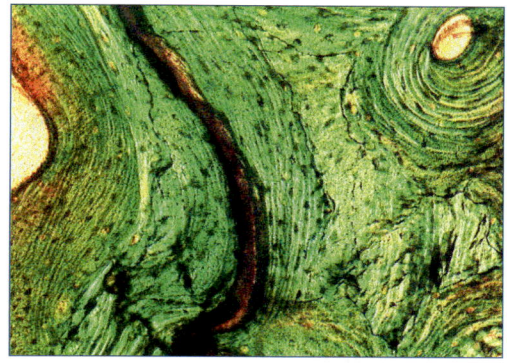

Abb. 3-12 Mikroriss im Knochen nach der Insertion einer selbstbohrenden Schraube (Foto: OA Dr. B. Böhm, Universität Halle).

Tabelle 3-6 Das Design von Gewinde und Schaft

Name der Schraube	Gestaltung Gewindeanteil			
	selbstbohrend	selbstschneidend	zylindrisch	konisch
Aarhus-Mini-Implant	x		x	
AbsoAnchor	x		x	
Anchor Plus/NeoAnchor Plus	x			x
Ancotek	x		x	
Dual-Top Anchor Screw	x		x	
LOMAS	x		x	
MTAC	x			x
O.A.S.I.	x		x	
Orlus	x			x
Ortho Anchor Screw	x		x	
Ortho Implant		x		x
Orthoanchor		x	x	
Orthodontic Mini Implants	x		x	
Orthodontic Mini-Implant	x			x
Spider Screw	x	x	x	
T.I.T.A.N.	x		x	
tomas®-pin	x	x	x	

ner selbstbohrenden Minischraube unter Umständen ein sehr hoher Widerstand zu überwinden. Beim Eindrehen in den Knochen ist die Schraube dadurch starken Belastungen ausgesetzt. Wenn die Kortikalis dicker als 1 mm und/oder der Knochen sehr hart bzw. wenig elastisch ist, steigt das notwendige Drehmoment zur Insertion exponentiell zur Eindringtiefe an. Innerhalb der Schraube entstehen starke Torsionskräfte. In Abhängigkeit von den Insertionsbedingungen, der Schraubendimension und des Schraubenmaterials kann dies bis zur Fraktur der Schraube führen[130,187]; oder eine vollständige Insertion ist nicht möglich.

Die Grundidee für selbstbohrende Minischrauben war der Verzicht auf die Vorbohrung. Um alle genannten Komplikationen, insbesondere den Diskomfort für die Patienten zu vermeiden, sollte auch beim Einsatz von selbstbohrenden Schrauben zumindest die Kortikalis durch eine Vorbohrung perforiert werden. Innerhalb der Spongiosa sucht sich die Schraube ihren Weg selbst. Der internationale Trend geht eindeutig zu einem solchen Vorgehen[12,114,121,143].

Tabelle 3-7 Vergleich von selbstbohrendem und selbstschneidendem Gewinde

Merkmal	Minischrauben	
	selbstschneidend *(self-taping)*	selbstbohrend *(self-drilling)*
Patientenkomfort nach der Insertion	hoch postoperative Beschwerden klingen innerhalb von Stunden ab	niedrig postoperative Beschwerden halten oft mehrere Tage an
Vorbohrung	ist notwendig	primär nicht erforderlich ist bei einer Dicke der Kortikalis > 1 mm dringend zu empfehlen
Einhalten der Insertionsrichtung	einfach, denn die Schraube folgt dem vorgegebenen Weg	schwierig, denn die Schraube sucht sich den Weg selbst
Aufweiten der Eintrittsstelle in den Knochen	nicht möglich	möglich
Eindrehmoment	ausreichend bis mittel	mittel bis zu hoch
Erwärmung des Knochens durch das Eindrehen	gering	hoch
fester Sitz der Schraube	je nach Ausführung der Vorbohrung gegeben	gegeben
Frakturgefahr	gering	gegeben
Zeitaufwand für die Insertion	gering bis hoch	gering

Aufgrund der geringen Knochendichte kann in vielen Fällen auf der Vestibulärseite distal der oberen zweiten Molaren auf die Vorbohrung verzichtet werden. Fast alle Minischrauben werden mit einem selbstbohrenden Gewinde (Tabelle 3-6, siehe auch Tabelle 3-10) ausgeliefert. In der ersten Generation waren die Spider Screw[112] und der tomas®-pin selbstschneidend. Inzwischen werden sie ebenfalls als selbstbohrende Varianten angeboten.

Bei der Insertion einer selbstbohrenden Minischraube erhöht sich die Gefahr Wurzeln zu verletzen durch die teilweise schwer kontrollierbare Eindrehrichtung[176]. Das Design des Gewindes beeinflusst das Eindrehmoment. Beim Beckenknochen vom Schwein liegen die Messwerte von selbstbohrenden Schrauben im Vergleich zu selbstschneidenden Schrauben aufgrund des unterschiedlichen Gewindedesigns höher[187]. Das Eindrehmoment sagt etwas über den Widerstand bei der Insertion aus und damit indirekt wie fest die Minischraube zunächst im Knochen sitzt. Dies ist aber nicht gleichzusetzen mit einer hohen Erfolgsrate[126] Nach der Insertion einer Minischraube soll eine hohe Primärstabilität erreicht werden. Anderseits muss aber der umgebende Knochen vital bleiben[170]. Selbstbohrende Schrauben zeigten in einer Untersuchung von *Kim* et al. weniger Mobilität und mehr Knochen-Metall Kontakt[90,149,150]. Zurzeit gibt es keine gesicherten Nachweise, ob die selbstbohrenden gegenüber den selbstschneidenden Schrauben eine bessere klinische Prognose haben[131]. In der Untersuchung von *Kim* und *Choi*[176] lag die Fehlerrate für selbstschneidende Minischrauben bei 34% und für selbstbohrende Minischrauben bei 63%. *Woo* et al.[188] fanden hinsichtlich der Fehlerrate keinen Unterschied zwischen selbstschneidenden (12%) und selbstbohrenden (14%) Minischrauben. Insofern können beide Schraubenvarianten erfolgreich eingesetzt werden. Für Regionen mit dünner Kortikalis und stark aufgelockerter Knochenstruktur empfehlen sich selbstbohrende Schrauben. Im umgekehrten Fall – bei dicker Kortikalis und fester Knochenstruktur – wäre eine selbstschneidende Schraube zu empfehlen.

Ist nun eine selbstbohrende oder eine selbstschneidende Minischraube vorteilhafter? Wie so oft liegt die Wahrheit irgendwo dazwischen bzw. haben beide ihre Berechtigung. Vermutlich wird es sich durchsetzen im Oberkiefer selbstbohrende und im Unterkiefer selbstschneidende Minischrauben zu verwenden. Ein wichtiges Ziel für den Anwender muss es sein, die postoperative Belastung für den Patienten gering zu halten. Die Anzahl von verschiedenen Schraubentypen in der Praxis sollte so klein wie möglich sein. Es spricht einiges für selbstbohrende Schrauben, wenn die Kortikalis ab einer Dicke von 1 mm mit einer Vorbohrung perforiert wird[120]. In der Tabelle 3-7 sind die wichtigsten Merkmale von selbstschneidenden (self-taping) und selbstbohrenden (self-drilling/drilling-free) Minischrauben noch einmal zusammengefasst.

Rechtsgewinde und Linksgewinde

Rechtsgewinde bedeutet, die Schraube wird im Uhrzeigersinn eingeschraubt. Linksgewinde bedeutet, die Schraube wird entgegen dem Uhrzeigersinn eingeschraubt. Alle Minischrauben werden mit Rechtsgewinde ausgeliefert. Immer wieder wird diskutiert, ob für bestimmte Anwendungen ein Linksgewinde von Vorteil wäre. Diese Frage stellt sich ohnehin nur beim Einsatz von Vierkantdrähten, also bei Minischrauben mit einfachem Slot oder Kreuzslot. Durch den Vierkantdraht und dessen dreidimensionale Wirkung können je nach Anwendung und Apparatur rotierende Kraftkomponenten (Drehmomente) in Ausdrehrichtung, aber auch in Eindrehrichtung auftreten und auf die Minischraube übertragen werden. Bei der Verwendung von Runddrähten, Gummiketten oder Federn tritt dieses Phänomen nicht auf, da hier nur eine eindimensionale Wirkung vorliegt.

Der AbsoAnchor, die Ancotek-Schraube und CAPlant sind die einzigen Minischrauben, die auch mit Linksgewinde angeboten werden (siehe Tab. 3-10). Wird ein Linksgewinde benötigt? Nein! Warum nicht? Dafür gibt es viele Gründe. Bisher ist keine Studie oder Fall bekannt geworden, bei der zweifelsfrei die rotierende Belastung einer Minischraube zum Lösen oder zum Verlust einer Schraube geführt hat. Zum Lösen einer Schraube ist ein bestimmtes Drehmoment erforderlich, das Ausdrehmoment. Beginnt man eine Minischraube aus dem Knochen herauszuschrauben, muss zunächst ein Widerstand überwunden werden, bevor sich die Schraube überhaupt bewegt. Dieser Widerstand ist in den ersten 5 Grad der Rotationsbewegung am höchsten. Wie hoch der Widerstand insgesamt ist, hängt von vielen Faktoren ab, z. B. auch von der Schaftform. Bei Schrauben mit zylindrischem Schaft dauert es länger, bis sich die Schraube leicht drehen lässt. Bei konischen Schrauben fällt der Widerstand sehr schnell ab. Bei einem festen Sitz der Minischraube, d. h. einer hohen Primär- und Sekundärstabilität, ist in jedem Fall das Ausdrehmoment höher als das Eindrehmoment[20]. Cheng et al.[29] fanden bei ihren Versuchen Ausdrehmomente von > 8,9 Ncm.

Das Drehmoment ist das Produkt aus Kraft (N) und Länge des Hebelarms (gemessen z. B. in Zentimeter). Anhand eines kleinen Rechenbeispiels soll verdeutlicht werden, dass ein Linksgewinde für Minischrauben nicht erforderlich ist und das Schraubenprogramm dadurch nur unnötig aufgebläht wird. Nimmt man eine Länge des Hebelarms von 2 cm an und ein Ausdrehmoment von 8 Ncm, bedeutet dies, dass zum Lösen der Schraube eine Kraft von 4 N erforderlich ist. Diese Kraft liegt weit über der Kraft, die in der kieferorthopädischen Therapie für das Bewegen von Zähnen angewendet wird. Die Schraube ist der Drehpunkt. Damit sich der 2 cm lange Hebelarm um 5 Grad in Ausdrehrichtung bewegen kann, muss er an seinem Ende eine Strecke von 1,74 mm zurücklegen. Bei einem Hebelarm kürzer als 2 cm nimmt der Kraftaufwand zum Ausdrehen noch zu und bei einem längeren Hebelarm nimmt er natürlich ab. Bei dieser Betrachtungsweise ist noch nicht berücksichtigt, dass der Kopplungsdraht auch eine gewisse Nachgiebigkeit und Federwirkung hat.

Im ersten Moment mag es plausibel klingen, dass ein durch die Apparatur ausgeübtes Drehmoment in Ausdrehrichtung zum Lösen der Minischraube führt. Beim Verdeutlichen der Dimensionen wird aber schnell klar, dass eine Schraube mit Linksgewinde zwar theoretisch nötig erscheint, aber praktisch nicht erforderlich ist.

> Die an eine Minischraube gekoppelte kieferorthopädische Apparatur sollte so geplant werden, dass eine rotierende Belastung sowohl in Ausdreh- aber auch in Eindrehrichtung vermieden wird. Dies gilt unabhängig davon, ob die Minischraube ein Rechts- oder Linksgewinde hat.

Zylindrischer oder konischer Schaft – Was ist besser?

Der Schaft ist der Grundkörper einer Schraube aus dem das Gewinde herausgeschnitten wird. Er kann eine zylindrische oder eine konische Grundform haben. Welche Form ist für eine skelettale Verankerung besser? Diese Frage lässt sich für Minischrauben relativ einfach beant-

Tabelle 3-8 Vergleich zylindrischer und konischer Schraubenschaft

Merkmal	Schraubenschaft	
	konisch	zylindrisch
Verdichtung des Knochens	hauptsächlich durch den Schaft und die Gewindegänge im oberen, aber nicht im unteren Bereich des Schaftes	hauptsächlich durch die Gewindegänge, aber über die gesamte Länge
Bruchgefahr zwischen Schaft und Kopf	gering	gegeben
Lockerung bei Kraftansatz in Ausdrehrichtung	bei weniger als 180 Grad	erst bei mehr als 180 Grad
Widerstand beim Ausdrehen	gering bis mittel	mittel bis hoch

worten. Werden alle Aspekte gegeneinander abgewogen, bietet ein zylindrischer Schaft mehr Vorteile[27].

Ausgehend von ihren anatomischen Studien kommen *Poggio* et al.[148] zu dem Schluss, dass Minischrauben eine Länge von 6 bis 8 mm und eine konische Schaftform haben sollten. Bei dieser Form ist das Eindrehmoment höher als bei einer zylindrischen Form[94,157]. In Abhängigkeit vom Konuswinkel und der Dicke der Kortikalis muss die Schraube kurz vor der vollständigen Insertion sehr viel Knochenmaterial verdrängen oder zusammenpressen. Dazu ist ein entsprechender Widerstand zu überwinden, der sich in einem höheren Eindrehmoment äußert. Die Schraube verklemmt sich nur im kopfnahen Bereich, also auf einer sehr geringen Länge. Wünschenswert wäre eine stärkere Kompression im Bereich der Schraubenspitze, da hier das weichere Knochenmaterial zu finden ist. Zum Kopf hin müsste die Schraube dünner sein, damit sie die Kortikalis nicht zu stark komprimiert. Der umgekehrte Konus würde jedoch die Insertion erschweren bis unmöglich machen. Außerdem hätte die Schraube im Bereich der Kortikalis keine Verankerung aufgrund der unterschiedlichen Durchmesser.

Eine zylindrische Schraube bietet eine gleichmäßige Kompression des Knochens über die gesamte Länge des Gewindes. Der Knochen ist insgesamt weniger Stress ausgesetzt. Im Vergleich zu zylindrischen Schrauben verliert der konische Schaft schon bei geringer Ausdrehbewegung sehr schnell den Halt im Knochen[2]. Dadurch ist ihre Frakturgefahr beim Entfernen äußerst gering[120]. Bei einer rotierenden Belastung der Schraube in Ausdrehrichtung setzt ein zylindrischer Schaft mehr Widerstand entgegen als ein konischer Schaft. In der Tabelle 3-8 sind die wichtigsten Merkmale für den konischen und zylindrischen Gewindeschaft noch einmal zusammengefasst.

In der Untersuchung von *Jang* lag die Erfolgsrate für zylindrische Minischrauben bei 88% und für konische Minischrauben bei 95 %[86,176].

Größenverhältnis Schaft und transgingivaler Anteil, Tiefenstopp

Bei allen Minischrauben hat der transgingivale Anteil einen größeren Durchmesser als das Gewinde. Der Übergang erfolgt kontinuierlich oder in Form einer Stufe. Diese Stufe dient als Tiefenstopp. Trifft der transgingivale Anteil bei der Insertion auf die Knochenoberfläche, soll dies spürbar sein und ein Signal geben, die Insertion zu beenden. In Abhängigkeit von den klinischen Gegebenheiten, wie der Knochenqualität, dem Eindrehwinkel und der Insertionstechnik des Behandlers, ist dieser Moment zu spüren oder nicht. Bei Minischrauben mit kontinuierlichem Übergang zwischen Gewindeschaft und transgingivalem Anteil vergrößert sich der Durchmesser und verhindert ein tieferes Eindringen der Schraube in den Knochen. Ist die Schraube in ihrer maximalen Länge eingebracht, gibt es bei weiterer Kraftapplikation zwei Möglichkeiten. Das Drehmoment erhöht sich zunächst weiter. In Abhängigkeit vom Schraubendesign und der Nachgiebigkeit des Knochens kann es entweder zum Bruch der Schraube kommen oder die Schraube dreht im Knochen durch. Das Drehmoment fällt dabei sehr stark ab. Dies führt zum Verlust der Primärstabilität und damit zum kurz- oder mittelfristigem Verlust der Schraube während der Funktionsperiode.

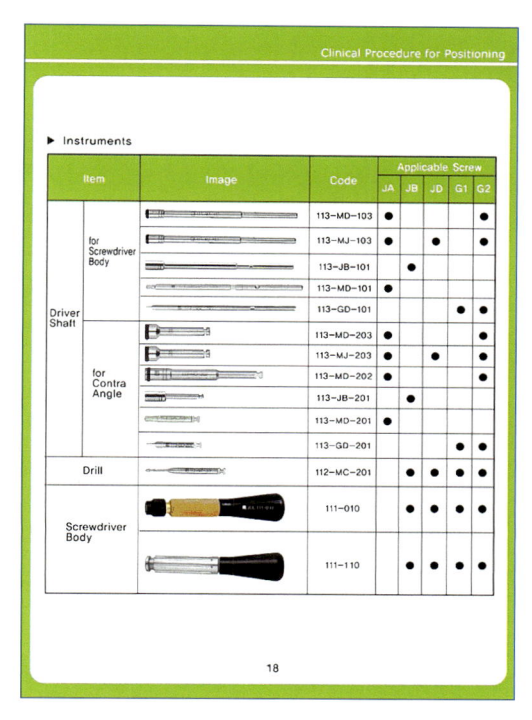

Abb. 3-13 Die Anzahl der Insertionsinstrumente ist hoch, da die verschiedenen Schraubenköpfe sich nicht mit einem Instrument inserieren lassen (Abbildung: Dual Top, Jeil Medical Corp).

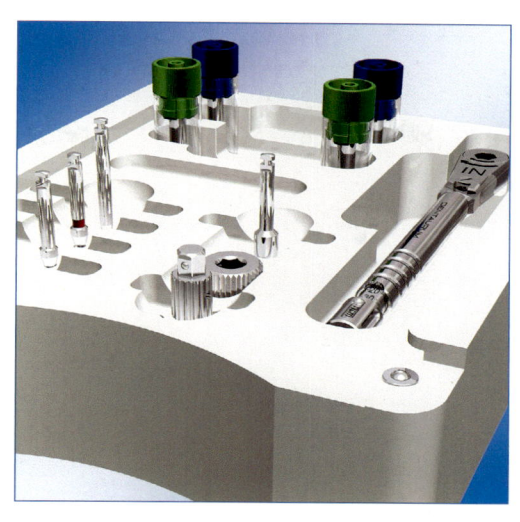

Abb 3-14 Die vertikale Anordnung der Instrumente beim tomas®-tray erleichtert die Entnahme während der Insertion (Abbildung: Dentaurum).

3.4 Zubehör im Lieferprogramm

Bei der Auswahl einer Minischraube sollte sich nicht nur auf deren Design konzentriert werden, sondern auch auf das mitgelieferte Zubehör (Bohrer, Insertionswerkzeuge). Eine systembezogene Kongruenz und Passung der einzelnen Instrumente sowie deren dem Zweck angepasste und funktionelle Gestaltung ist für eine erfolgreiche Insertion eine ebenfalls wichtige Voraussetzung. Zu beachten ist die Anzahl der Zubehörteile. Auch hier gilt: so wenig Teile wie möglich, aber so viele wie nötig. Das Zubehör wird für die Perforation der Gingiva, die Pilotbohrung und die Insertion (manuell und maschinell) benötigt. Zu viele Teile verwirren nur, können zu Verwechslungen führen und erhöhen den Pflegeaufwand. Stehen in einem System Minischrauben mit mehreren Kopfdesigns zur Verfügung, sollte streng darauf geachtet werden, dass für alle Typen nur eine Art von Insertionsinstrument notwendig ist. Bei Dual-Top (Abb. 3-13) dem AbsoAnchor und der Spider Screw® passen nach den Angaben aus den Produktunterlagen beispielsweise nicht alle Insertionsinstrumente auf alle Schrauben.

Die Anordnung der Instrumente im Tray sollte übersichtlich und in der Abfolge der Arbeitsschritte sein. Während der Insertion müssen sich die Instrumente leicht mit feuchten Gummihandschuhen aus dem Tray entnehmen lassen, z. B. durch die Möglichkeit der vertikalen Anordnung der Instrumente (Abb. 3-14). Auch unter diesen Gesichtspunkten sollte ein System geprüft werden.

3.4.1 Hilfsmittel zum Auffinden und Markieren der Insertionsstelle

Im Rahmen der Planung muss anhand von Röntgenbildern, Modellen und dem klinischen Befund die Insertionsstelle festgelegt werden. Bei der interradikulären Insertion einer Minischraube ist die Verletzung von Wurzeln auszuschließen. Als Röntgen- und Platzierungshilfe werden Drahtelemente empfohlen[77,112,122]. Das Drahtelement kann spitz auslaufen oder eine Öse haben. Mit Silikon oder Kunststoff wird es reproduzierbar an der Zahnreihe fixiert und die Spitze bzw. Öse ausgerichtet (Abb. 3-15). Anschließend erfolgt eine Röntgenaufnahme. Zu

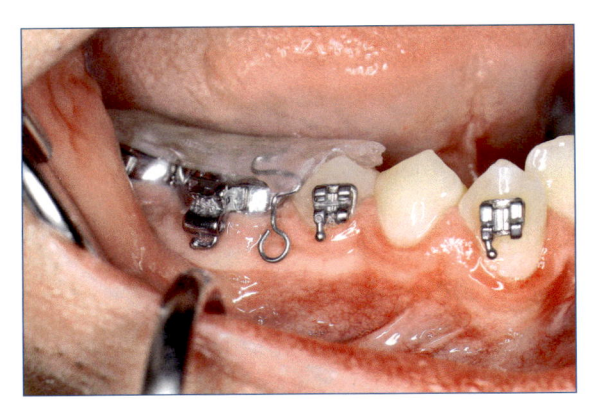

Abb. 3-15 Drahtelement zum Markieren der Insertionsstelle (Foto: Prof. C. Morea, Universität São Paulo).

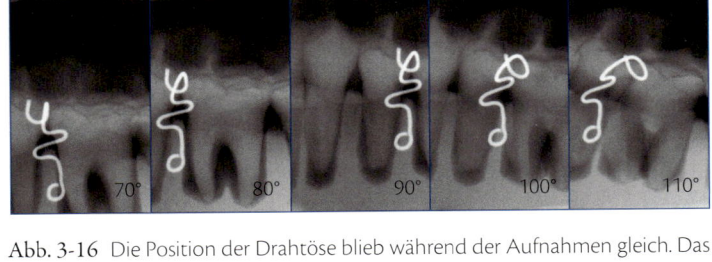

Abb. 3-16 Die Position der Drahtöse blieb während der Aufnahmen gleich. Das Verändern des Winkels zwischen Fokus und Filmebene führt bei Abweichungen von mehr als 10 Grad aus dem rechten Winkel zu falsch positiven Ergebnissen. Für die Aufnahmen wurde ein Phantomschädel benutzt.

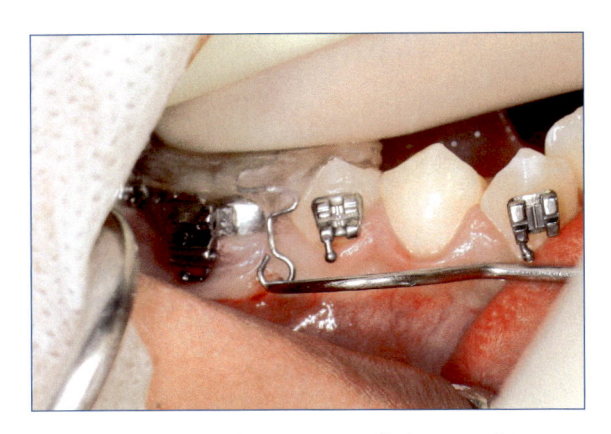

Abb. 3-17 Markieren der Insertionsstelle (Foto: Prof. C. Morea, Universität São Paulo).

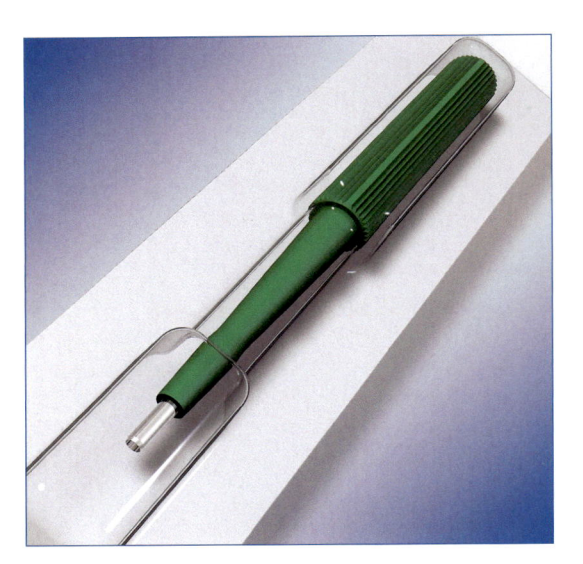

Abb. 3-18 Sterile Schleimhautstanze zur einmaligen Anwendung (Abbildung: Dentaurum).

beachten sind die Verzerrungen und die falsch positiven Ergebnisse. Bei einem OPG gibt es weniger Probleme. Beim Zahnfilm sind die Aufnahmen in Rechtwinkeltechnik anzufertigen. Der Winkel zwischen dem Fokus und der Filmebene hat erheblichen Einfluss auf das Ergebnis (Abb. 3-16). Nach positiver Röntgenkontrolle dient das Drahtelement als Hilfe zur Markierung der Insertionsstelle (Abb. 3-17).

Es gibt Systeme, die vorgefertigte Drahtelemente anbieten, siehe dazu Tabelle 3-10. Diesen Service werden Einsteiger in die Technik der Insertion von Minischrauben sicherlich begrüßen. Bei zunehmender Erfahrung sind i. d. R. solche Hilfen nicht mehr nötig. Bei solchen Drahtelementen handelt es sich um ein Hilfsmittel, das Hinweise und Orientierung gibt, das aber andererseits auch nicht absolut zuverlässig sein kann.

3.4.2 Instrument zur Perforation der Insertionsstelle

Um die Schraube inserieren zu können, muss die Gingiva an der Durchtrittsstelle zwangsläufig weichen. Dafür gibt es drei prinzipielle Möglichkeiten, die in ihren Vor- und Nachteilen im Abschnitt 3.5.2 erläutert werden. Eine Möglichkeit ist die Darstellung des Insertionsgebietes durch eine Inzision der Gingiva. Dieses Verfahren wird kaum noch angewendet. Für einige Systeme wird das andere Extrem empfohlen. Dabei erfolgt die Insertion direkt durch die Gingiva, ohne diese vorher in irgendeiner Form zu entfernen. Die dritte Variante ist das Entfernen des Zahnfleisches mithilfe einer Schleimhautstanze.

Für die Inzision wird ein Skalpell benötigt, das zu keinem System gehört. Wird von den Herstellern für ihre Schraube das Ausstanzen der

Gingiva empfohlen, bieten sie entsprechende Stanzen an. Es gibt zwei Varianten: Einweg- und Mehrwegstanzen. Letztere müssen nach jedem Einsatz desinfiziert, gereinigt und sterilisiert werden. In Anbetracht der geringen Dimension ist die Reinigung nicht sehr einfach zu realisieren und korrekt durchgeführt sehr zeitaufwändig und kostenintensiv. Die Alternative dazu ist das Benutzen von sterilen Einwegstanzen (Abb. 3-18). Diese Stanzen sind sehr scharf und ermöglichen eine schnelle Perforation der Gingiva.

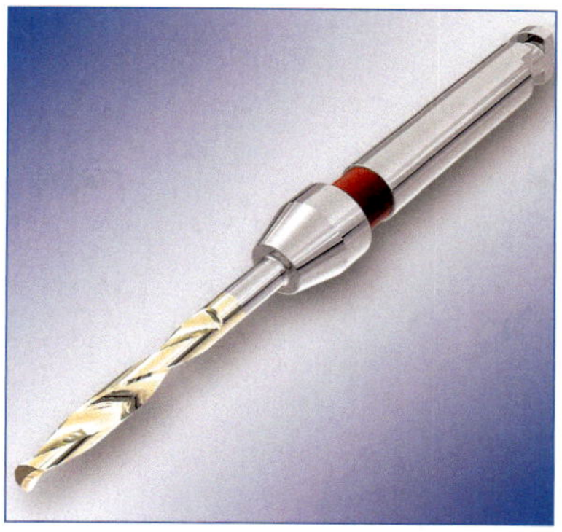

Abb. 3-19 Pilotbohrer mit Tiefenmarkierung, Tiefenstopp und Farbkodierung zur Identifikation, z. B. tomas®-drill 1.1 (Abbildung: Dentaurum).

3.4.3 Pilotbohrer

Die meisten Minischrauben auf dem Markt sind selbstbohrende Schrauben. Angepriesen wird für diese Minischrauben eine Insertion ohne Vorbohrung und dennoch finden sich im Zubehör fast aller Hersteller bis auf ganz wenige Ausnahmen auch Pilotbohrer (siehe Tabelle 3-10). Wie bereits ausgeführt wurde (siehe Abschnitt 3.3.4), empfiehlt sich immer – also auch für selbstbohrende Schrauben – zumindest die Kortikalis zu perforieren. Die Pilotbohrer sollten auf den Durchmesser der Schraube abgestimmt sein, aber auch den unterschiedlichen Knochenqualitäten Rechnung tragen. Aus diesem Grund sind Bohrer mit unterschiedlichen Durchmessern erforderlich.

Gestaltung der Bohrer

Die wichtigsten Parameter eines Pilotbohrers sind die Länge und der Durchmesser des Arbeitsteils. Selbstverständlich muss der Durchmesser des Pilotbohrers kleiner sein als der Außendurchmesser der Schraube. Würde ein Bohrer mit dem gleichen Außendurchmesser wie der der Minischraube benutzt werden, kann dies der Grund für einen vorzeitigen Verlust der Minischraube sein[56]. Denn das Gewinde kann nicht greifen und die Schraube hätte keine sichere Verankerung im Bohrloch. *Gantous* und *Phillips* empfehlen, den Durchmesser des Vorbohrers in einer Dimension von 70 bis 85% des Außendurchmessers der Schraube zu wählen[61]. Dies bedeutet, für eine Minischraube mit 1,6 mm Durchmesser sollte ein Vorbohrer mit 1,2 mm Durchmesser benutzt werden. Zu beachten ist unbedingt, dass der Bohrerdurchmesser nicht größer als der Kern- bzw. Schaftdurchmesser der Schraube sein darf. In Abhängigkeit von der Fähigkeit des Anwenders, der Präzision des Bohrers, der Bohrtechnik und der Knochenqualität muss zusätzlich davon ausgegangen werden, dass das Bohrloch geringfügig zu groß sein kann. Die Vorbohrer sollten für eine Minischraube mit einem Durchmesser von 1,6 mm in Abhängigkeit von der Knochenqualität und der Insertionsregion einen Durchmesser von 1,0 mm, 1,1 mm oder 1,2 mm haben. Die Differenz der Durchmesser von Schraube und Bohrer sind bei den einzelnen Systemen sowie den verschiedenen Schraubenarten sehr unterschiedlich. Diese variieren zwischen 0,3 mm und 0,7 mm[12,77,112,122]. Die notwendige Länge des Bohrers ergibt sich aus der Länge der Schraube. Nicht für jede Schraubenlänge ist ein eigener Bohrer notwendig. Oft haben Bohrer eine Tiefenmarkierung auf dem Arbeitsteil, sodass eine Orientierung über die aktuelle Bohrtiefe möglich ist. Bohrer, die noch zusätzlich über einen Tiefenstopp verfügen, sollten bevorzugt werden. Diese konische oder zylindrische Verstärkung am Bohrerkörper gibt es für Pilotbohrer vom AbsoAnchor, der Spider Screw®[112] und dem tomas®-pin (Abb. 3-19). Mit dem Tiefenstopp wird ein unbeabsichtigtes, zu tiefes Eindringen in den Knochen verhindert.

Anwendung

Viele Systeme enthalten unterschiedliche Vorbohrer. Sie sollten eindeutig markiert sein, damit sie während der Nutzung, aber auch bei der Wiederaufbereitung fehlerfrei zu identifizieren sind (siehe Abb. 3-19). Vor bzw. nach jedem Benutzen müssen die Pilotbohrer desinfiziert, gründlich gereinigt und sterilisiert werden.

Die Ausrichtung des Pilotbohrers bzw. der Pilotbohrung gibt die Lage der Minischraube vor[77]. Wie im Abschnitt 3.3.4 bereits dargestellt,

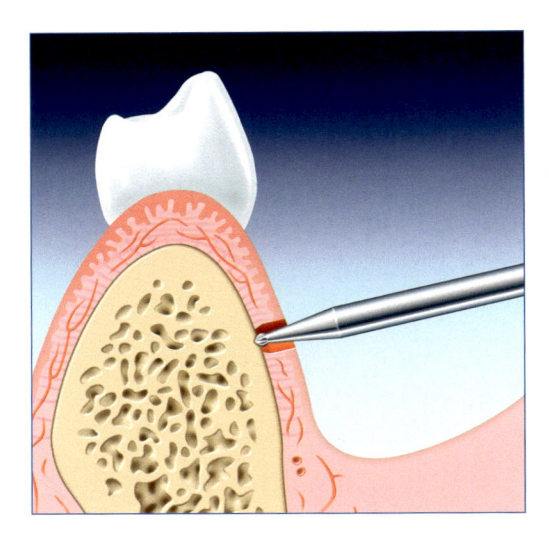

Abb. 3-20 Zum Ankörnen des Knochens wird ein Rosenfräser, wie zum Beispiel tomas®-round drill benutzt (Abbildung: Dentaurum).

kann mit dem Pilotbohrer die Insertionsrichtung wesentlich besser bestimmt werden als dies mit einer selbstbohrenden Schraube, die ohne Vorbohrung inseriert wird, möglich wäre. Das Ausführen der Pilotbohrung ist eine Balance aus dem effektiven Einsatz des Bohrers und der Berücksichtigung der Eigenschaften des Knochens. Zu geringe Geschwindigkeit gepaart mit geringem Andruck schont zwar den Knochen, dauert aber lange. Eine hohe Geschwindigkeit mit hohem Andruck verkürzt die Bohrzeit enorm, führt aber zu einer starken Wärmeentwicklung, die den periimplantären Knochen schädigt[78,115]. Durch die Vorbohrung darf der Knochen jedoch nur so wenig wie möglich traumatisiert werden. Um eine zu starke thermische Belastung zu vermeiden, muss der Bohrer scharf sein und es ist mit einer reduzierten Geschwindigkeit bei entsprechender Kühlung zu arbeiten. Für die empfohlene Drehzahl gibt es in der Literatur Angaben von 60 bis 100 Umin^{-1} [112] und 500[12] bis 1500 Umin^{-1}. *Bumann* et al.[26] empfehlen 800 Umin^{-1} und eine ausreichende Kühlung. Bei der geringen Dimension der Pilotbohrer ist eine Innenkühlung nicht möglich und auch nicht notwendig[9]. Die Außenkühlung mit dem Wasser aus der zahnärztlichen Einheit ist problematisch. Es ist auf die regelmäßige Desinfektion des Kühlwassers u. a. zur Reduzierung der Endotoxine[177] zu achten. Dieses Problem kann ausgeschlossen werden, wenn mit steriler, gekühlter (bei 5° C), physiologischer Kochsalzlösung gearbeitet wird. *Melsen*[120] empfiehlt pro Pilotbohrung nur je einen Bohrer zu verwenden, um Keimverschleppung zu vermeiden. Ebenfalls zu beachten sind die Standzeiten der Bohrer. Es muss ein rechtzeitiger Austausch erfolgen.

Ankörnen

Das (Vor-) Bohren in ein hartes Material ist unter Umständen schwierig. Der Bohrer rutscht mit seiner Spitze auf der Materialoberfläche hin und her, bevor er in das Material eindringen kann. Insbesondere tritt dieser Effekt auf, wenn der Winkel zwischen Bohrer und Material nicht lotrecht sein kann. Dadurch würde der Bohrer u. U. einen unbeabsichtigten Weg nehmen. Übertragen auf die Mundsituation bedeutet dies, dass durch das Abrutschen der Bohrerspitze etwa das Zahnfleisch verletzt werden könnte. Um dies zu vermeiden, sollte angekörnt werden.

Ankörnen bedeutet, an der beabsichtigten Stelle eine kleine Vertiefung in das harte Material einzubringen. In dieser Vertiefung findet die Spitze des Pilotbohrers Halt und ein Abgleiten wird vermieden[26]. Bei Metallen schafft man durch Einschlagen eine Vertiefung, das nennt man Ankörnen. Am Patienten geht dies natürlich nicht. Darum wird zum Ankörnen ein kugelförmiger Fräser (Rosenbohrer) von 1 mm Durchmesser (Abb. 3-20) benutzt. Bei hartem Knochen und vor allem wenn die Insertionsrichtung schräg gewählt werden muss, sollte angekörnt werden. Das Ankörnen kann auch zum Einschätzen der Knochenhärte genutzt werden. Eine Unterscheidung zwischen D1 und D4 soll möglich sein, aber nicht zwischen D2 und D3[180].

3.4.4 Instrumente für die Insertion

Die Art und Weise wie eine Minischraube inseriert wird, hat neben den zuvor genannten Faktoren einen wesentlichen Einfluss auf das Gesamtergebnis. Die Instrumente für die Insertion der Minischrauben sind entscheidend, um die Schraube in und aus dem Knochen schrauben zu können. Das Insertionsinstrument muss an der Kopplungsstelle gut auf die Minischraube passen, damit das Drehmoment möglichst verlustfrei übertragen werden kann. Für die Kopplung gibt es zwei Varianten. Der Halt der Schraube erfolgt im Insertionsinstrument entweder außen oder innen liegend (Abb. 3-21). Die außen liegende Kopplung erfolgt bei den meisten Minischrauben durch einen Vier-,

3.4 Zubehör im Lieferprogramm

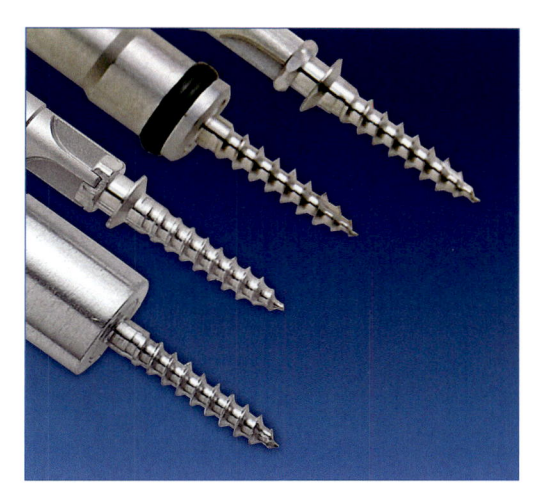

Abb. 3-21 Der Halt der Schraube im Insertionsinstrument erfolgt entweder durch eine innen liegende (s. erste und dritte von oben) oder außen liegende (s. zweite oder vierte von oben) Kopplung (Foto: Jeil Medical Corp. / Promedia).

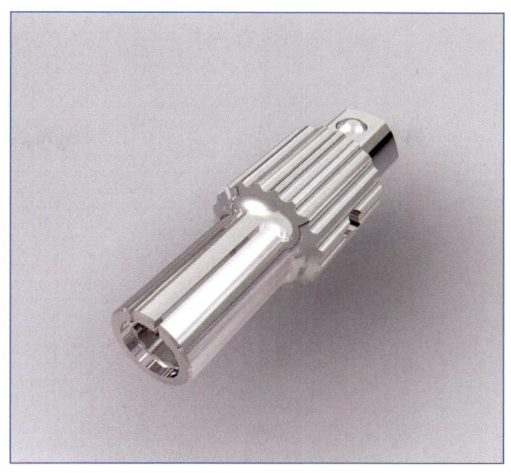

Abb. 3-22 Manuelles Insertionsinstrument mit Federelement im Ansatz, um die Schraube zu fixieren (Abbildung: Dentaurum).

Sechs- oder Achtkant. Dies bietet bei der geringen Dimension der Minischrauben einen sicheren Formschluss und ermöglicht eine gute Kraftübertragung vom Insertionsinstrument auf die Schraube. Das Eindrehmoment verteilt sich auf relativ große Führungsflächen. Der Sechs- oder Achtkant liegt entweder im Bereich des Schraubenkopfes, wie zum Beispiel bei dem Aarhus-Mini-Implant, der Spider screw und dem tomas®-pin. Oder er ist gleichzeitig der transgingivale Anteil, wie bei einigen Schraubentypen des AbsoAnchors und der LOMAS-Schraube. Bei diesen Minischrauben wird die Gingiva während der Insertion zwangsläufig gequetscht. Siehe dazu auch Abschnitt 3.3.3.

Bei einigen Minischrauben liegt die Kopplung zwischen dem Insertionsinstrument und dem Schraubenkopf innen, analog zu einer Schlitz- oder Kreuzschlitzschraube und dem dazugehörigen Schraubendreher. Bei dieser Art der Kopplung, u. a. zu finden bei Dual-Top JA, der Ortho Anchor Screw (KLS Martin) und der MTAC Schraube (American Orthodontics), ist die Kontaktfläche relativ klein. Bei der innen liegenden Kopplung muss mit dem Insertionsinstrument auf die Schraube pro Flächeneinheit wesentlich mehr Kraft übertragen werden als bei einer außen liegenden Kopplung. In Abhängigkeit von der zu übertragenden Kraft bzw. dem zu überwindenden Widerstand und dem Formschluss zwischen Instrument und Schraube kann es zum Abrutschen, zur mechanisch bedingten Verformung oder einer Fraktur am Ansatzbereich kommen[187]. Dieses Phänomen ist von Holzschrauben ebenfalls bekannt. Lässt sich die Schraube kaum noch in das Holz drehen – weil zum Beispiel nicht vorgebohrt wurde – rutscht der Schraubendreher andauernd ab oder der Schlitz für den Schraubendreher wird durch das Aufweiten unbrauchbar.

Die Minischraube muss sicher und fest im Insertionsinstrument sitzen (siehe auch Kapitel 3.3.2). Nach dem Einschrauben soll sich das Instrument einfach von der Minischraube abziehen lassen. Der Halt der Schraube im Insertionsinstrument kann durch Friktion erfolgen. Dies erfordert einen guten Formschluss zwischen beiden Teilen und relativ lange vertikale Flächen, die den Halt ermöglichen. Aufgrund der geringen Dimensionen und der Fertigungstoleranzen ist ein Formschluss nicht so einfach zu realisieren. Die einzelnen Hersteller bieten unterschiedliche Lösungen für die Erhöhung der Friktion, also den sicheren Halt, der Schraube an. Eine Variante ist es, den Ansatz zu schlitzen (Abb. 3-22). Es entsteht eine federnde Lasche, die auf diese Weise die Schraube fixiert. In Abhängigkeit vom verwendeten Material kann die Federwirkung bei häufiger Nutzung allmählich nachlassen. Eine andere Möglichkeit zur Erhöhung der Friktion besteht in der Einarbeitung von Kugeln in den Ansatz. Die zwei kleinen Metallkugeln liegen in Bohrungen und werden durch einen Gummiring festgehalten, der

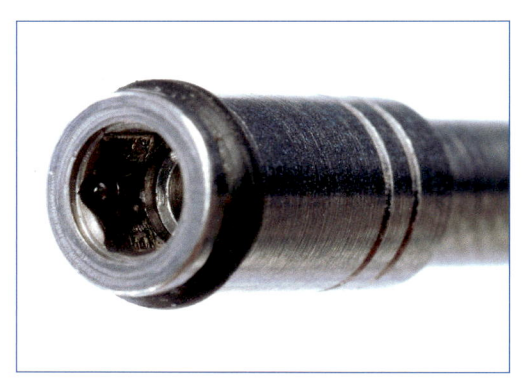

Abb. 3-23 Die durch den Gummiring federnd gelagerten Kugeln halten die Minischraube im Insertionsinstrument.

gleichzeitig als Federelement dient (Abb. 3-23). Der Hohlraum, in dem die Schraube sitzt, ist ohnehin nicht sehr einfach zu reinigen. Die Spalten, die zwischen dem Ansatzstück und dem Gummiring bzw. den Metallkugeln entstehen, sind ohne Demontage nicht sauber zu halten. Zwischen dem Ansatzstück und den Metallkugeln kann Korrosion auftreten. Diese Art der Fixierung wird für die Abso-Anchor und die Dual Top® Anchor-Screw benutzt.

Unabhängig davon welche Variante der Insertion – manuell oder maschinell – benutzt wird, das Abziehen des Instruments sollte streng in Achsenrichtung der Schraube erfolgen[120]. Dadurch werden ungünstige mechanische Belastungen der Schraube unmittelbar nach der Insertion vermieden.

Die Insertionsinstrumente teilen sich in zwei große Gruppen ein. Alle Systeme haben mindestens ein Instrument für die manuelle Insertion. Hingegen ermöglichen nicht alle Systeme eine maschinelle Insertion. Es gibt nur eine Studie, die beide Insertionsverfahren vergleicht[188]. Minischrauben, die manuell inseriert wurden, hatten eine Verlustrate von 11%. Hingegen lagen die Verluste von maschinell inserierten Minischrauben bei 28%. Unabhängig davon welche Methode für die Insertion und für das Entfernen gewählt wird, unterliegt in diesen Phasen das Schraubenmaterial den höchsten Belastungen.

Drehmoment und Belastung der Schraube bei der Insertion

Das Ein- und Ausdrehmoment ist das Vektorprodukt aus der zum Ein- bzw. Ausschrauben erforderlichen Kraft und ihrem Abstandsvektor von der Drehachse (Hebelarm). Eine Holzschraube lässt sich leichter in ein Stück Holz eindrehen, wenn der Schraubendreher lang ist und einen Griff mit großem Durchmesser hat (großer Abstandsvektor = langer Hebelarm). Wird ein kurzer Schraubendreher von geringem Durchmesser verwendet (kleiner Abstandsvektor = kurzer Hebelarm) muss, um das gleiche Drehmoment zu erreichen, mehr Kraft aufgewendet werden. Arbeitet man in beiden Fällen mit der gleichen Kraft, ist bei dem großen Schraubendreher das Drehmoment wesentlich größer. Dies wiederum kann eine schnellere Insertion bewirken, aber gleichzeitig erhöht sich der Widerstand des Insertionsmediums – bei den Minischrauben der Widerstand des Knochens. Dessen thermische Belastung und die Torsionsbelastung innerhalb der Schraube steigen. Dies kann bis zur Fraktur der Schraube führen. Aus diesem Grund sollten lange Schraubendreher mit Vorsicht eingesetzt werden. Das notwendige Drehmoment für das Eindrehen der Minischraube hängt aber noch von weiteren Faktoren ab. Wie bereits im Kapitel 3.3.4 dargestellt, spielen die Dicke der Kortikalis[59,83], der Durchmesser und das Schaftdesign der Schraube, der Durchmesser und die Tiefe der Vorbohrung[187] sowie die Insertionstechnik[192] eine Rolle. Das Ein- und Ausdrehen sollte mit möglichst kontinuierlicher Bewegung bei gleichmäßiger Kraftapplikation erfolgen. Dadurch wird die Belastung von Knochen und Schraube gering gehalten.

Jede Minischraube bricht beim Erreichen eines bestimmten Drehmoments. Dieses maximale Drehmoment kann rechnerisch ermittelt und durch Versuche bestätigt werden. Einige Hersteller (siehe Tabelle 3-10) geben an, das maximale Drehmoment für den Bruch klinisch ermittelt zu haben. Dieses Vorgehen erscheint sehr fragwürdig. Sofern die Hersteller überhaupt Angaben zum Drehmoment machen (siehe Tabelle 3-10), ist zwischen dem für die Insertion der Schraube empfohlenen Limit des Eindrehmoments (höchstzulässiges Eindrehmoment) und dem maximalen Drehmoment zu unterscheiden. Zwischen beiden Werten sollte ein ausreichender Sicherheitsbereich vorhanden sein. Für den Anwender ist das empfohlene Limit eine wichtige Information, um den Bruch einer Schraube zu vermeiden[19]. Bedingt durch die genannten Faktoren schwanken die Empfehlungen zum höchstzulässigen Eindrehmoment zwischen 20 Ncm (z.B. tomas®-pin, Spider Screw®) und 40 Ncm für Ortho Implants

(IMTEC)[77]. Es darf jedoch nicht das Ziel sein, immer ein möglichst hohes Eindrehmoment zu erreichen, da dies keine Garantie für eine hohe Überlebensrate von Minischrauben ist. Im Gegenteil, in der klinischen Studie von *Motoyoshi* et al.[126] konnte gezeigt werden, dass Eindrehmomente zwischen 5 und 10 Ncm die beste Erfolgsrate für eine Minischraube von 1,6 mm Durchmesser und 8 mm Länge haben. Höhere oder geringere Drehmomente zeigten signifikant höhere Verlustraten. Wie im nächsten Abschnitt dargestellt wird, gibt es nur zwei Schraubensysteme, bei denen das Drehmoment eingestellt und kontrolliert werden kann.

Bei einem hohen Eindrehmoment wie dies bei selbstbohrenden Minischrauben (ohne Perforation der Kortikalis) entsteht, wird der Knochen sehr stark komprimiert und vermutlich lokal begrenzt geschädigt. Hinzu kommt eventuell auch noch eine thermische Belastung. Durch Hitze geschädigtes Gewebe wird abgebaut, aber je nach Stärke der thermischen Belastung nicht wieder oder nur unvollständig neu gebildet, was sich in einer verzögerten Ausheilung und auch in einer reduzierten Primärstabilität einer Minischraube äußern kann[78]. Infolgedessen lockert sich die Schraube oder es kommt zum Verlust der Schraube. Bei einem niedrigen Eindrehmoment stößt die Minischraube auf wenig Widerstand. Dies kann an einer sehr lockeren Knochenstruktur und ungünstigen Insertionsbedingungen liegen. Die Schraube verfügt über eine geringe Anfangsstabilität und geht vielleicht ebenfalls verloren.

Die Handhabung der Insertionsinstrumente durch den Anwender hat ebenfalls Einfluss auf das Drehmoment. Erfolgt das Einschrauben zum Beispiel mehr durch Bewegen des Arms, wobei Finger, Hand und Handgelenk fixiert sind, entstehen aufgrund des längeren Hebels sehr hohe Drehmomente. Erfolgt das Einschrauben nur durch die Bewegung der Finger, ist das Drehmoment deutlich geringer.

Manuelle Insertion

Die manuelle Insertion ermöglicht dem Anwender unmittelbar ein Gefühl für die Knochenqualität am Insertionsort und für das notwendige Drehmoment. In Abhängigkeit vom Widerstand des Knochens ist die Belastung der Schraube während der Insertion spürbar und kann durch das Drehmoment variiert bzw. gesteuert werden.

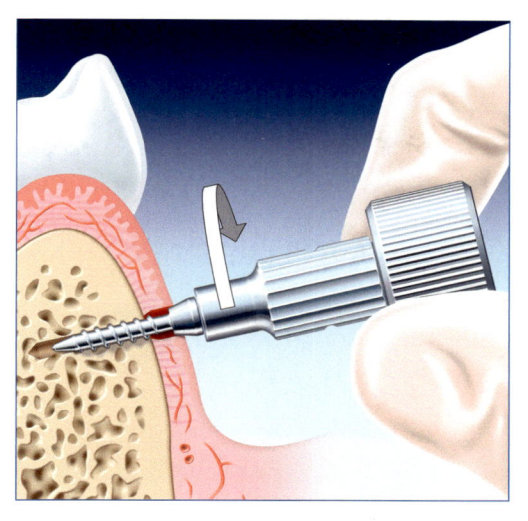

Abb. 3-24 Kleiner Schraubendreher (tomas®-applicator) mit aufgestecktem Rändel (tomas®-wheel), um die manuelle Insertion zu erleichtern (Abbildung: Dentaurum).

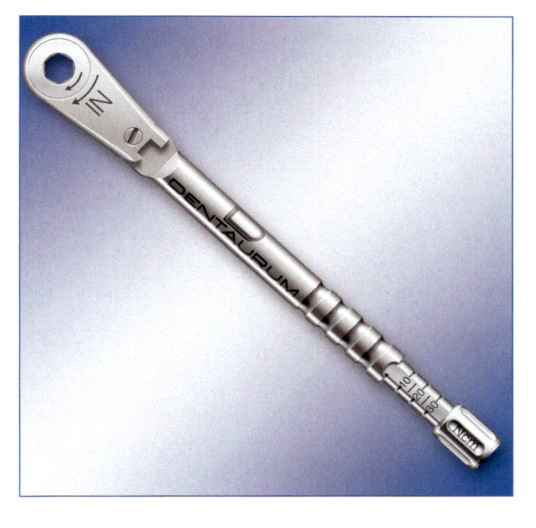

Abb. 3-25 Mit einer Drehmomentratsche kann schon während der Insertion das Eindrehmoment ermittelt werden (Abbildung: Dentaurum).

Bei den einzelnen Systemen stehen Schraubendreher in unterschiedlichen Durchmessern und Längen zur Verfügung. Kurze Insertionsinstrumente haben den Vorteil, dass fast jeder Insertionsort gut erreicht und eine bessere Kontrolle für das Drehmoment erzielt werden kann. Andererseits erfordert das Eindrehen einer Minischraube, bedingt durch den geringen Durchmesser und die reduzierte Länge der Schraubendreher, einen höheren Kraftaufwand als dies bei langen Schraubendrehern der Fall ist. Bei manchen Systemen kann der kurze Schraubendreher mit einem Rändel kombiniert werden (Abb. 3-24). Durch dieses aufgesteckte Zusatzteil vergrößert sich der Hebelarm des Insertionsinstruments und senkt damit den Kraftaufwand bei der Insertion.

Alle Hersteller bieten lange Schraubendreher für ihre Minischrauben an. Diese haben den

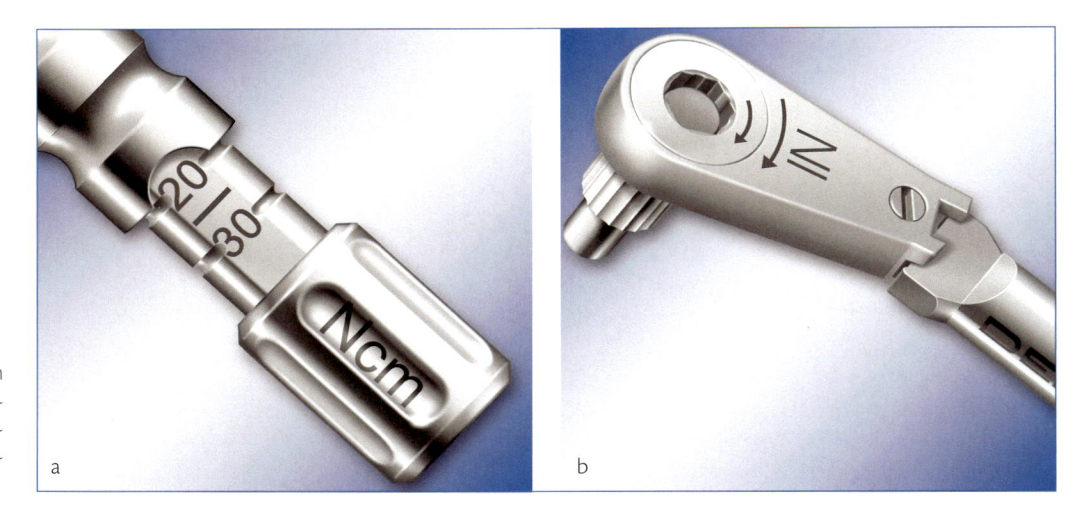

Abb. 3-26 Nach Erreichen des zuvor eingestellten Drehmoments (a) knickt der Ratschenkopf ab (b) (Abbildung: Dentaurum).

Vorteil, dass die Insertion der Schraube mit relativ geringem Kraftaufwand erfolgen kann. Darin steckt jedoch ein großes Gefährdungspotenzial. Je nach Kraftaufwand, der für das Eindrehen aufgebracht wird, entsteht ein sehr hohes Drehmoment. Dies kann bis zum Bruch der Schraube führen. Des Weiteren ist das Gefühl für den Knochen nicht so ausgeprägt wie bei der Verwendung eines kurzen Schraubendrehers.

Einige Schraubensysteme bieten für die Insertion Ratschen an, die in Kombination mit kurzen Schraubendrehern benutzt werden. In erster Linie ist die Ratsche ein Hilfsinstrument, das ein Umgreifen beim Einschrauben erspart. Dies ist in schlecht zugänglichen Regionen ein Vorteil. Zum anderen verringert sich durch den langen Hebelarm der Kraftaufwand bei der Insertion. Dabei besteht jedoch die Gefahr, dass das Drehmoment über das zulässige Maß (höchstzulässiges Eindrehmoment) steigt, sofern das Drehmoment an der Ratsche nicht eingestellt werden kann. Ratschen ohne Drehmomentkontrolle sind im Lieferprogramm für das Ortho Implant (Fa. Imtec), Orthodontic Mini Implants (Fa. Leone) und die T.I.T.A.N. Schrauben (Fa. Forestadent) enthalten.

Bei der Insertion einer Minischraube sollte das Eindrehmoment kontrolliert werden. Dies setzt voraus, dass das System die Möglichkeiten zur Kontrolle des Drehmomentes bietet. Dies ist nur bei LOMAS und tomas® gegeben. Diese Hersteller bieten eine Ratsche mit einer zwischen 5 und 30 Ncm variabel einstellbaren Drehmomentkontrolle an (Abb. 3-25). Bei Erreichen des eingestellten Drehmoments knickt der Kopf der Ratsche ab (Abb. 3-26). Es kann noch weiter gedreht werden, aber mit einem höheren als zuvor als Grenze eingestellten Drehmoment.

Das von drei Herstellern angegebene taktile Ermitteln des Drehmoments, also die Überprüfung durch das Gefühl in den Händen (siehe in Tabelle 3-10 unter D-04: Anchor Plus screw, Dual Top® Anchor-Screw, Orlus), ist als Kontrollelement sehr stark in Zweifel zu ziehen.

Maschinelle Insertion

Für die maschinelle Insertion von Minischrauben ist in jedem Fall der Einsatz eines speziellen Winkelstückes erforderlich, das auf eine Umdrehung von ca. 25 Umin^{-1} eingestellt und im Drehmoment begrenzt werden kann. In der Implantologie sind entsprechende chirurgischen Einheiten (Abb. 3-27a) weit verbreitet, die eine exakte Einstellung und Kontrolle der gewünschten Parameter (Drehzahl und Drehmoment) zulassen. Es gibt Handstücke mit einer sehr starken Untersetzung (Abb. 3-27b), die jedoch keine Einstellung und Kontrolle der notwendigen Werte für die maschinelle Insertion zulassen. Die Minischrauben werden durch diese Winkelstücke mit einem gleich bleibenden Drehmoment inseriert. Dadurch ist die Belastung für Knochen und Schraube konstant. Drehmomentspitzen, wie sie bei der manuellen Insertion auftreten, werden vermieden[192]. Alle Winkelstücke bzw. Geräte, die keine Einstellungen der Umdrehung und des Drehmoments zulassen, sind für die Insertion von Minischrauben problematisch. Denn das maximale Drehmoment kann sehr schnell überschritten werden

3.4 Zubehör im Lieferprogramm

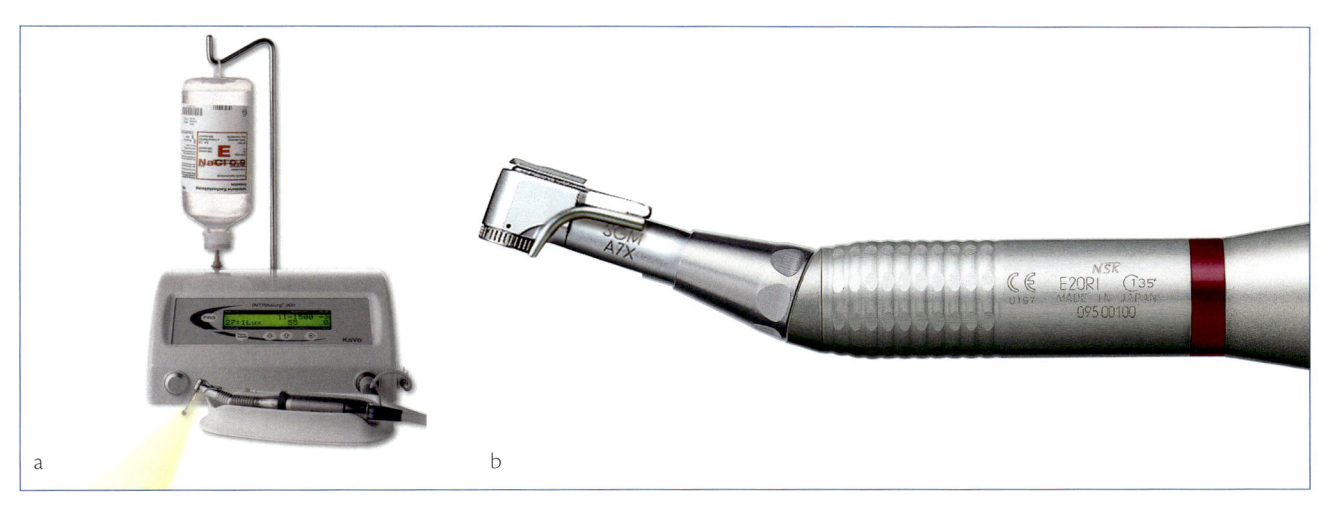

Abb. 3-27 Hilfsmittel zur maschinellen Insertion von Minischrauben.
Abb. 3-27a Chirurgische Einheit zur Vorwahl und Kontrolle von Drehzahl und Drehmoment, z. B. INTRAsurg® 300 (Abbildung: KaVo).
Abb. 3-27b Handstück mit starker Untersetzung (1024:1 und max. 39 Umin^{-1}) ohne Kontrolle des Drehmoments (Abbildung: NSK).

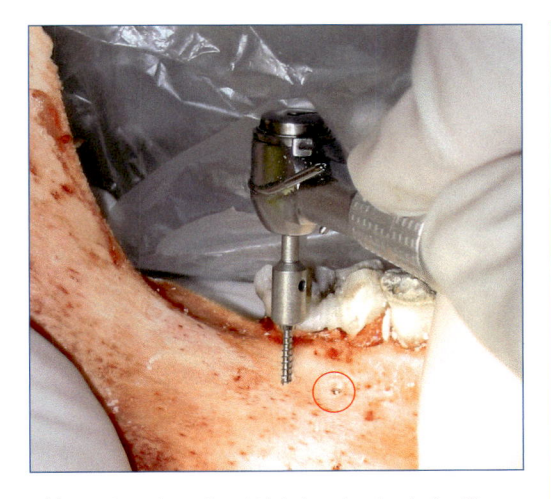

Abb. 3-28 Fraktur einer Minischraube durch den Einsatz eines falschen Winkelstückes mit zu hoher Geschwindigkeit und ohne jegliche Kontrolle über das Drehmoment (Versuche am Schweinekiefer).

und es kann zur Fraktur der Minischraube (Abb. 3-28) kommen. Ein weiterer Nachteil der maschinellen Insertion liegt in dem verminderten Gefühl für den Widerstand des Knochens und der Belastung der Schraube. Eine deutliche Zeiteinsparung bei der maschinellen Insertion gegenüber der manuellen Methode ist nicht zu erkennen. Die Geräte sind in der Anschaffung relativ teuer und die Investition lohnt sich nur, wenn eine hohe Anzahl von Minischrauben inseriert wird.

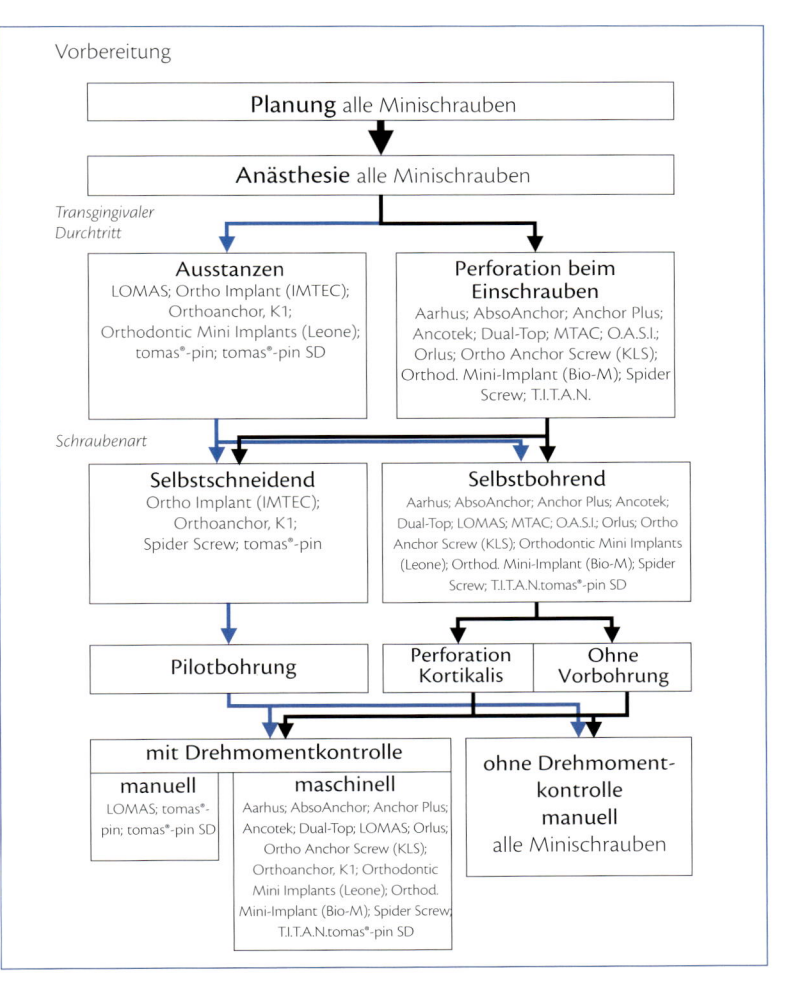

Abb. 3-29 Der prinzipielle Ablauf der Insertion und die Besonderheiten der einzelnen Minischrauben.

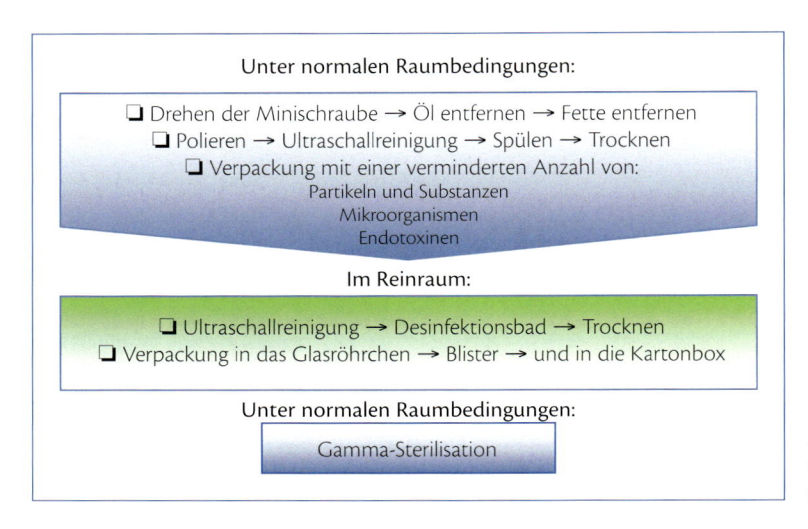

Unter normalen Raumbedingungen:
- Drehen der Minischraube → Öl entfernen → Fette entfernen
- Polieren → Ultraschallreinigung → Spülen → Trocknen
- Verpackung mit einer verminderten Anzahl von:
  Partikeln und Substanzen
  Mikroorganismen
  Endotoxinen

Im Reinraum:
- Ultraschallreinigung → Desinfektionsbad → Trocknen
- Verpackung in das Glasröhrchen → Blister → und in die Kartonbox

Unter normalen Raumbedingungen:
Gamma-Sterilisation

Abb. 3-30 Herstellungsprozess einer sterilen Minischraube.

3.5 Systemabhängige Aspekte der Anwendung von Minischrauben

Der allgemeine Ablauf bei der Insertion von Minischrauben ist für alle Systeme im Prinzip ähnlich und wird in Kapitel 4 dargestellt. Je nach Philosophie des Systems gibt es im Detail jedoch Unterschiede (Abb. 3-29), die sich auf die Effektivität, die Belastung für den Patienten und den Erfolg der Therapie auswirken können. In Ergänzung zu den vorangegangenen Ausführungen sollen noch einige, bisher nicht genannte Aspekte dargestellt werden.

3.5.1 Auslieferung der Schraube

Bei allen Minischrauben handelt es sich um Medizinprodukte der Klasse II b, die (wenn auch nur zeitweilig) in den Körper implantiert werden. Die Notwendigkeit zur Sterilität der Minischraube vor der Insertion steht damit außer Frage und wird auch von niemandem in Zweifel gestellt. Von prothetischen Implantaten wird heute erwartet, dass sie industriell gereinigt und steril verpackt geliefert werden. Niemand würde eine Sterilisation in der Praxis akzeptieren. Darum stellt sich die Frage, warum dieser allgemein anerkannte und geforderte Standard der Implantologie nicht von Anfang an auch für Minischrauben galt? Weltweit waren als erste Minischrauben das Ortho Implant (Fa. IMTEC)[77] und der tomas®-pin (Fa. Dentaurum)[26] steril verfügbar. Inzwischen gibt es die LOMAS-Schrauben (Fa. Mondeal) und die Spider Screw (Fa. HDC)[112] ebenfalls in steriler Ausführung.

Die Sterilisation ist ein Routineprozess in medizinischen Einrichtungen. Obwohl nur der Begriff Sterilisation verwendet wird, verbergen sich dahinter drei separate Arbeitsschritte: Desinfektion, Reinigung und die eigentliche Sterilisation. Der gesamte Prozess wird mit dem Ziel durchgeführt, alle Formen von pathogenen und nicht pathogenen Mikroorganismen, einschließlich DNA/RNA-Viren und Prionen, aber auch Partikel und Endotoxine/Pyrogene zu eliminieren. Das Ergebnis ist eine reine und sterile Oberfläche, die sterilisierten Gegenstände sind frei von mikrobiellen Kontaminationen durch lebende Zellen, Sporen und andere Formen von Mikroorganismen[154]. Ebenso bedeutend ist, und dies wird oft unterschätzt, eine von Partikeln und Endotoxinen/Pyrogenen freie Oberfläche, denn ein steriler Gegenstand ist nicht automatisch frei von Endotoxinen. Auch ein partikelfreier Gegenstand ist nicht frei von Endotoxinen[81]. Die auf der Oberfläche von Minischrauben verbleibenden Partikel/Substanzen und Endotoxine wirken nach der Insertion u. U. pathogen. Diese unerwünschte Reaktion kann zum vorzeitigen Verlust einer Minischraube führen. Selbstverständlich spielen die Dosis der schädlichen Stoffe, aber auch die individuellen Gegebenheiten sowie die Disposition des Patienten eine Rolle.

Von der Produktion einer Minischraube bis zum Inserieren in den Knochen kann die Oberfläche nicht nur mit Mikroorganismen kontaminiert werden. Eine weitere Möglichkeit ist die Verschmutzung mit anorganischen und or-

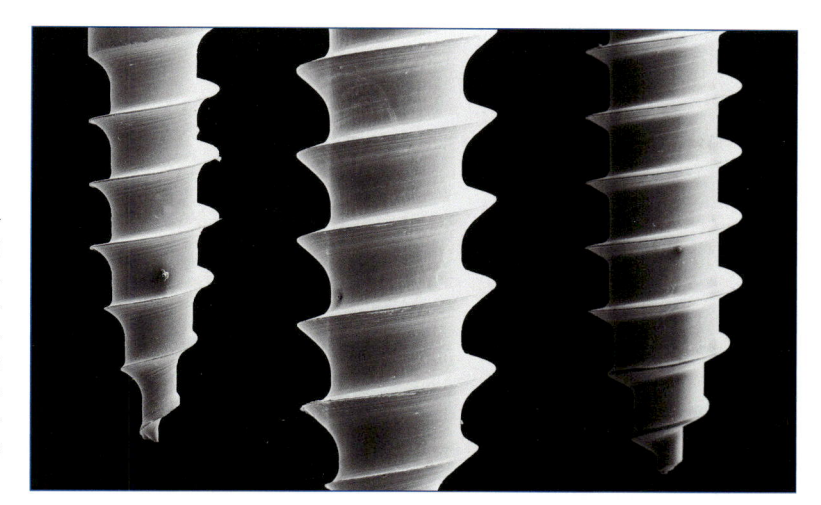

Abb. 3-31 Partikel an der Oberfläche einer unsteril ausgelieferten Minischraube sind nicht zu vermeiden und bei allen Produkten zu finden, hier zum Beispiel Aarhus-Mini-Implant, Dual Top® Anchor-Screw, LOMAS-Schraube (v. l. n. r.).

ganischen Partikeln und Substanzen. Ein besonderes Problem stellen Endotoxine dar. Die aus abgestorbenen Mikroorganismen, insbesondere gramnegativen Bakterien, freigesetzten Endotoxine sind in Krankenhäusern sehr gefürchtet, da sie erhebliche gesundheitliche Probleme bei Patienten auslösen. Durch die Insertion einer mit abgestorbenen gramnegativen Bakterien belasteten Schraube können die freigesetzten Endotoxine direkt in die Blutbahn gelangen und systemisch im Organismus wirken[81]. Endotoxine auf der Oberfläche von Minischrauben haben aber auch Einfluss auf die Reaktionen des benachbarten Knochens[14,32,137] und führen beispielsweise zu Knochenresorptionen[165]. Oberflächenproteine des *Staphylococcus aureus* können ebenfalls verantwortlich für Knochenresorption sein[133].

Nach der Herstellung (Abb. 3-30) müssen die Minischrauben einer gründlichen Reinigung unterzogen werden, damit die Oberfläche nur gering mit anorganischen/organischen Partikeln/Substanzen, Mikroorganismen und Endotoxinen belastet ist. Die Reinigung, einschließlich der keimarmen Verpackung der Minischrauben, sollte nach einem validierten Verfahren ablaufen. Dieses ermöglicht in einem Produktionsprozess unter normalen Raumbedingungen eine bestmögliche, aber eben nicht vollständige Elimination von Partikeln (Abb. 3-31), Mikroorganismen und Endotoxinen. Darum müssen die Schrauben vor dem Einsatz noch einmal gründlich gereinigt, desinfiziert und sterilisiert werden[152]. Spätestens hier stellt sich die Frage. Was sollte gekauft werden?

Sterile Minischrauben oder unsterile Minischrauben?

Das Problem ist nicht der Prozess der Sterilisation selbst. Mit den in der zahnärztlichen Praxis üblichen Sterilisationsprozessen können die Mikroorganismen genauso abgetötet werden wie mit der in der Industrie verwendeten Gamma-Strahlen. Das Problem ist die Desinfektion und Reinigung der Minischraube vor der Sterilisation. Hier unterscheiden sich die Möglichkeiten einer zahnärztlichen Praxis sehr deutlich von denen einer darauf spezialisierten Firma. Im Reinraum (ISO-Klasse 7 und 8) solcher Unternehmen erfolgt eine mehrmalige Reinigung mit pyrogenfreiem Wasser und die Desinfektion in extrem keimreduzierter Umgebung. Durch aufwändige mechanische Reinigungsverfahren kann die Metalloberfläche von Endotoxinen dekontaminiert werden[190]. Die glatte Oberfläche der Minischrauben lässt sich im Vergleich zu rauen Implantatoberflächen gut reinigen[51,135]. Nach dem Verpacken der Minischraube in einen Glasbehälter und Blister erfolgt außerhalb des Reinraumes die Gamma-Sterilisation. Im Ergebnis dieser aufwändigen Abläufe sind die Oberflächen der Minischraube absolut rein. Anorganische und organische Partikel/Substanzen, Mikroorganismen und Endotoxine sind vollständig entfernt bzw. liegen unterhalb der Nachweisgrenze oder innerhalb der zulässigen Grenzwerte. Solche Ergebnisse lassen sich nur im Reinraum erzielen, in dem durch entsprechende bauliche Maßnahmen (Hygieneschleusen, Luftdruckunterschiede etc.) und Schutzkleidung des Personals (Schutzhauben, -mäntel,

-handschuhe etc.) die Art und Menge von Mikroorganismen im Vergleich zu einer Zahnarztpraxis deutlich reduziert sind[155]. Dieser gesamte Prozess von der Reinigung bis zur Sterilisation ist dokumentiert, validiert und unterliegt regelmäßigen Kontrollen. Steril gelieferte Minischrauben bieten dem Patienten und dem Anwender einen hohen Sicherheitsstandard, der natürlich seinen Preis hat.

Beim Einsatz von unsteril gelieferten Minischrauben ist der Anwender gezwungen, die Sterilisation selbst durchzuführen. Das erscheint auf den ersten Blick unproblematisch und Praxisroutine zu sein. Auf den zweiten Blick kann dieses Vorgehen aber mit einer Reihe von Verfahrensfehlern behaftet sein, die sich negativ, z. B. in Form einer höheren Verlustrate, auswirken können. Grundsätzlich darf die Minischraube, beginnend von der Entnahme aus der Lieferverpackung bis zum Verpacken in den Sterilisationsbehälter, nur mit einer (sterilen) Pinzette im Kopfbereich angefasst werden. Das gilt auch für die Entnahme nach der Sterilisation. Wird das Gewinde einer Minischraube berührt, auch wenn es mit sterilen Handschuhen ist, kann dies ein Grund für den vorzeitigen Verlust der Schraube sein.

Es ist grundsätzlich falsch, die Minischraube aus der Lieferverpackung zu entnehmen und sofort zu sterilisieren. Die Oberfläche der Schraube ist mit Partikeln, Endotoxinen, Mikroorganismen und zytotoxischen Stoffen kontaminiert, siehe Abbildung 3-31. Jegliche Art von Kontamination der Implantatoberfläche vermindert oder verhindert einen Kontakt zum Knochen[78]. Die Sterilisation tötet nur die Mikroorganismen: die Menge an Partikeln und Zytotoxinen/Endotoxinen auf der Oberfläche bleibt meist unverändert[155]. Die Mikroorganismen sind abgetötet. Aber was ist mit den Endotoxinen? Durch die Sterilisation werden Endotoxine nicht unbedingt unwirksam, da sie bis ca. 180° C thermostabil sind[81]. Das bedeutet, dass sich die Menge der Endotoxine nicht reduziert. Bakterien, also auch die gramnegativen, sind durch die Sterilisation abgetötet. Die Hüllen der toten gramnegativen Bakterien werden zerstört und Endotoxine freigesetzt. Im Ergebnis der Sterilisation in einer zahnärztlichen Praxis (ohne vorherige Desinfektion und Reinigung) nimmt die Menge an Endotoxinen auf der Oberfläche der Minischrauben also noch zu! Dies könnte ein weiterer Grund für den vorzeitigen Schraubenverlust sein. Das korrekte Vorgehen muss wie folgt sein: die unsterile Minischraube aus der Verkaufsverpackung entnehmen, gründlich mit pyrogenfreiem Wasser reinigen, desinfizieren und für die Sterilisation erneut verpacken. Selbst wenn der gesamte beschriebene Ablauf in der Praxis durchgeführt wird, ist dies noch keine Garantie für eine vollständig dekontaminierte Oberfläche der Schraube. Der Hauptgrund ist in den Rahmenbedingungen (Raum, Personal) zu sehen, die nicht mit den Gegebenheiten eines Reinraumes mit seiner Keim- und Staubreduktion vergleichbar sind.

Bei der Entscheidung für die Verwendung von unsterilen Minischrauben sind neben den genannten Aspekten, in Abhängigkeit von den regionalen Vorschriften für die Hygiene in der Zahnarztpraxis, noch folgende Dinge zu bedenken[155]:

- der Aufwand an Zeit, Energie und Kosten für die manuelle Reinigung, Desinfektion und Sterilisation, einschließlich der notwendigen Materialien
- der Nachweis über die Wirksamkeit der Verfahren für die manuelle Reinigung, Desinfektion und Sterilisation
- der Aufwand an Zeit und Kosten für die Beschaffung, Überwachung und Entsorgung der notwendigen Chemikalien
- die Erstellung detaillierter Arbeitsanweisungen
- die Dokumentation der Aufbereitung und Freigabe der Chargen, inklusive Chargennummer

Die gesamte Verantwortung und die entsprechende Nachweispflicht liegt beim Einsatz von unsterilen Minischrauben allein beim Anwender.

Berechnungen von Kliniken haben für wiederaufbereitbare Medizinprodukte ergeben, dass sich der Aufwand für Produkte mit einem Einkaufspreis von unter € 40,- nicht lohnt[155]. Der Aufwand für das einmalig zu verwendende Medizinprodukt Minischraube ist vermutlich vergleichbar und die Kalkulation damit übertragbar. Bei der Entscheidung für die Lieferform – steril oder unsteril – muss ganz klar die Frage gestellt werden: kann in der Praxis der Aufwand (Personal, Material, Energie) für Reinigung und Sterilisation einer Minischraube sowie die Sicherheit für den Patienten zu der Preisdifferenz zwischen der unsterilen und der

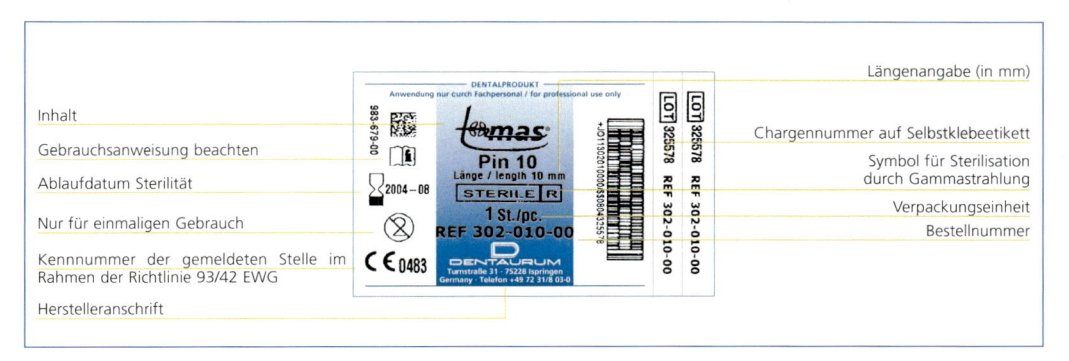

Abb. 3-32 Das Etikett enthält alle notwendigen Informationen über die verwendete Minischraube. Der seitliche Aufkleber für die Patientenkartei beinhaltet mit der Bestellnummer und der LOT-Nummer alle wichtigen Angaben in komprimierter Form (Abbildung: Dentaurum).

sterilen Minischrauben realisiert werden? Unter Beachtung aller Aspekte bleibt der Schluss, dass nur mit steril gelieferten Schrauben gearbeitet werden sollte.

Die Verwendung von unsteril gelieferten Minischrauben geht nicht nur zu Lasten der Sicherheit des Patienten, sondern ist falsche Sparsamkeit. Es werden oft höhere Kosten verursacht als vermeintlich gespart werden. Bei der Verwendung von sterilen Minischrauben ist der gesamte Prozess der Aufbereitung und Dokumentation für den Anwender überflüssig und die Anforderungen der Hygienerichtlinien sind erfüllt[26]. Es genügt dann, im Hygieneplan die ausschließliche Verwendung von Einmalprodukten zu verankern[155].

Noch ein weiterer Vorteil spricht für die Verwendung steriler Minischrauben. Sie sind immer und sofort einsatzfähig. Im Rahmen der Fallplanung wird die zu verwendende Schraube festgelegt. Bei der Verwendung von unsterilen Schrauben ist die ausgewählte Form im Rahmen der Vorbereitung zu reinigen, zu desinfizieren und zu sterilisieren. Stellt sich intraoperativ heraus, dass eine andere Minischraube verwendet werden muss, ist die passende Schraube eventuell nicht nutzbar, da sie noch unsteril ist. Bei der Verwendung von industriell sterilisierten Schrauben stellt sich das Problem nicht, da sie sofort einsatzfähig sind.

Qualitätsmanagement

Im Rahmen des Qualitätsmanagements sind sehr viele Abläufe und Prozesse zu dokumentieren. Dies betrifft zum Beispiel auch Informationen zu den beim Patienten eingesetzten Minischrauben. Es muss auch noch Jahre nach der Insertion nachweisbar sein, welche Minischraube benutzt wurde. Dies erfolgt durch die LOT-Nummer. Über diese Nummer lässt sich der Weg einer Minischraube zurückverfolgen. Bei den Herstellern gibt es entsprechende Informationen und Rückstellmuster, die für Nachuntersuchungen zur Verfügung stehen.

Oft sind es die kleinen Details, die das Arbeiten mit einem System sehr angenehm und einfach machen. Auf dem Etikett müssen alle wichtigen Informationen zur verwendeten Minischraube enthalten sein (Abb. 3-32). Diese Informationen sind für die Patientenakte zu übernehmen. In der Implantologie ist es üblich mit Aufklebern zu arbeiten, die Bestell- und LOT-Nummer enthalten und in die Patientenakte geklebt werden. In kurzer und kompakter Form sind dadurch alle wichtigen Informationen für eine Nachverfolgung gespeichert. Nachdem der tomas®-pin als erste Minischraube über diesen Service verfügte, setzt sich dies auch bei anderen Systemen durch.

3.5.2 Insertion der Schraube

Das Vorgehen bei der Insertion sowie die Fähigkeiten des Operateurs und dessen Lernkurve scheinen eine entscheidende Rolle für die Erfolgsrate von Minischrauben zu haben. Der genaue Einfluss der einzelnen Parameter ist nur sehr schwer zu bestimmen und sollte Gegenstand weiterer klinischer Forschungen sein. Insofern erscheint es notwendig, die einzelnen Schritte im Hinblick auf positive und negative Erfahrungen zu analysieren sowie entsprechende Empfehlungen abzuleiten.

Perforation der Gingiva

Die Minischraube muss zwangsläufig durch die Gingiva treten. Demzufolge ist während der Insertion die Perforation der Gingiva notwendig. Die einzelnen Hersteller der Minischrauben empfehlen dazu ein sehr unterschiedliches Vorgehen. Das Spektrum reicht von der Inzision mit Lappenbildung, über das Ausstanzen der Schleimhaut bis hin zu einer direkten Insertion der Schraube durch die Gingiva. Es gibt derzeit keine Publikation, wie sich das intraoperative Gingivamanagement z. B. auf die Überlebensrate und die Gewebe auswirken.

Die Pioniere im Einsatz von Minischrauben haben sich hinsichtlich der Arbeitsschritte zunächst an die Erfahrungen in der Implantologie angelehnt. So forderte *Kanomi* (1997)[87] einen Gingivalappen zu bilden. Die Inzision der Schleimhaut mit Lappenbildung ermöglicht die Darstellung des Knochens im Bereich der Insertionsstelle. Dies erlaubt eine bessere Übersicht, um die Richtung der Pilotbohrung festzulegen[77]. Die Wunde ist durch entsprechende Nähte zu versorgen. Eine primäre Anlagerung der Schleimhaut an die Schraube zur Abdichtung der Insertionsstelle ist nicht unbedingt gegeben. Die Nähte können zu weiteren Komplikationen und postoperativen Beschwerden führen. Der Gingivalappen verursacht Entzündungen, Schmerzen und Schwellungen, die bis zu einer Woche nach der Insertion anhalten[56,125,176]. In Anbetracht der geringen Dimension der Minischrauben und der postoperativen Probleme ist ein Vorteil dieses Verfahrens nicht zu erkennen. Es wird auch bis auf wenige Ausnahmen nicht mehr empfohlen. In den Produktunterlagen zum Orthodontic Mini Implants (Fa. Leone) wird darauf noch hingewiesen. Bei der Insertion eines Aarhus-Mini-Implant im Bereich der Symphyse wird eine Inzision von 2 bis 3 mm in Vorbereitung der Pilotbohrung empfohlen[122].

Je weniger invasiv der transgingivale Durchtritt ist, um so geringer sind die postoperativen Beschwerden[125]. Inzisionen stoßen zunehmend auf Ablehnung[12]. Heute werden für die Perforation der Gingiva zwei Verfahren angewendet, siehe Abbildung 3-29. Viele Hersteller empfehlen, die Schraube direkt durch die Schleimhaut zu schrauben. Andere Hersteller verlangen das Ausstanzen der Gingiva vor der Insertion der Schraube. Es gibt zurzeit keine Publikation, die den Einfluss beider Varianten des transgingivalen Durchtritts auf postoperative Probleme, histologische Auswirkung und die Verlustrate von Minischrauben untersucht hat. Vermutlich hängt die Auswirkung der gewählten Perforationsmethode sehr eng mit der Gestaltung des transgingivalen Anteils der Minischraube zusammen.

Beim Inserieren der Minischraube direkt durch die Gingiva entstehen unscharfe Wundränder und lokale Quetschungen. Die Heilung der Gingiva ist erschwert und Perimukositis oder Periimplantitis werden begünstigt, insbesondere wenn der Kopf der Schraube größer ist als der transgingivale Anteil, siehe Kapitel 3.3.3. Bei dieser Methode können außerdem Basalzellen in die Tiefe verschleppt werden. Aus der Implantologie ist bekannt, dass durch deren schnelle Proliferation der für den Halt des Implantates notwendige Knochenkontakt zumindest partiell verhindert wird.

Herman hat festgestellt, dass das Entfernen der Schleimhaut vor der Insertion der Schraube zu einer geringeren Verlustrate führt[76]. Bei der Gingivaperforation ohne Lappenbildung gibt es keine Schmerzen oder keinen Diskomfort für den Patienten[93,125]. Durch das Ausstanzen der Schleimhaut entstehen scharfe Wundränder, die eine schnelle Regeneration und eine nahezu entzündungsfreie Heilung innerhalb weniger Tage bewirken. Für das Entfernen des ausgestanzten Gingivazylinders ist ein scharfer Löffel oder eine chirurgische Pinzette erforderlich. In Abhängigkeit vom Schraubendesign im transgingivalen Anteil kann sich die Schleimhaut im Bereich der Perforation primär dicht an die Schraube anlagern und so diesen Bereich sofort abdichten[26] (Abb. 3-34). Minischrauben, die über einen glatt ausgeprägten Halsbereich verfügen, reduzieren vermutlich die Gefahr einer Perimukositis oder Periimplantitis noch weiter.

Pilotbohrung

Die meisten auf dem Markt befindlichen Minischrauben haben ein selbstbohrendes Gewinde, siehe Abbildung 3-29. In den Kapiteln 3.3.4 und 3.4.3 wurde bereits dargestellt, dass der Verzicht auf die Pilotbohrung zahlreiche Probleme mit sich bringt. Das Hauptproblem sind die starken Spannungen im Knochen und die daraus möglicherweise resultierenden postoperativen Beschwerden. Insbesondere wenn die selbstbohrende Minischraube in der Nähe des alveolären Knochenkamms inseriert, kann die Knochenverdrängung zu einer starken Dehnung des Periosts führen. Dies wiederum löst unangenehme bis schmerzhafte Spannungen aus, die über mehrere Tage anhalten können.

Die Dicke der Kortikalis, insbesondere im Unterkiefer, bestimmt nicht unerheblich das Eindrehmoment[59,75,92,134,148,187]. Unabhängig

3.5 Systemabhängige Aspekte der Anwendung von Minischrauben

Inserierte Schraube mit …

Haken	Kugelkopf	Öse / Bohrung	Single Slot	Kreuzslot
LOMAS – *Hook screw*; Orthod. Mini-Implant – *Orthoplant*	Aarhus – *one-point-head*; AbsoAnchor – *CH*; Ancotek – *Point head*; Dual-Top – *JB*; Orthod. Mini-Implant – *Orthoplant*	AbsoAnchor – *SH/NH/LH/FH*; Ancor Plus; Dual-Top – *JA*; MTAC; O.A.S.I.; Orlus; Ortho Anchor Screw (KLS); Ortho Implant (IMTEC); Orthoanchor, K1; Orthodontic Mini Implants (Leone); Orthod. Mini-Implant (Bio-M); T.I.T.A.N.	AbsoAnchor – *BH/BHL*; Dual-Top – *JD*; LOMAS – *Quatro*; Orthod. Mini-Implant – *CAPlant*	Aarhus – *System 2.0/1.6/1.3*; Ancotek – *Bracket Head/Cross-fit Head*; Dual-Top – *G1/G2*; LOMAS – *Standard*; Spider Screw, Spider Screw K1; tomas®-pin; tomas®-pin SD

Elastische Kette | Federn | Runddraht | Vierkantdraht

Fixierung mit …

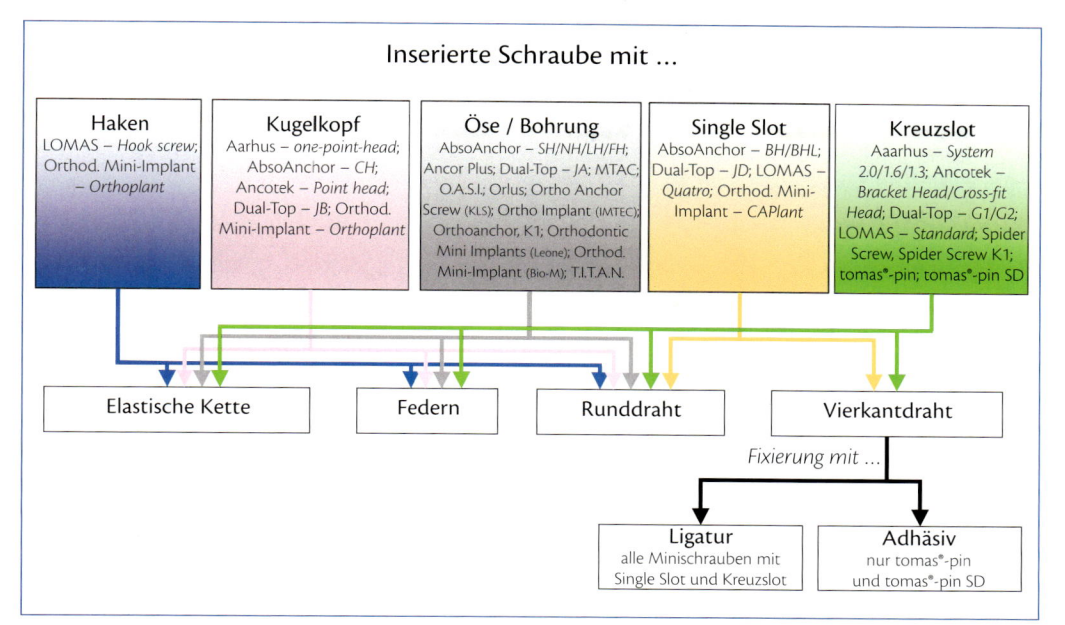

Ligatur — alle Minischrauben mit Single Slot und Kreuzslot
Adhäsiv — nur tomas®-pin und tomas®-pin SD

Abb. 3-33 Die Möglichkeiten der verschiedenen Schraubenköpfe zur Nutzung der Kopplungselemente.

vom System und der Gewindeart sollte der kortikale Knochen immer vorgebohrt werden[12]. Wenn schon nicht über die gesamte Schraubenlänge vorgebohrt wird, ist zumindest die Kortikalis zu perforieren.

Insertion (manuell/maschinell)

Alle Minischrauben lassen sich manuell und ohne jegliche Kontrolle des Drehmoments in den Knochen schrauben, siehe Abbildung 3-29. In Abhängigkeit vom Design der Instrumente kann das Arbeiten damit leichter oder schwerer sein. Wie *Motoyoshi* et al.[126] bei ihrer Studie feststellten, gibt es einen Zusammenhang zwischen dem Eindrehmoment und der Erfolgsrate. So zeigte sich bei Eindrehmomenten zwischen 5 und 10 Ncm die geringste Verlustquote für Minischrauben mit einer Länge von 8 mm und einem Durchmesser von 1,6 mm. Um diese Erkenntnisse in die Praxis einfließen zu lassen, muss während der Insertion das Drehmoment gemessen werden können. Lediglich für die LOMAS-Schraube und den tomas®-pin wird eine Ratsche angeboten, bei der es eine Drehmomentkontrolle gibt. Stellt man vor der Insertion das Drehmoment auf 10 Ncm ein und erreicht man beim Einschrauben diesen Wert (siehe Abb. 3-26), knickt die Ratsche ab. Bleibt das Drehmoment während der Insertion unterhalb des eingestellten Wertes, knickt die Ratsche nicht ab. Somit besteht, im Gegensatz zu allen anderen Minischrauben, zumindest eine Information in welchem Bereich sich das Drehmoment bewegt. Auf die regelmäßige Kalibrierung der Ratsche ist zu achten.

Für Ortho Implant (IMTEC), Orthoanchor, K1 (Dentsply Sankin), Orthodontic Mini Implants (Leone) und T.I.T.A.N. (Forestadent) stehen Ratschen ohne Begrenzung des Drehmoments zur Verfügung. Diese können in der Anwendung sehr problematisch sein. Bei gleich bleibendem Drehmoment senkt sich durch den verlängerten Hebelarm der Kraftaufwand für den Anwender. Inseriert der Anwender andererseits mit dem gleichen Kraftaufwand, wie zum Beispiel bei einem kurzen Schraubendreher, steigt das Drehmoment sehr stark an. Dies kann zur Überlastung des Knochens oder zum Bruch der Schraube führen. Darüber hinaus geht das Gefühl für den Knochen verloren.

Fast alle Systeme bieten die Möglichkeit der maschinellen Insertion, dafür ist jedoch, wie in Kapitel 3.4.4 dargestellt wurde, unbedingt ein chirurgisches Winkelstück mit geringer Umdrehungszahl und einer Drehmomentkontrolle erforderlich. Steht solch ein Winkelstück nicht zur Verfügung, sollte die Minischraube manuell inseriert werden.

Alle Minischrauben, bei denen zwischen dem Gewinde und dem transgingivalen Anteil ein stufenförmiger oder konischer Absatz besteht, haben somit einen integrierten Tiefenstopp. Dieser soll bei der Aarhus-Mini-Implant, dem AbsoAnchor, der Ancotek-Schrauben den Orthodontic Mini Implants, der Spider Screw

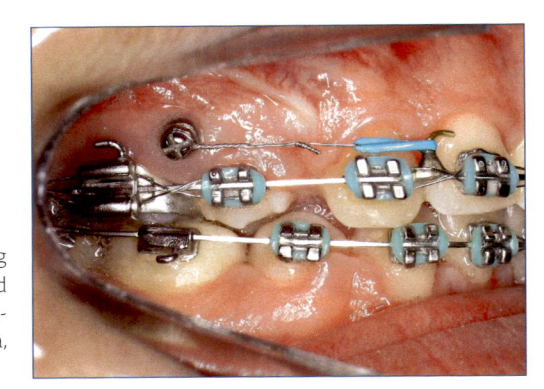

Abb. 3-34 Direkte Kopplung zwischen Minischraube und kieferorthopädischer Apparatur (Foto: Prof. C. Morea, Universität São Paulo).

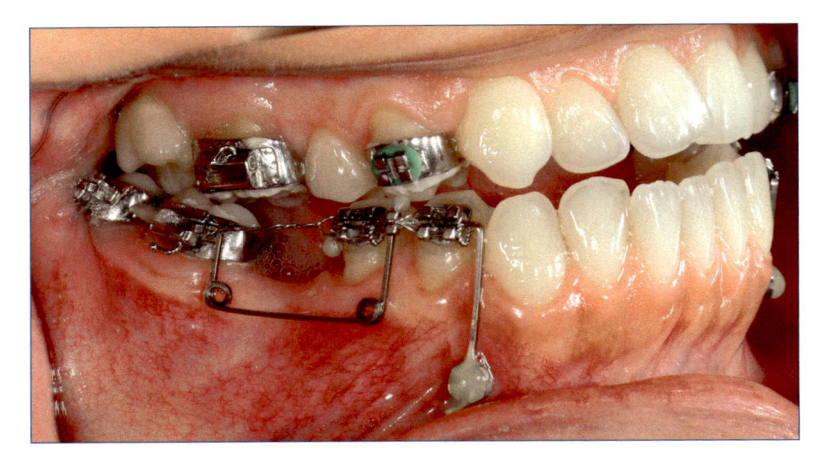

Abb. 3-35 Indirekte Kopplung zwischen Minischraube und kieferorthopädischer Apparatur (Foto Prof. H. Wehrbein, Prof. M. Kunkel, Universität Mainz).

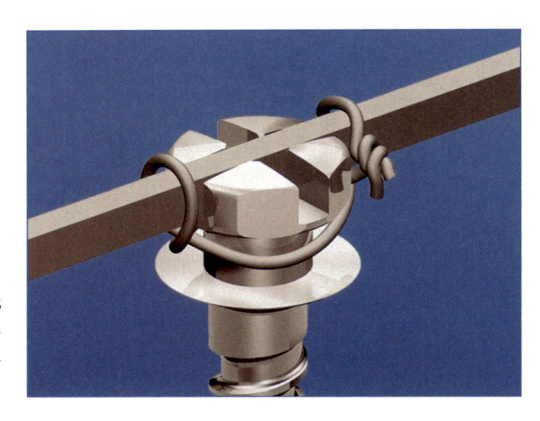

Abb. 3-36 Fixierung eines Vierkantdrahtes mittels Drahtligatur (Abbildung: Jeil Medical/Promedia).

Gewinde die Knochenstruktur zerstört und dadurch die Schraube keinen sicheren Halt mehr hat. Um dieses Problem zu vermeiden, wird vor der Insertion der Schraube die Gingivadicke gemessen. In Relation zum transgingivalen Anteil steht fest, wie weit die Minischraube in den Knochen gedreht werden kann. Beim Erreichen des Orientierungspunktes wird die Insertion beendet[120].

Lage des Schraubenkopfes

Durch entsprechende Misserfolge und den daraus resultierenden Erfahrungen vieler Anwender von Minischrauben geben alle Hersteller an, dass der Schraubenkopf im Bereich der attached Gingiva liegen muss. Dies allein ist noch nicht die Gewähr für eine problemlose Funktion einer Minischraube. Die Gestaltung des transgingivalen Anteils, des Kopfes, die Insertionstechnik und die angekoppelte Apparatur haben ebenfalls Einfluss auf die Erfolgsrate.

3.5.3 Kopplung zur kieferorthopädischen Apparatur

Nach der erfolgreichen Insertion der Minischraube wird die Verbindung zur kieferorthopädischen Apparatur hergestellt (Abb. 3-33). Als Verbindungs- bzw. Kopplungselemente werden Runddrähte, Vierkantdrähte, Federn und elastische Ketten benutzt. Die Minischraube kann als direkter oder indirekter Anker dienen. Bei der direkten Verankerung werden aktive Kopplungselemente (elastische Ketten, Federn und auch Runddrähte) von den Zähnen direkt zur Minischraube geführt (Abb. 3-34). Bei einer indirekten Verankerung (Abb. 3-35) werden meist durch Vierkantdrähte Zähne an die Minischraube gekoppelt und damit deren Bewegung verhindert. Gegen diese verankerten Zähne wird die gewünschte Bewegung ausgeführt. *Müller-Hartwich* et al.[128] konnten in ihren Untersuchungen hinsichtlich der Verlustrate keinen Unterschied zwischen der direkten und indirekten Verankerung finden. Es gibt jedoch Hinweise darauf, dass bei einer direkten Kopplung, insbesondere durch elastische Ketten und Federn, Mikrobewegungen an der Schraube auftreten. Diese können die Ursache für eine Störung der Knochenneu- und umbildung sein. Die klinische Konsequenz ist dann häufig die Lockerung der Schraube.

und dem tomas®-pin das zu tiefe Eindringen der Minischraube in den Knochen verhindern. Wie im Kapitel 3.3.4. bereits dargestellt wurde, hat solch ein Tiefenstopp einige Vorteile. Damit sich dieser Vorteil nicht zu einem Nachteil entwickelt, dürfen diese Schrauben nur bis zum Beginn des transgingivalen Anteils in den Knochen geschraubt werden. Andernfalls besteht die Gefahr des Überdrehens. Dies bedeutet, dass das

3.5 Systemabhängige Aspekte der Anwendung von Minischrauben

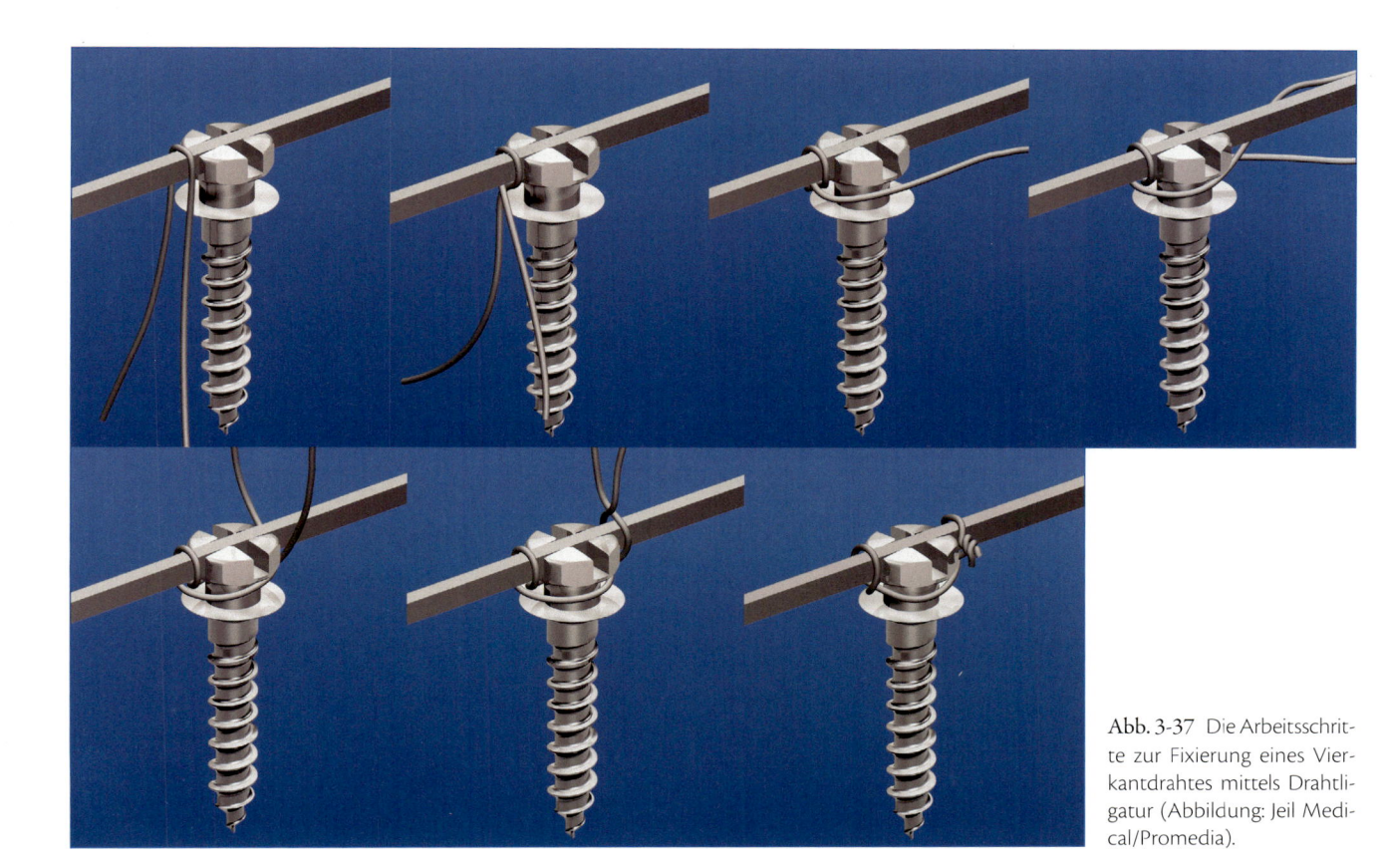

Abb. 3-37 Die Arbeitsschritte zur Fixierung eines Vierkantdrahtes mittels Drahtligatur (Abbildung: Jeil Medical/Promedia).

In Kapitel 3.3.2 wurden die Vor- und Nachteile der verschiedenen Kopfvarianten dargestellt. Wie aus diesen Ausführungen und der Abbildung 3-32 ersichtlich ist, lassen sich nur die Minischrauben mit einem Kreuzslot mit allen Varianten von Kopplungselementen verbinden. Die Schrauben mit Kreuzschlitz bieten einen Kopf für alle Anwendungen und sind damit für alle Indikationen geeignet[108]. Insbesondere wird dieser Vorteil deutlich, wenn bei einem Patienten – geplant oder ungeplant – ein Wechsel zwischen verschiedenen Varianten von Kopplungselementen erforderlich ist.

Mithilfe der Kreuzschlitzschrauben kann man noch besser als bei den anderen Minischrauben eine in weiten Teilen unsichtbare Behandlung durchführen. Zum Beispiel ist es bei einer einseitigen Klasse-II-Verzahnung möglich, nur durch einen Segmentbogen die Seitenzähne zu distalisieren. Im Gegensatz zur konventionellen kieferorthopädischen Behandlung sind nur für eine kurze Zeit Brackets im sichtbaren Bereich erforderlich. Minischrauben mit Kreuzslot können hervorragend als Headgear-Ersatz

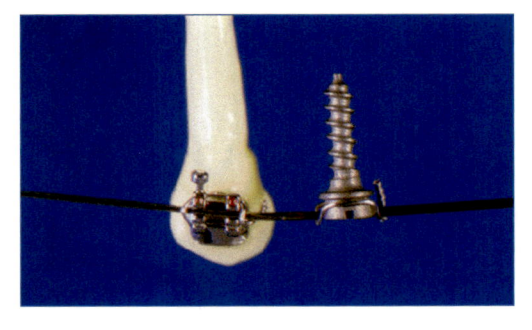

Abb. 3-38 Die Abbildung suggeriert eine einfache Handhabung der Kopplung, zeigt aber eine unrealistische Position der Schraube (Foto: Medicon).

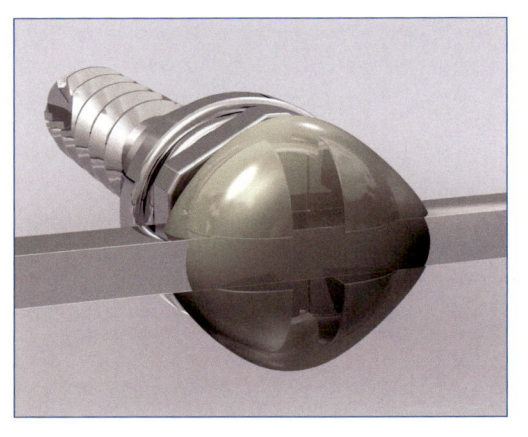

Abb. 3-39 Der Kopf des tomas®-pins mit dem patentierten Unterschnitt zur sicheren Fixierung von Vierkantdrähten durch ein lichthärtendes Adhäsiv (Abbildung: Dentaurum).

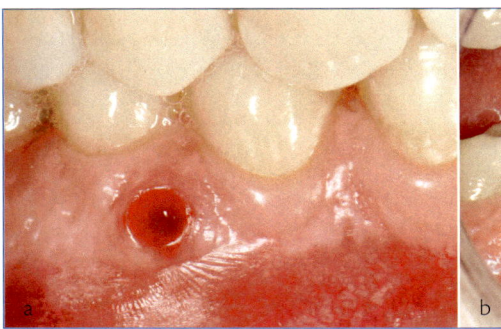

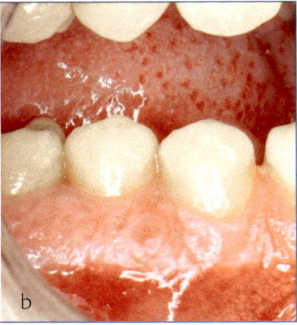

Abb. 3-40a und b Situation unmittelbar nach dem Entfernen einer Minischraube (a). Ohne spezielle Wundversorgung ist die Schleimhaut nach 48 Stunden verschlossen (b)[26].

dienen. Dazu wird die Schraube zwischen 5er und 6er platziert. Auf den ersten Molaren setzt man ein Band mit zwei- oder dreifach-Röhrchen. Die Verbindung zwischen dem Kreuzslot der Schraube und dem Röhrchen erfolgt durch einen 0,53 mm x 0,71 mm (21 x 28) Stabilisierungsbogen. Dadurch ergibt sich eine Basisverankerung, die für vielfältige Bewegungen (Mesialisation, Distalisation, Intrusion, Extrusion u. v. m.) genutzt werden kann.

Die Verbindung der Minischraube mit den verschiedenen Arten von Kopplungselementen sollte unabhängig vom Insertionsort für den Anwender möglichst einfach, komfortabel und schnell zu realisieren sein. Das Fixieren von Federn, elastischen Ketten und Runddrähten an den verschiedenen Schraubenköpfen ist in der Regel problemlos. Vierkantdrähte werden in den Slot gelegt und fixiert. Bis auf eine Ausnahme erfolgt dies bei allen Schrauben mit Slot durch eine Drahtligatur (Abb. 3-36). Je nach Insertionsort und Schraubendesign kann dies eventuell schwierig sein (Abb. 3-37). In der Produktinformation zum Aarhus-Mini-Implant suggeriert die Abbildung zur Fixierung des Drahtes (Abb. 3-38) eine einfache Realisierung. Die gezeigte Position der Schraube ist unrealistisch.

Zur Befestigung des Kopplungsdrahtes mit einer Drahtligatur bietet der tomas®-pin eine Alternative, die nicht nur eine sichere, sondern auch eine sehr Zeit sparende Fixierung der Vierkantdrähte erlaubt. Alle Arten von Kopplungselementen können mit einem (lichthärtenden) Adhäsiv befestigt werden. Der Kopf des tomas®-pins (Abb. 3-39) hat einen zirkulären, patentierten Unterschnitt, in den das Adhäsiv beim Auftragen fließt. Nach der Lichtpolymerisation besteht eine sichere Verbindung.

Sofortbelastung

Ein großer Vorteil, neben vielen anderen, ist die sofortige Belastbarkeit der Minischraube. Die Nutzung dieser Art von skelettaler Verankerung kann unmittelbar nach der Insertion erfolgen. Durch die unkomplizierte Insertion der Minischrauben lässt sich, auch bei ungeplanten Ereignissen im Therapieverlauf, schnell eine Verankerung schaffen und die notwendige Mechanik daran koppeln. Die Sofortbelastung war Gegenstand vieler Untersuchungen[5,12,20,39,40,48,56,62,77,117,144]. Fast alle kamen zu den gleichen Erkenntnissen – die sofortige Belastbarkeit der Minischrauben ist möglich. Sie wirkt sich günstig auf die Knochendichte um die Schraube aus[122]. Die Kalzifikation des periimplantären Knochens von sofort und später belasteten Schrauben ließ in der Untersuchung von Ohmae et al. keinen Unterschied erkennen[139].

Bei allen Publikationen ging es nie um die Frage, ob die sofortige Belastung ein von der Schraubenart abhängiger Parameter ist. Nach Vorlage der derzeitigen Erkenntnisse muss davon ausgegangen werden, dass es keinen Zusammenhang zwischen der sofortigen Belastung einer Schraube und deren Design gibt. Hinsichtlich des Zeitpunktes der Belastungen und der zu applizierenden Kräfte gibt es unterschiedliche Auffassungen. Die meisten Autoren (s. o.) empfehlen die Belastung unmittelbar nach Insertion. Vermutlich in Abhängigkeit von der klinischen Erfahrung kamen die verschiedenen Autoren zu unterschiedlichen Erkenntnissen. Das Spektrum der empfohlenen Zeitpunkte für die Kopplung mit der orthodontischen Apparatur reicht von zwei Wochen[30,104] über drei Wochen[50] bis zu sechs Wochen[139]. Woo et al.[188] untersuchten die Fehlerrate für Minischrauben, die sofort belastet (20% Verluste) und jenen, die erst nach sieben Tagen (9% Verluste) als skelettale Verankerung genutzt wurden.

Unabhängig von der Art der Minischraube gehen die Meinungen hinsichtlich der Kräfte für die Sofortbelastung weit auseinander. Das Spektrum reicht von 10 cN[139] bis zu 2 N[125]. *Herman* und *Cope*[77] empfehlen Kräfte zwischen 50 und 300 cN. Nach *Melsen*[120] soll die Belastung nicht mehr als 50 cN betragen. *Behrens* und *Wiechmann*[12] sowie *Ohmae* et al.[139] sehen die Grenze bei 150 cN sein. *Liou* et al.[104] und *Park* et al.[144] gehen von Belastungen zwischen 150 g bis 250 g aus. Bei *Ohashi* et al.[138] kann die Belastung zwischen 30 g und 250 g liegen. Nach *Büchter* et al.[19-21] soll die Belastung nicht über 600 cN betragen. Die Stärke der Belastung hat keine Auswirkung auf die Gingiva[164]. Kräfte zwischen 10 und 50 cN zeigen geringe Wurzelresorption[139]. Ab 100 cN (g) nimmt die Anzahl von Wurzelresorptionen zu und über 300 cN ist sie inakzeptabel.

3.5.4 Entfernen von Schrauben

Der größte Stress für die Schraube ist nicht die Insertion, sondern das Entfernen. Die von *Park* et al.[144] beschriebenen Frakturen von AbsoAnchor während der Entfernung beruhen vermutlich auf dem geringen Durchmesser (1,2 mm) und nicht auf dem zu starken Knochen-Schrauben-Kontakt. Insbesondere kann der Übergang zwischen Gewinde und Hals brechen[120]. In Abhängigkeit vom Schaftdesign gibt es Unterschiede im Ausdrehmoment von Schrauben[20]. Nach den Messungen von *Chen* et al.[29] ist das Ausdrehmoment größer als 8,7 Ncm. Das Ausdrehmoment ist immer höher als das Eindrehmoment.

Einig sind sich die Autoren, dass das Entfernen einer Minischraube unproblematisch und ohne Anästhesie möglich ist[26,39,55,77,104,112,122,139,147,158,170]. Das Ausheilen der Wunde erfolgt innerhalb weniger Tage (Abb. 3-40)[26].

3.5.5 Erfolgsrate für Schrauben

Es gibt zahlreiche Untersuchungen zur Erfolgsrate von Minischrauben[10,31,93,126,144,182]. Die Verlustraten liegen zwischen 0% und 40%. All diese Studien sind nicht oder nur bedingt miteinander vergleichbar, da die Ausgangsbedingungen und das Studiendesign zum Teil sehr stark voneinander abweichen[57,131]. Insofern können nur bedingt Rückschlüsse gezogen werden, ob ein Schraubensystem gut oder schlecht ist. Bei fast allen Studien wurden die Fähigkeiten der Behandler nicht berücksichtigt. Es gibt nur wenige Untersuchungen, die sich direkt mit einem System beschäftigen. Es liegen Erkenntnisse zum AbsoAnchor[10,144], zur Dual Top® Anchor-Screw [10,57] und zum tomas®-pin[25] vor.

In den verschiedenen Studien haben sich Einflussfaktoren gezeigt, die von Bedeutung für die Erfolgsrate von Minischrauben sind. Aus allen Studien lassen sich nur bedingt allgemeine oder spezielle Erkenntnisse für die Gestaltung von Minischrauben ableiten. Nachfolgend sollen die wichtigsten Parameter dargestellt werden, die Bedeutung in Hinblick auf die Erfolgsrate haben.

Einflussfaktoren
Alter/Geschlecht
Das Alter und Geschlecht haben keinen Einfluss auf die Erfolgsrate[93,125,144].
Anatomische Gegebenheiten
Die Stellung des Unterkiefers zum Oberkiefer, der Basiswinkel des Unterkiefers, Erkrankungen des Kiefergelenks und die Art der Fehlstellung der Zähne haben keinen Einfluss auf die Erfolgsrate[93,125].
Insertionsort (allgemein)
Der Ort der Insertion spielt keine Rolle für die Erfolgsrate[129,148].
Oberkiefer/Unterkiefer
Im Oberkiefer waren die Verluste geringer, da es im Unterkiefer vermutlich zu einer sehr starken Überhitzung während der Vorbohrung kam[144]. In der Untersuchung von *Miyawaki* et al.[125] hingegen war die Erfolgsrate im Unterkiefer höher als im Oberkiefer.
Oberkiefer (nach Regionen)
Die höchste Erfolgsrate zeigte sich bei der Insertion der Minischraube im Prämolarenbereich[144].
Rechte und linke Seite
Ob die Minischraube auf der rechten oder linken Seite des Kiefers inseriert wurde, hatte letztendlich keinen signifikanten Einfluss auf die Erfolgsrate[144]. In der gleichen Untersuchung lag die absolute Erfolgsrate auf der linken Seite etwas höher. Dies hängt vermutlich mit den Pflegegewohnheiten zusammen, da Rechtshänder die linke Kieferseite meist intensiver pflegen als die rechte Seite.
Dicke der Cortcalis
In Abhängigkeit von der Dicke der Kortikalis lässt sich eine umso höhere (Primär-) Stabilität und damit Erfolgsrate erreichen[79,83,125].

Tabelle 3-9 Liste der Publikationen (Nummern siehe Literaturverzeichnis), die vorwiegend eine Minischraube und z. T. das System beschreiben

Name der Schraube	Informationen zur Minischraube bzw. zum System in:
Aarhus-Mini-Implant	119, 122, 123, 185
AbsoAnchor	145, 176
Anchor Plus/NeoAnchor Plus	keine Veröffentlichung bekannt
Ancotek	keine Veröffentlichung bekannt
Dual-Top Anchor Screw	57
LOMAS	103, 105
MTAC	keine Veröffentlichung bekannt
O.A.S.I.	keine Veröffentlichung bekannt
Orlus	keine Veröffentlichung bekannt
Ortho Anchor Screw	178
Ortho Implant	38, 77
Orthoanchor	keine Veröffentlichung bekannt
Orthodontic Mini Implants	keine Veröffentlichung bekannt
Orthodontic Mini-Implant	keine Veröffentlichung bekannt
OSAS	142
Spider Screw	110–113
T.I.T.A.N.	keine Veröffentlichung bekannt
tomas®-pin	22–26

Schraubensystem
Das verwendete Schraubensystem hat keinen Einfluss auf die Erfolgsrate[129].

Länge der Schraube
Die Länge der Schraube hat keinen Einfluss auf die Erfolgsrate[93,125,144].

Durchmesser der Schraube
Der Durchmesser der Schraube hat keinen Einfluss auf die Erfolgsrate[93,144].

Art der Insertion
Die Art der Insertion hat keinen Einfluss auf die Erfolgsrate[144].

Fähigkeit des Anwenders
Wie bei jeder anderen Therapie spielt für den erfolgreichen Einsatz von Minischrauben die Erfahrung des Anwenders eine wichtige Rolle. Bei erfahrenen Anwendern von Minischrauben liegt die Verlustrate bei 13% und bei unerfahrenen Anwendern bei 20%[95].

Primärstabilität/Mobilität
Eine hohe Primärstabilität verringert Mikrobewegungen der Minischraube und verbessert die Einheilung[78,83]. Schrauben, die mobil im Knochen sind, also keine Primärstabilität haben, zeigen eine höhere Verlustrate[144].

Kontakt zur Zahnwurzel
Wenn die Minischraube Kontakt zur Wurzel hat, erfolgt durch die Eigenbeweglichkeit des Zahnes eine ständige Mikrobewegung an der Minischraube. Dies führt zu einer Verlustrate von 79,2%. Ist die Minischraube jedoch vollständig vom Knochen umgeben, liegt die Erfolgsrate bei 91,7%.[12,91].

Entzündungen
Entzündungen der Gingiva um den Schraubenkopf führen zu höheren Verlusten[117,125,144]. Aus diesem Grund ist eine gute Reinigung der Schraubenregion erforderlich[77,112,132].

Nutzung der Schraube
Die Art der benutzten Kopplungselemente hat keinen Einfluss auf die Verlustrate[144].

Art der Belastung
Die Art der Belastung, direkt (Abb. 3-32) oder indirekt (Abb. 3-33), hat keinen Einfluss auf die Erfolgsrate[91,118,129].

Ortsstabilität

Die Verwendung von Minischrauben geht einher mit der Annahme, dass es sich um eine absolute, also ortsstabile Verankerung handelt. Selbstverständlich gilt auch für Minischrauben das Dritte Newton'sche Gesetz (actio = reactio). Insbesondere die direkte Belastung der Minischraube muss zu einer Gegenreaktion führen. Eine entsprechende Primär- und Sekundärstabilität vorausgesetzt, erfolgt die Absorption der Gegenkraft im Kieferknochen. Ist dessen Stabilität und damit die Primär- und Sekundärstabilität der Minischraube nicht ausreichend oder die Gegenkraft größer als die Widerstandsfähigkeit der Knochens, kann sich die Schraube rein theoretisch in Richtung der Belastung durch den Knochen bewegen. Dieser Fragestellung sind *Liou* et al. nachgegangen[104]. Sie stellten Änderungen in der Position von Minischrauben im Bereich von –1 bis 1,5 mm fest. Der Schraubenkopf kippte, was nicht anders zu erwarten war, in Richtung der Belastung. Die gewählte Untersuchungsmethodik ist jedoch hinsichtlich der Genauigkeit und damit der Aussagefähigkeit mehr als fragwürdig.

Büchter et al. stellten hingegen in ihrer Studie[19-21] keine Veränderung der Schraubenposition fest.

3.5.6 Veröffentlichungen zur Beschreibung von Schrauben und Systemen

Die Publikationen zur klinischen Anwendung von Minischrauben, meist in Form von Fallberichten, haben nach 1998 zugenommen. Insbesondere ab 2003 stieg deren Zahl sprunghaft an. Inzwischen sind es weltweit sicherlich mehrere hunderte von Artikeln dieser Art[97]. Im Vergleich dazu ist die Anzahl von Publikationen, die sich vorwiegend der Beschreibung einer bestimmten Minischraube oder eines Systems widmen, relativ gering (Tabelle 3-9).

3.6 Informationen der Hersteller

In den vorangegangenen Abschnitten wurden, anhand von Literaturdaten und allgemeinen Erkenntnissen, die wichtigsten Aspekte zur Gestaltung und zum Einsatz von Minischrauben zusammengetragen. Dieses Kapitel stellt die einzelnen Minischrauben im Detail vor. Um die Objektivität zu wahren und dem Leser Informationen aus erster Hand zu geben, kommen in diesem Kapitel die Hersteller der einzelnen Systeme zu Wort. Alle Hersteller, die in den letzten Jahren auf den großen Messen und Kongressen (IDS, AAO, EOS, WFO und DGKFO) Minischrauben angeboten haben, wurde die Gelegenheit gegeben, sich in diesem Kapitel darzustellen. Vermutlich gibt es in Lateinamerika und in Asien, vor allem in Ost- und Südostasien noch einige Hersteller von Minischrauben, die auf den genannten Messen nicht vertreten waren. Es ist davon auszugehen, dass diese Schrauben in Europa und in den USA nicht vertrieben werden.

Fragebogen und Bewertung

Damit die Darstellungen der Firmen für den Leser besser vergleichbar sind, wurde mit einem Fragebogen (siehe Anlage 3-01) gearbeitet. Dieser gliedert sich, unter Berücksichtigung der zuvor dargestellten wichtigen Gesichtspunkte, in vier Abschnitte: allgemeine Fragen, Gestaltung der Schraube, Zubehör im Lieferprogramm und Anwendung der Schraube. Je nach Schwerpunkt soll sich der Leser sehr schnell einen Überblick zu den entsprechenden Punkten verschaffen können.

Insgesamt wurden 18 Hersteller von Minischrauben angeschrieben, von denen 12 geantwortet haben. Dies entspricht einem Rücklauf von 66%. An der Umfrage haben sich folgende Firmen nicht beteiligt: Dentoflex (Brasilien) – Dentoflex-Schraube, American Orthodontics (USA) – MTAC-Schraube, Lancer Orhodontics (USA) – OASI Implant, IMTEC Corporation (USA) – Ortho Implant und Dentsply-Sankin (Japan) – Orthoanchor.

In der Tabelle 3-10 sind die Antworten der 12 Hersteller ohne Kommentar wiedergegeben. Widersprüche in den Antworten im Vergleich zu den allgemein zugänglichen Unterlagen (Produktinformationen/Internet) sind nicht gekennzeichnet. Da jede selbstbohrende Schraube immer auch selbstschneidend ist, wurde bei der Frage B-09 nur ein Punkt vergeben. Hersteller, die sowohl eine selbstbohrende als auch ein selbstschneidende Schraube im Programm haben, erhielten zwei Punkte. Die Frage D-05 ist, wie aus den Antworten zu entnehmen war, missverständlich formuliert worden. Darum wurde sie in der Übersicht geschwärzt. Es liegt in der Hand des Lesers, die einzelnen Systeme aus seiner Sicht und unter Einbeziehung der zuvor dargestellten Fakten zu bewerten.

Tabelle 3-10

		Aarhus-Mini-Implant	AbsoAnchor	ACR	Anchor plus Screw / Neo Anchor Plus	Ancotek	CAPplant	Dual-Top ® Anchor-Screw	Fami	LOMAS Orthodontic mini Anchor System	Mplant	Orlus orthodontic mini screw	Orthoanchor	Orthodontic Mini Implants	ORTHOplant H-type	ORTHOplant MP	ORTHOplant T type	Spider Screw	T.I.T.A.N.-Pin System	tomas®-pin
A - Allgemeine Fragen	A-02 Name der Erfinders:	B. Melsen	H.-S. Park S.-M. Bae H.-M. Kyung	BioMaterials	O. Won-Pyo	Tekka	S.-H. Kyung	Jeil Medical Corporation	L. Eriksson R. Fanomann	Lin / Liou	S.-H. Kyung	Orlus Development team	P.M. Thomas		S.-H. Kyung	S.-H. Kyung	S.-H. Kyung	G. Maino		A. Bumann
	A-03 Name und Sitz des Herstellers:	Medicon e.G. (Deutschland)	Dentos Inc. (Südkorea)	BioMaterials (Südkorea)	KJ Meditech Co. Ltd (Südkorea)	Tekka (Frankreich)	BioMaterials (Südkorea)	Jeil Medical Corporation (Südkorea)	KLS Martin (Deutschland)	Mondeal (Deutschland)	BioMaterials (Südkorea)	Orthoution (Südkorea)	KLS Martin (Tuttlingen)	Leone SPA (Italien)	BioMaterials (Südkorea)	BioMaterials (Südkorea)	BioMaterials (Südkorea)	H.D.C. SRL (Italien)	Forestadent (Deutschland)	Dentaurum (Deutschland)
	A-04 Auf dem Markt verfügbar seit:	2001	2001	2005	2005	2005	2005	verschiedene	1988	2001	2005	2003	2004	2003	2005	2006	2005	1999	1997	2004
	A-05 Die Schraube ist zertifiziert nach: CE / FDA / andere	• / • / MOH, u.a.	• / • / Korea, Japan	• / • / ab 2007	• / • / keiner	• / • / keiner	• / • / ab 2007	• / • / verschiedene	• / • /	• / • / Japan u.a.	• / • / ab 2007	• / • / ISO 13485	• / • /	/ / KFDA	• / • / ab 2007	• / • / ab 2007	• / • / ab 2007	• / • /	• / • / KFDA, JFDA	• / • / verschiedene Länder
	A-06 Vertriebspartner im deutsch-sprachigen Raum: Deutschland / Österreich / Schweiz	Wegmann-Dentaltechnik (Rockvilh) / LPI (Maria-Anzbach) / OP-Line (Zug)	Fieanro AG / Fieanro AG / Fieanro AG					Promedia (Siegen) / Tiger Dental (Bregenz) / Orthognathics (Wallisellen)	KLS Martin (Tuttlingen) / R. Heintel (Wien) / MedKoh (Baden)	Mondeal (Tuttlingen) / Planer Dentaprose (Wien) / MS Dental (Busswil)		keiner	KLS Martin (Tuttlingen) / R. Heintel (Wien) / MedKoh (Baden)	TB Altrink + Orthotrade / Wolfram Dental / Zeta Dental + Ortho-Walker				Brinkmann GbR (Ennepetal)	Forestadent / Forestadent / Dewimed	Dentaurum / Dentaurum / Dentaurum
	A-07 Anzahl der Anwender weltweit ca.:	2800	10.000	500	3 (?)		200	150.000		3000	20	1.000		400	150	20	150	500	2.500	
	A-08 Welche Service-Leistungen werden angeboten: Kurse zum System / Sammlung von Anwendungs- und Fallbeispielen / Unterlagen zur Patienteraufklärung De/En	ja/ja / ja/ja / ja/ja	nein / ia / nein / ja / nein / ja	ja/nein / nein / ja / nein / ja	nein/nein / nein/ja / nein/ja	nein/nein / nein/ja / nein/ja	ja / ia / ja / nein / ja / nein	ja / ia / ja / ia / ja / ia			ja / ia / ja / ja / ja / ja	nein / ia / nein / ja / nein / ja	ja / ia / ja / ja / ja / ja	nein / ia / nein / ja / nein / ja	ja / ia / ja / ja / ja / ja	ja / ia / ja / ja / ja / ja	ja / ia / ja / ja / ja / ja	ja / ia / ja / ja / ja / ja	ja / ia / ja / ja / ja / ja	ja / ia / ja / ja / ja / ja
B - Gestaltung der Schraube	B-01 Aus welchem Material besteht die Schraube?	ASTM F 136 -02a	Titanlegierung	TiAl6V4	TiAl6V4	TiAl6V4	TiAl6V4	TiAl6V4	ASTM F 136	Titanlegierung	TiAl6V4	Titanlegierung	ASTM F 136	surgical stainless steel AISI 16 LVM	TiAl6V4	TiAl6V4	TiAl6V4	ASTM F 136	TiAl6V4	TiAl6V4
	B-02 Ist die Schraube aus einem Stück gefertigt?	•	•	•	•	•	•	•	•	•	•	•	•	•	•	•	•	•	•	•
	B-03 Wie viele verschiedene Schrauben-Varianten sind erhältlich? verschiedene Längen / Längen des Gewindeanteils (mm) / verschiedene Durchmesser / Durchmesser des Gewindeanteils (mm) / verschiedene Kopf-Designs / verschiedene Varianten insgesamt	5 / 5,4/5,7/5,8/6,4/6,7/6,8/7,4/7,7/7,8/8,4/8,7/10,0 / 3 / 1,3/1,5/2,0 / 4	6 / 5,0/6,0/7,0/8,0/10,0/12,0 / 10 / 1,2/1,3/1,4/1,5/1,6/1,8 / 182	6 / 4,5/5,15/6,0/6,5/7,0 / 4 / 1,15/1,3/1,45/1,5 / 4	5 / 6,0/7,0/8,0/10,0/12,0 / 4 / 1,4/1,6 / 2	8 / 5,0/7,0/9,0/11,0 / 3 / 1,5/2,5 / 4	2 / 4,0/6,0 / 1 / 1,75 / 4	3 / 6,0/8,0/10,0 / 1 / 1,4/1,6/2,0 / 40	1 / 4,0/5,0/7,0 / 1 / 1,5 / 4	5 / 7,0/9,0/11,0/13,0/15,0 / 3 / 1,5/2,0/2,3 / 33	1 / 7,1 / 1 / 1,9 / 1	5 / 6,0/7,0/8,0/9,0/10,0/11,0/12,0/13,0 / 3 / 1,6/1,8 / 6	2 / 6,0/8,0 / 1 / 1,5	4 / 6,0/8,0/10,0/12,0 / 2 / 1,5/2,0 / 20	3 / 4,0/5,0 / 2 / 2,0/2,2/2,5 / 4	1 / 5 / 1 / 2 / 1	2 / 4,0/5,0 / 2 / 2,2/2,5 / 2	3 / 6,5/7,0/8,0/9,0/10,0/11,0 / 2 / 1,5/2,0 / 2	5 / 5,0/6,0/7,0/8,0/9,0 / 1 / 1,6 / 20	3 / 6,0/8,0/10,0 / 1 / 1,6 / 6
	B-04 Welche Kopf-Designs sind verfügbar? Haken (Höhe / Durchmesser in mm) / Kugelkopf (Höhe / Durchmesser in mm) / Ösen / Bohrung (Höhe / Durchmesser in mm) / einfacher Slot (Höhe / Durchmesser in mm) / Kreuzslot (Höhe / Durchmesser in mm)	2,3 / 3,0	1,8 / 1,45 / 1.o. 2 / 1,35	1,6; 1,7; 1,9 / 2,2; 2,5	2,8/2,2	2,2/ 2,5 / 3,5 / 2,5 / 3 / 2,5 / 3,5 / 4,5	3 fach Slot: 2,5 / 3	2,5 / 1,6 / 2,1 / 2,7 / 2,1 / 2,7	Cntre Drive	•	1,4/2,2	2,2/2,0	Cntre Drive	5,1–6,35 / 1,3	2,4; 2,9 / 1,8	1,3 / 3,5	2,7 / 1,8	1,5 / 3,4	2,1 / 2,5 ; 1,6 / 2,1 / 0,4 / 2,5 / 2,1 / 0,4 / 2,5	2,1 / 2,3
	B-05 Wie wird die Schraube im Insertionsinstrument gehalten? außen liegend / innen liegend	•	•	•	•	•	•	•	•	•	•	•	•	•	•	•	•	•	•	•
	B-06 Wie ist der innerhalb der Gingiva gelagerte Teil gestaltet? zylindrisch (Höhe / Durchmesser in mm) / konisch (Höhe / Durchmesser in mm) / hexagonal (Höhe / Durchmesser in mm) / innen > außen / innen = außen / innen < außen	1 ; 1,5 ; 2,5 / k.A.	1,7/1,8	1,0 / 1,5 ; 2,0 / 1,2 ; 1,3 ; 1,5 ; 1,8	1,1/2,0	1,5 ; 2,5 / 2,5 ; 3,5	1,0 / 1,8	1,2 / analog zur Schraube	1,0 / 3,0	1,5 / 1,9	1,5 / 1,9	1,0 – 2,0 / 1,9 ; 2,2	3,0 / 2,3	1,75 – 3,0 / max. 2,5	2 / 1,8			1 : 2 / 3,4	2,0 / 2,75	
	B-07 Führt das Gewinde bis zum Kopf der	•	•	•	•	•	•	•	•	•	•	•	•	•	•	•	•	•	•	•
	B-08 Wie ist der Gewindeteil gestaltet? zylindrisch / konisch / selbst-bohrend / selbst-schneidend / Linksgewinde	nein / • / - / • / -	nein / • / - / • / -	nein / • / - / • / -	nein / • / - / • / -	nein / • / - / • / -	nein / • / - / • / -	nein / • / - / • / -	nein / • / - / • / -	nein / • / - / • / -	ja / • / - / • / -	nein / • / - / • / -	nein / • / - / • / -	nein / • / - / • / -	nein / • / - / • / -	ja / • / - / • / -	ja / • / - / • / -	ja / • / - / • / -	nein / • / - / • / -	nein / • / - / • / -

58

	tomas®-pin	T.I.T.A.N.-Pin System	Spider Screw	ORTHOplant T type	ORTHOplant MP	ORTHOplant H-type	Orthodontic Mini Implants	Orthoanchor	Orlus orthodontic mini screw	Mplant	LOMAS Orthodontic mini Anchor System	Fami	Dual-Top® Anchor-Screw	CAPplant	Ancotek	Anchor plus Screw Neo Anchor Plus	ACR	AbsoAnchor	Aarhus-Mini-Implant
C-01 Hilfsmittel zum Auffinden und Markieren der Insertionsstelle: vorgeformtes Drahtelement / andere / kein Hilfsmittel	•	Pin	•	•	•	•			PA-Sonde	•		•		•	•	•	•	•	•
C-02 Instrument zur Perforation der Gingiva: Einweg-Schleimhautstanze / Mehrweg-Schleimhautstanze / kein Instrument	•			•	•	•	•	•		•	•	•	•	•	•	•	•	•	•
C-03 Pilotbohrer: Bohrer zum Ankörnen des Knochens / Pilotbohrer mit Tiefenstopp / kein Bohrer / Anzahl der Bohrer / Durchmesser (mm) / Länge (mm)	• / • / 1,0; 1,1; 1,2 / 4-8; 10	•	• / 4 / 1,1; 1,2; 1,4 / 1,5 / 5-10; 6-11	•	•	•	• / 4 / 1,1; 1,3; 1,5; 1,7 / 6-8; 10-12	•	• / 3 / 1,05	•	• / 2 / 1,0 / 1,5 / 15	•	• / 2 / 0,9; 1,2 / 9	•	• / 7 / 0,8; 1,1; 1,2; 1,5-2 / 8-9; 12-15	• / 1 / 1,2 / 14	•	• / 12 / 0,9; 1,0; 1,1; 1,2 / 24; 27; 31	• / 3 / 1,0; 1,2; 1,6 / 13-14; 12
C-04 Instrumente für die manuelle Insertion: langer Schraubendreher / Anzahl der Ansätze / kurzer Schraubendreher / Anzahl der Varianten / Rändel / Ratsche mit / ohne Drehmomentkontrolle	• / 2 •• / 2 -/-	• / 1 • / 3 -/-	• / 2 • / 2 •/-	keiner • / 1	keiner • / 1	keiner • / 1	• / 2 • / 2 -/-	• / 1 • / 3	• / 1 • / 2	keiner • / 1	• / 1 • / 1 •/-	• / 1 • / 3	• / 5	• / 1	• / 2 • / 2 -/-	• / 2 •• / •• -/-	keiner • / 1	• / 2 • / 2 -/-	• / 1 • / 1
C-05 Instrumente für die maschinelle Insertion: Anzahl der Instrumente / Durchmesser (mm) / Länge (mm)	1	2 3,5 5-10	1 5 24	1	1	1	4 20	4		1	1 15		2	2	6 2,2; 3,0; 4,0 2,2; 3,0	2 2,53 28,7 / 21,7	1	8 1,8-2,5 17-19; 26-38	2
D-01 Auslieferung der Schraube: steril / unsteril / Einzelverpackt / Sterilisation	••	•	•	•	•	•	•	•	•	•	••	•	•	•	•	•	•	•	•
D-02 Wie hoch ist das empfohlene max. Drehmoment bei der Insertion?	20 Ncm	30 Ncm	20 Ncm	25 Ncm	25 Ncm	23 Ncm	15 bzw. 30 Ncm	30 Ncm	15 N	16 Ncm	20 bzw. 40 Ncm	30 Ncm	20 Ncm	20 Ncm	30 Ncm	40-50 Ncm	15 Ncm		
D-03 Ab welchem Drehmoment erhöht sich die Bruchgefahr?	30 Ncm	30 Ncm	25-27 Ncm	90 Ncm	90 Ncm	90 Ncm	27 bzw. 57 Ncm	> 50 Ncm	400 N	80 Ncm		> 50 Ncm	21 Ncm f. 1,4 mm Ø / 27 Ncm f. 1,6 mm Ø / 58 Ncm f. 2,0 mm Ø	60 Ncm	40 Ncm	42 Ncm			
D-04 Wie wurde dieses Drehmoment ermittelt?	mathematisch / experimentell	experimentell	experimentell	klinisch / experimentell	klinisch / experimentell	klinisch / experimentell	experimentell	klinisch / experimentell	experimentell	klinisch / experimentell	klinisch / experimentell	experimentell	experimentell	klinisch / experimentell	klinisch	klinisch / experimentell	klinisch / experimentell		
Wie kann der Anwender das Drehmoment während der Insertion kontrollieren?	mit der Ratsche		mit der Ratsche	Zusatz-instrument	Zusatz-instrument	Zusatz-instrument	bei maschineller Insertion	nicht	taktil	Zusatz-instrument	mit der Ratsche	nicht	taktil	Zusatz-instrument	bei maschineller Insertion	taktil	Zusatz-instrument		
D-05 Welches dieser Elemente kann an jedes Kopf-Design gekoppelt werden?		•		•	•	•	direkt, z.B. elast. Ketten	•		direkt, z.B. elast. Ketten	Passform Quatro-Hole	•	O-Ring, Feder mit Sicherheitsöse	3 fach Slot mit Verschluß-schraube		•	direkt, z.B. elast. Ketten	direkt, z.B. elast. Ketten	•
D-06 Wie werden die Kopplungselemente an der Schraube fixiert? Drahtligatur / Fixierung mit Adhäsiv / andere	••	••								••	••		••				••		
D-07 Gibt es veröffentlichte Studien zur Übertragbarkeit der Schraube?		ja	nein				nein	nein	ja	nein	ja			nein			nein	ja	ja
D-08 Welche Schritte empfehlen Sie für die Insertion der Schraube? Anästhesie / Perforation Gingiva OK / UK / Pilotbohrung: maschinell / manuell	Oberflächen Ausstanzen •/•	Oberflächen / Infiltration mit der Schraube	Oberflächen mit der Schraube nein	Oberflächen mit der Schraube -/-	Oberflächen mit der Schraube -/-	Oberflächen mit der Schraube -/-	Infiltration Lappen / Ausstanzen •/•	Infiltration Inzision	Infiltration Inzision •/•	Oberflächen mit der Schraube -/-	Oberflächen / Infiltration Lappen / Ausstanzen / Inzision / mit der Schraube -/-	Infiltration Inzision	Oberflächen, Infiltration mit der Schraube	Oberflächen mit der Schraube -/-	Infiltration Ausstanzen / Inzision	Oberflächen mit der Schraube -/-	Oberflächen mit der Schraube -/-	Oberflächen mit der Schraube •/•	Oberflächen mit der Schraube

C – Zubehör im Lieferprogramm

D – Anwendung der Schraube

3.7 Zusammenfassung

Die skelettale Verankerung mit Minischrauben hat sich in der täglichen Praxis bewährt und als zuverlässige Form der Verankerung erwiesen. Der Erfolg der Therapie mit Minischrauben hängt u. a. auch von folgenden Faktoren ab: Material, Dimension und Gestaltung der Schraube sowie vom Vorgehen bei der Insertion. Die erfolgreiche und anwenderfreundliche Arbeit mit einer Minischraube wird auch von den dazugehörigen Komponenten bestimmt. In Anbetracht der auf dem Markt bereits existierenden Minischrauben und der noch zu erwartenden Produkte erscheint es wichtig, bestimmte Kriterien für die Bewertung zu definieren. Die Therapie mit Minischrauben muss sich problemlos in den normalen Praxisalltag integrieren lassen. Darum sollte bei der Auswahl eines Produktes, einigen Aspekten besondere Aufmerksamkeit geschenkt werden.

Die Anzahl von Minischrauben in einem System braucht nur sehr gering zu sein. Im Prinzip sind nur drei Längen (6, 8 und 10 mm) mit dem gleichen Durchmesser (1,6 mm) erforderlich. Minischrauben, die kürzer als 6 mm sind, bieten oft keine genügende Verankerung im Knochen, da das Verhältnis der Gewindelänge zur Länge der übrigen Schraube (transgingivaler Anteil und Kopf) ungünstig ist. Unter Berücksichtigung der anatomischen Gegebenheiten und der Tatsache, dass der Halt einer Minischraube hauptsächlich durch die Dicke der Kortikalis bestimmt wird, sind Schrauben mit einer Länge von mehr als 10 mm nicht erforderlich. Das wichtigste Insertionsgebiet sind die interradikulären Räume. Aus diesem Grund sollte der Durchmesser einer Minischraube so klein wie möglich sein. Zu berücksichtigen ist jedoch auch die für die Schraube zu erwartende Belastung während der Insertion, der Funktionsperiode und dem Entfernen. Aus diesem Grund ist ein möglichst großer Durchmesser für die Minischraube angezeigt. Die für Minischrauben bewährte Titanlegierung (Ti4Al6V) benötigt eine entsprechende Minimaldimension, um diesen Kräften standzuhalten. Daher ist der Durchmesser von 1,6 mm ein guter Kompromiss, um den anatomischen und den materialspezifischen Anforderungen gerecht zu werden.

Nach den vorliegenden Erkenntnissen sollte eine Minischraube folgende Gestaltungsmerkmale aufweisen:

- Kopf mit Kreuzslot
- Durchmesser des Schraubenkopfes gleich oder kleiner als der Durchmesser des transgingivalen Anteils, um Perimukositis oder Periimplantitis zu vermeiden
- Transgingivaler Anteil mit einer Höhe von ca. 2 mm und konischer Grundform, damit sich die Gingiva dicht und entzündungsfrei anlagern kann
- Selbstschneidendes oder selbsbohrendes Gewinde mit einem Anstieg von ca. 0,9 mm
- Zylindrischer Schaft

Wie bei jeder anderen Therapie, so ist auch bei der Anwendung von Minischrauben das Risiko und die Belastung für den Patienten sowie die Fehlerrate so gering wie möglich zu halten. Aus diesem Grund erscheinen, zusätzlich zu den bereits genannten Faktoren, folgende Dinge ratsam:

- Einsatz von steril gelieferten Schrauben
- Mindestens Oberflächenanästhesie
- Ausstanzen der Schleimhaut (vorwiegend bei selbstschneidenden Schrauben)
- Maßnahmen zur Reduzierung der Spannung für Knochen und Schraube während der Insertion
- Manuelle Insertion mit möglichst konstantem Drehmoment

Die Minischraube wird nach der Insertion durch Vierkantdrähte (zur 3-D Kontrolle), runde Drähte, elastische Ketten oder Federn mit der kieferorthopädischen Apparatur oder einzelnen Zähnen gekoppelt. Der häufigste Insertionsort für Minischrauben ist der Seitenzahnbereich. In dieser oft nicht leicht zugänglichen Region sollte die Fixierung der Kopplungselemente einfach, schnell und sicher möglich sein. Besonders für die Fixierung von Vierkantdrähten bietet sich die Nutzung von lichthärtenden Adhäsiven an. Vorausgesetzt das Kopfdesign der Minischraube ist speziell für diese zuverlässige Technik konstruiert.

Der Erfolg der Therapie mit Minischrauben wird primär von klinischen Faktoren und den Fähigkeiten des Anwenders beeinflusst. Sekundär bzw. indirekt spielen sicherlich auch Aspekte eine Rolle, die unmittelbar mit der Gestaltung der Minischraube sowie den Systemkomponenten zusammenhängen. Aus diesem Grund sind bei der Auswahl und dem Einsatz einer Minischraube, die zahlreich bekannten Fakten zu berücksichtigen.

Wie aus den umfangreichen Ausführungen ersichtlich wurde, ist es nicht einfach, die verschiedenen Systeme zu vergleichen und zu bewerten. Basierend auf den Erkenntnissen aus der Literatur und den eigenen Erfahrungen wird jeder individuelle Vorstellungen und Wünsche an ein Minischrauben-System haben. Darum ist es hilfreich, sich einen eigenen Fragenkatalog (siehe ein Muster in Anlage 3-02) zu erarbeiten. Eine solche Checkliste ermöglicht es, sich schnell einen Überblick zum Leistungsumfang eines Systems zu verschaffen und die für die eigenen Ansprüche an eine optimale Versorgung der Patienten passende Minischraube zu finden.

3.8 Literatur

1. Abdelgader I, Keilig L, Bourauel C, Jäger A. Numerical and experimental investigation of different types of mini implants for orthodontic anchorage. World J Orthod 2005;6(Supplement):314–315.
2. Abshire BB, McLain RF, Valdevit A, Kambic HE. Characteristics of pullout failure in conical and cylindrical pedicle screws after full insertion and back-out. Spine J 2001;1(6):408–414.
3. Ahnfeldt H. Sind Minischrauben schon Standard in der Kieferorthopädie. kn 2005;(7/8):18.
4. Ahnfeldt H. Dual-Top stellt die Ankerschraube mit Bracketkopf vor. kn 2006;(7/8):23.
5. Akin-Nergiz N, Nergiz I, Schulz A, Arpak N, Niedermeier W. Reactions of peri-implant tissues to continuous loading of osseointegrated implants. Am J Orthod Dentofacial Orthop 1998;114(3):292–298.
6. Albrektsson T, Brånemark PI, Hansson HA, Lindstrom J. Osseointegrated titanium implants. Requirements for ensuring a long-lasting, direct bone-to-implant anchorage in man. Acta Orthop Scand 1981;52(2):155–170.
7. Albrektsson T, Hansson HA. An ultrastructural characterization of the interface between bone and sputtered titanium or stainless steel surfaces. Biomaterials 1986;7(3):201–205.
8. Albrektsson T, Jansson T, Lekholm U. Osseointegrated dental implants. Dent Clin North Am 1986;30(1):151–174.
9. Benington IC, Biagioni PA, Briggs J, Sheridan S, Lamey PJ. Thermal changes observed at implant sites during internal and external irrigation. Clin Oral Implants Res 2002;13(3):293–297.
10. Berens A, Wiechmann D, Rüdiger J. Erfolgsraten von Mini- und Mikroschrauben zur skelettalen Verankerung in der Kieferorthopädie. IOK 2005;37(4):283–287.
11. Berens A, Wiechmann D, Rüdiger J. Skeletal anchorage in orthodontics with mini- and microscrews. Inter Orthod 2005;3:235–243.
12. Berens A, Wiechmann D. Mini- und Mikroschrauben als skelettale Verankerung in der Kieferorthopädie. Optimierung des klinischen Vorgehens. Kieferorthop 2006;20(3):167–174.
13. Berglundh T, Abrahamsson I, Lang NP, Lindhe J. De novo alveolar bone formation adjacent to endosseous implants. Clin Oral Implants Res 2003;14(3):251–262.
14. Bi Y, Seabold JM, Kaar SG, Ragab AA, Goldberg VM, Anderson JM, et al. Adherent endotoxin on orthopedic wear particles stimulates cytokine production and osteoclast differentiation. J Bone Miner Res 2001;16(11):2082–2091.
15. Böhm B, Fuhrmann R. Klinischer Einsatz und histologische Bewertung der FAMI-Schraube als kortikaler Anker – eine Pilotstudie. J Orofac Orthop 2006;67(3):175–185.
16. Bondemark L, Feldmann I, Feldmann H. Distal molar movement with an intra-arch device provided with the Onplant System for absolute anchorage. World J Orthod 2002;3(2):117–124.
17. Brånemark PI, Breine U, Adell R, Hansson BO, Lindström J, Ohlson A. Intra-osseous anchorage of dental prosthesis. I. Experimental Studies. Scand J Plast Reconstr Surg 1969;3:81–100.
18. Brånemark PI, Zarb GA, Albrektsson T: Tissue-Integrated Prostheses. Chicago: Quintessence Publ C., 1985.
19. Büchter A, Wiechmann D, Gaertner C, Meyer U, Wiesmann H-P, Joos U. Knochenregenerationsprozesse bei sofortbelasteten Mikroimplantaten. IOK 2005;37(4):274–281.
20. Büchter A, Wiechmann D, Koerdt S, Wiesmann HP, Piffko J, Meyer U. Load-related implant reaction of mini-implants used for orthodontic anchorage. Clin Oral Implants Res 2005;16(4):473–479.
21. Büchter A, Wiechmann D, Meyer U, Wiesmann H-P, Joos U. Tierexperimentelle Untersuchung von sofort belasteten Mikroimplantaten. Z Zahnärztl Impl 2006;22(3):238–250.
22. Bumann A, Wiemer K, Mah J. Temporary orthodontic mini anchorage system (tomas®) zur absoluten Verankerung in der Kieferorthopädie. Jahrestagung der Deutschen Gesellschaft für Kieferorthopädie, Freiburg, 2004.
23. Bumann A. Vielzahl der Möglichkeiten von Minischrauben noch unentdeckt. KN 2006;(3):6.
24. Bumann A. Miniscrews: A multitude of possibilities. Ortho Tribune 2006;1(1):4–5.
25. Bumann A, Mah J. tomas – temporary orthodontic mini anchorage system. In: Cope JB (Hrsg.). OrthoTADs. The clinical guide and atlas. Dallas: Under Dog Media LP, 2006.
26. Bumann A, Wiemer K, Mah J. tomas – eine praxisgerechte Lösung zur temporären kieferorthopädischen Verankerung. Kieferorthop 2006;20(3):223–232.
27. Carano A, Lonardo P, Velo S, Incorvati C. Mechanical properties of three different commercially available miniscrews for skeletal anchorage. Prog Orthod 2005;6(1):82–97.
28. Carlsson L, Rostlund T, Albrektsson B, Albrektsson T, Brånemark PI. Osseointegration of titanium implants. Acta Orthop Scand 1986;57(4):285–289.

29. Chen YJ, Chen YH, Lin LD, Yao CC. Removal torque of miniscrews used for orthodontic anchorage – a preliminary report. Int J Oral Maxillofac Implants 2006;21(2):283–289.
30. Cheng SJ, Tseng IY, Lee JJ, Kok SH. A prospective study of the risk factors associated with failure of miniimplants used for orthodontic anchorage. Int J Oral Maxillofac Implants 2004;19(1):100–106.
31. ChillŹs D. 10 years of using surgical maxillo-facial screws as orthodontic anchorage. International Orthodontic Congress; Paris, 2005.
32. Cho DR, Shanbhag AS, Hong CY, Baran GR, Goldring SR. The role of adsorbed endotoxin in particle-induced stimulation of cytokine release. J Orthop Res 2002;20(4):704–713.
33. Christensen FB, Dalstra M, Sejling F, Overgaard S, Bunger C. Titanium-alloy enhances bone-pedicle screw fixation: mechanical and histomorphometrical results of titanium-alloy versus stainless steel. Eur Spine J 2000;9(2):97–103.
34. Chun HJ, Cheong SY, Han JH, Heo SJ, Chung JP, Rhyu IC, et al. Evaluation of design parameters of osseointegrated dental implants using finite element analysis. J Oral Rehabil 2002;29(6):565–574.
35. Cochran DL, Schenk RK, Lussi A, Higginbottom FL, Buser D. Bone response to unloaded and loaded titanium implants with a sandblasted and acid-etched surface a histometric study in canine mandible. J Biomed Mater Res 1998;40.
36. Cope JB. Temprary anchorage devices in orthodontics: A pardigm shift. Semin Orthod 2005;11(1):3–9.
37. Cope JB: OrthoTADs The clinical guide and atlas. Dallas: Under Dog Media, 2007.
38. Cope JB, Herman R. The IMTEC ortho implant. In: Cope JB (Hrsg.). OrthoTADs The clinical guide and atlas. Dallas: Under Dog Media LP, 2006.
39. Costa A, Raffainl M, Melsen B. Miniscrews as orthodontic anchorage: a preliminary report. Int J Adult Orthodon Orthognath Surg 1998;13(3):201–209.
40. Costa A, Melsen B. Immediate loading of implants used for orthodontic anchorage. Clin Orthod Res 2000;3:23–28.
41. Costa A. Orthodontic anchoraging implants. Mondo orthodontico 2001;26(6):481–488.
42. Costa A, Pasta G, Bergamaschi G. Intraoral hard and soft tissue depths for temprary anchorage devices. Semin Orthod 2005;11(1):10–15.
43. Costa A. Bone and soft tissue depths. In: Cope JB (Hrsg.). OrthoTADs The clinical guide and atlas. Dallas: Under Dog Media LP, 2006.
44. Creekmore TD, Eklund MK. The possibility of skeletal anchorage. J Clin Orthod 1983;17(4):266–269.
45. Dalstra M, Cattaneo PM, Melsen B. Load transfer of miniscrews for orthodontic anchorage. Orthodontics 2004;1(1):53–62.
46. Davies JE. Mechanism of endosseous integration. Int J Prosthodont 1998;11:391–401.
47. De Clerck H, Geerinckx V, Siciliano S. The Zygoma Anchorage System. J Clin Orthod 2002;36(8):455–459.
48. De Smet E, Jaecques SV, Wevers M, Jansen JA, Jacobs R, Sloten JV, et al. Effect of controlled early implant loading on bone healing and bone mass in guinea pigs, as assessed by micro-CT and histology. Eur J Oral Sci 2006;114(3):232–242.
49. Deguchi. The use of miniature implants as orthodontic anchorage in dogs. Orthod Waves 2002;61(3): 173–178.
50. Deguchi T, Takano-Yamamoto T, Kanomi R, Hartsfield JK, Jr., Roberts WE, Garetto LP. The use of small titanium screws for orthodontic anchorage. J Dent Res 2003;82(5):377–381.
51. Dennison DK, Huerzeler MB, Quinones C, Caffesse RG. Contaminated implant surfaces: an in vitro comparison of implant surface coating and treatment modalities for decontamination. J Periodontol 1994;65(10):942–948.
52. Dominici JT, Olson JW, Rohrer MD, Morris HF. Postmortem histologic evaluation of hydroxyapatite-coated cylinder and titanium alloy basket implants in situ for 37 months in the posterior mandible. Dental Implant Clinical Research Group. Implant Dent 1997;6(3):215–222.
53. Erverdi N, Baysal B, Cakirer B. Intrusion of overerupted molars by zygomatic implant anchorage in an adult orthoprosthetic patient. Orthodontics 2003;1(2):99–105.
54. Fanghanel J, Proff P, Dietze S, Bayerlein T, Mack F, Gedrange T. The morphological and clinical relevance of mandibular and maxillary bone structures for implantation. Folia Morphol (Warsz) 2006;65(1):49–53.
55. Favero L, Brollo P, Bressan E. Orthodontic anchorage with specific fixtures: related study analysis. Am J Orthod Dentofacial Orthop 2002;122(1):84–94.
56. Freudenthaler JW, Haas R, Bantleon HP. Bicortical titanium screws for critical orthodontic anchorage in the mandible: a preliminary report on clinical applications. Clin Oral Implants Res 2001;12(4):358–363.
57. Fritz U, Ehmer A, Diedrich P. Klinische Eignung von Mikrotitanschrauben zur orthodontischen Verankerung – erste Erfahrungen. J Orofac Orthop 2004; 65(5):410–418.
58. Frohberg U, Triplett RG. Die Auswirkung von Implantatwerkstoffen, Design und Oberflächenstruktur auf die Osseointegration von Dentalimplantaten. Ästhetische Zahnmedizin 2006;9(2):32–41.
59. Fujiwara M. [An experimental study on internal structures in the Japanese dentulous mandible]. Shikwa Gakuho 1989;89(3):561–584.
60. Gainsforth BL, Higley LB. A study of orthodontic anchorage possibility in basal bone. Am J Orthod Oral Surg 1945;31:406–417.
61. Gantous A, Phillips JH. The effects of varying pilot hole size on the holding power of miniscrews and microscrews. Plast Reconstr Surg 1995;95(7):1165–1169.
62. Garagiola U, Nishiyama K, Szabo G. Skeletal anchorage for tooth movements: mini implants vs osseointegrated implants. World J Orthod 2005;6 suppl 117–118.

63. Garetto LP, Chen J, Parr JA, Roberts WE. Remodeling dynamics of bone supporting rigidly fixed titanium implants a histomorphometric comparison in four species including humans. Implant Dent 1995;4: 235–243.
64. Gedrange T, Köbel C, Bourauel C, Luck O, Harzer W. Dreidimensionale Analyse der Knochenverformung nach einer Belastung von verschiedenen orthodontischen enossalen Implantaten. Deut Zahnärztl Z 2002;57(2):111–114.
65. Geis-Gerstorfer J. Titan und Titanlegierungen. Zahnärztl Mitt 2003;93(7):828–832.
66. Geng JP, Ma QS, Xu W, Tan KB, Liu GR. Finite element analysis of four thread-form configurations in a stepped screw implant. J Oral Rehabil 2004;31(3):233–239.
67. Giavaresi G, Fini M, Chiesa R, Rimondini L, Rondelli G, Borsari V et al. Osseointegration of sandblasted or anodised hydrothermally-treated titanium implants: mechanical, histomorphometric and bone hardness measurements. Int J Artif Organs 2002;25(8): 806–813.
68. Goaslind GD, Robertson PB, Mahan CJ, Morrison WW, Olson JV. Thickness of facial gingiva. J Periodontol 1977;48(12):768–771.
69. Gray JB, Steen ME, King GJ, Clark AE. Studies on the efficacy of implants as orthodontic anchorage. Am J Orthod 1983;83(4):311–317.
70. Gray JB, Smith R. Transitional implants for orthodontic anchorage. J Clin Orthod 2000;34(11):659–666.
71. Gummelt A, Wiemer K, Mah J, Bumann A. Placement torques for mini-anchorage pins dependent on pilot hole size. EOS Congress; Wien, 2006.
72. Hansson S, Werke M. The implant thread as a retention element in cortical bone: the effect of thread size and thread profile: a finite element study. J Biomech 2003;36(9):1247–1258.
73. Hayakawa T, Kiba H, Yasuda S, Yamamoto H, Nemoto K. A histologic and histomorphometric evaluation of two types of retrieved human titanium implants. Int J Periodontics Restorative Dent 2002;22(2):164–171.
74. Hayakawa T, Yoshinari M, Kiba H, Yamamoto H, Nemoto K, Jansen JA. Trabecular bone response to surface roughened and calcium phosphate (Ca-P) coated titanium implants. Biomaterials 2002;23(4): 1025–1031.
75. Heibel H, Alt KW, Wachter R, Bahr W. Kortikalisdicke am Unterkiefer unter besonderer Berücksichtigung der Miniplattenosteosynthese. Morphometrische Analyse an Sektionsmaterial. Mund Kiefer Gesichtschir 2001;5(3):180–185.
76. Herman R. Mini-implant anchorage for maxillary canine retraction: A prospective study. Oklahoma: University of Oklahoma, 2004.
77. Herman R, Cope JB. Miniscrew Implants: IMTEC Mini Ortho Implants. Semin Orthod 2005;11(1):32–39.
78. Hobkirk J, Watson RM, Searson L: Introducing Dental Implants. Edinburgh: Churchill Livingstone, 2003.
79. Homolka P, Beer A, Birkfellner W, Nowotny R, Gahleitner A, Tschabitscher M. Bone mineral density measurement with dental quantitative CT prior to dental implant placement in cadaver mandibles pilot study. Radiology 2002;224:247–252.
80. Huang LH, Shotwell JL, Wang HL. Dental implants for orthodontic anchorage. Am J Orthod Dentofacial Orthop 2005;127(6):713–722.
81. Hug C, Stieneker F. Endotoxine – die unterschätzte Gefahr. Swiss MED 2004;26(10):14–15.
82. Huja SS, Katona TR, Moore BK, Roberts WE. Microhardness and anisotropy of the vital osseous interface and endosseous implant supporting bone. J Orthop Res 1998;16:54-60.
83. Huja SS, Litsky AS, Beck FM, Johnson KA, Larsen PE. Pull-out strength of monocortical screws placed in the maxillae and mandibles of dogs. Am J Orthod Dentofacial Orthop 2005;127(3):307–313.
84. Iamoni F, Rasperini G, Trisi P, Simion M. Histomorphometric analysis of a half hydroxyapatite-coated implant in humans: a pilot study. Int J Oral Maxillofac Implants 1999;14(5):729–735.
85. Ismail SF, Johal AS. The role of implants in orthodontics. J Orthod 2002;29(3):239–245.
86. Jang ES. Comparsion of clinical success rates of cylinder and tapered microimplants. Daegu: Kyungpook National University, 2004.
87. Kanomi R. Mini-implant for orthodontic anchorage. J Clin Orthod 1997;31(11):763–767.
88. Kappert H. Titan als Werkstoff für die zahnärztliche Prothetik und Implantologie. Deut Zahnärztl Z 1994;49(8):573–583.
89. Kim HJ, Kim SH, Kim MS, Lee EJ, Oh HG, Oh WM, et al. Varying Ti-6Al-4V surface roughness induces different early morphologic and molecular responses in MG63 osteoblast-like cells. J Biomed Mater Res A 2005;74(3):366–373.
90. Kim JW, Ahn SJ, Chang YI. Histomorphometric and mechanical analyses of the drill-free screw as orthodontic anchorage. Am J Orthod Dentofacial Orthop 2005;128(2):190–194.
91. Kim JY, Lee JY, Park YG. Stability of a miniscrew penetrating a dental root and its impact on the paradental tissues of the beagle dog. World J Orthod 2005;6(Supplement):168–169.
92. Kondou J. [A study of the internal structure of the Japanese edentulous mandible]. Shikwa Gakuho 1990; 90(10):1251–1277.
93. Kuroda S, Sugawara Y, Deguchi T, Kyung HM, Takano-Yamamoto T. Clinical use of miniscrew implant as orthodontic anchorage: success rate and postoperative discomfort. World J Orthod 2005;6(Suppl):303–304.
94. Kwok AW, Finkelstein JA, Woodside T, Hearn TC, Hu RW. Insertional torque and pull-out strengths of conical and cylindrical pedicle screws in cadaveric bone. Spine 1996;21(11):2429–2434.
95. Kyung HM, Park HS, Bae SM, Sung JH, Kim IB. Development of orthodontic micro-implants for intraoral anchorage. J Clin Orthod 2003;37(6):321–328.
96. Kyung HM, Park HS, Bae SM, Kwon OW, Sung JH. Brochure for the Absoanchor Orthodontic Microimplant. 4th edition; Dentos 2006:3.
97. Labanauskaite B, Jankauskas G, Vasiliauskas A, Haffar N. Implants for orthodontic anchorage. Meta-analysis. Stomatologija, Baltic Dental and Maxillofacial Journal 2005;7(4):128–132.

98. Lazzara RJ, Testori T, Trisi P, Porter SS, Weinstein RL. A human histologic analysis of osseotite and machined surfaces using implants with 2 opposing surfaces. Int J Periodontics Restorative Dent 1999;19(2):117–129.
99. Lee BH, Kim JK, Kim YD, Choi K, Lee KH. In vivo behavior and mechanical stability of surface-modified titanium implants by plasma spray coating and chemical treatments. J Biomed Mater Res A 2004;69(2):279–285.
100. Leone. Orthodontic Mini Implants. Clinical procedure for positioning. Instruction for use 2004.
101. Li D, Ferguson SJ, Beutler T, Cochran DL, Sittig C, Hirt HP et al. Biomechanical comparison of the sandblasted and acid-etched and the machined and acid-etched titanium surface for dental implants. J Biomed Mater Res 2002;60(2):325–332.
102. Liang X, Wang H, Tang S, Lu D. An experimental investigation of osseointegration and stability of implants used as orthodontic anchorage in dogs. Chin J Dent Res 1999;2(3-4):68–72.
103. Lin JC, Liou EJ. A new bone screw for orthodontic anchorage. J Clin Orthod 2003;37(12):676–681.
104. Liou EJ, Pai BC, Lin JC. Do miniscrews remain stationary under orthodontic forces? Am J Orthod Dentofacial Orthop 2004;126(1):42–47.
105. Liou EJ, Lin JC. The LOMAS system. In: Cope JB (Hrsg.). OrthoTADs The clinical guide and atlas. Dallas: Under Dog Media LP, 2006.
106. Listgarten MA, Buser D, Steinemann SG, Donath K, Lang NP, Weber HP. Light and transmission electron microscopy of the intact interfaces between non-submerged titanium-coated epoxy resin implants and bone or gingiva. J Dent Res 1992;71(2):364–371.
107. Lopes CD, Konig BJ. Histological findings of bone remodeling around smooth dental titanium implants inserted in rabbit tibias. Ann Anat 2002;184:359–362.
108. Mah J, Bergstrand F. Temporary anchorage devices: a status report. J Clin Orthod 2005;39(3):132–136; discussion 136; quiz 153.
109. Maino BG, Mura P, Gianelly AA. A retrievable palatal implant for absolute anchorage in orthodontics. World J Orthod 2002;3(2):125–134.
110. Maino BG, Bednar J, Pagin P, Mura P. The spider screw for skeletal anchorage. J Clin Orthod 2003;37(2):90–97.
111. Maino BG, Maino G, Mura P. Spider Screw: skeletal anchorage system. Prog Orthod 2005;6(1):70–81.
112. Maino BG, Mura P, Bednar J. Miniscrew Implants: The Spider Screw Anchorage System. Semin Orthod 2005;11(1):40–46.
113. Maino BG, Bednar J, Mura P. The HDC Spider screw. In: Cope JB (Hrsg.). OrthoTADs The clinical guide and atlas. Dallas: Under Dog Media LP, 2006.
114. Mampieri G. Miniscrews for orthodontic anchorage: surgical management. World J Orthod 2005;6(Suppl):313.
115. Matthews LS, Hirsch C. Temperatures measured in human cortical bone when drilling. J bone Joint Surg Am 1972;54:297–308.
116. Melsen B, Petersen JK, Costa A. Zygoma ligatures: an alternative form of maxillary anchorage. J Clin Orthod 1998;32(3):154–158.
117. Melsen B, Costa A. Immediate loading of implants used for orthodontic anchorage. Clin Orthod Res 2000;3(1):23–28.
118. Melsen B, Lang NP. Biological reactions of alveolar bone to orthodontic loading of oral implants. Clin Oral Implants Res 2001;12(2):144–152.
119. Melsen B. Widening the orthodontic possibilities with the Aarhus Anchorage. Journal de parodontologie & d'implantologie orale 2004;19:333–347.
120. Melsen B. Mini-implants: Where are we? J Clin Orthod 2005;39(9):539–547; quiz 531–532.
121. Melsen B. Aarhus Mini-Implant. 2th edition;medicon 2005:12.
122. Melsen B, Verna C. Miniscrew Implants: The Aarhus Anchorage System. Semin Orthod 2005;11(1):24–31.
123. Melsen B. The Aarhus Anchorage system. In: Cope JB (Hrsg.). OrthoTADs The clinical guide and atlas. Dallas: Under Dog Media LP, 2006.
124. Miyamoto I, Tsuboi Y, Wada E, Suwa H, Iizuka T. Influence of cortical bone thickness and implant length on implant stability at the time of surgery – clinical, prospective, biomechanical, and imaging study. Bone 2005;37(6):776–780.
125. Miyawaki S, Koyama I, Inoue M, Mishima K, Sugahara T, Takano-Yamamoto T. Factors associated with the stability of titanium screws placed in the posterior region for orthodontic anchorage. Am J Orthod Dentofacial Orthop 2003;124(4):373–378.
126. Motoyoshi M, Hirabayashi M, Uemura M, Shimizu N. Recommended placement torque when tightening an orthodontic mini-implant. Clin Oral Implants Res 2006;17(1):109–114.
127. Müller HP, Schaller N, Eger T, Heinecke A. Thickness of masticatory mucosa. J Clin Periodontol 2000;27(6):431–436.
128. Müller-Hartwich R, Jost-Brinkmann PG, Präger T. Vorzeitiger Verlust von Kortikalisschrauben. Dtsch Zahnarztl Z 2005;60(Suppl):A 115.
129. Müller-Hartwich R, Jost-Brinkmann P-G, Präger T. Failure rate of microscrews used for orthodontic anchorage. World J Orthod 2005;6:288(suppl).
130. Müller-Hartwich R, Jost-Brinkmann PG, Präger T. Fraktur von Minischrauben – zwei Patientenberichte. 79. Wissenschaftliche Jahrestagung; Nürnberg, 2006.
131. Müller-Hartwich R, Präger T, Park J-A. Kieferorthopädische Verankerung mit Minischrauben – Auswahl geeigneter Insertionsorte und Mechaniken. Kieferorthop 2006;20(3):195–202.
132. Mura P. New technologies for Class II treatment – Implants. World J Orthod 2005;6(Supplement):191–192.
133. Nair S, Song Y, Meghji S, Reddi K, Harris M, Ross A, et al. Surface-associated proteins from Staphylococcus aureus demonstrate potent bone resorbing activity. J Bone Miner Res 1995;10(5):726–734.
134. Nakajima K, Kawase M, Onoda Y, Ide Y. A study of the internal structure of the Japanese mandible. Bull Tokyo Dent Coll 1992;33(4):205–213.

135. Nelson SK, Knoernschild KL, Robinson FG, Schuster GS. Lipopolysaccharide affinity for titanium implant biomaterials. J Prosthet Dent 1997;77(1):76–82.
136. Nkenke E, Hahn M, Weinzierl K, Radespiel-Troger M, Neukam FW, Engelke K. Implant stability and histomorphometry: a correlation study in human cadavers using stepped cylinder implants. Clin Oral Implants Res 2003;14(5):601–609.
137. Nouneh RA, Wataha JC, Hanes PJ, Lockwood PE. Effect of lipopolysaccharide contamination on the attachment of osteoblast-like cells to titanium and titanium alloy in vitro. J Oral Implantol 2001;27(4):174–179.
138. Ohashi E, Pecho OE, Moron M, Lagravere MO. Implant vs Screw Loading Protocols in Orthodontics. Angle Orthod 2006;76(4):721–727.
139. Ohmae M, Saito S, Morohashi T, Seki K, Qu H, Kanomi R et al. A clinical and histological evaluation of titanium mini-implants as anchors for orthodontic intrusion in the beagle dog. Am J Orthod Dentofacial Orthop 2001;119(5):489–497.
140. Oyonarte R, Pilliar RM, Deporter D, Woodside DG. Peri-implant bone response to orthodontic loading: Part 2. Implant surface geometry and its effect on regional bone remodeling. Am J Orthod Dentofacial Orthop 2005;128(2):182–189.
141. Oyonarte R, Pilliar RM, Deporter D, Woodside DG. Peri-implant bone response to orthodontic loading: Part 1. A histomorphometric study of the effects of implant surface design. Am J Orthod Dentofacial Orthop 2005;128(2):173–181.
142. Paik CH, Woo YJ, Kim J, Park JU. Use of miniscrews for intermaxillary fixation of lingual-orthodontic surgical patients. J Clin Orthod 2002;36(3):132–136; quiz 145.
143. Park HS, Kwon OW, Sung JH. Uprighting second molars with micro-implant anchorage. J Clin Orthod 2004;38(2):100–103.
144. Park HS, Jeong SH, Kwon OW. Factors affecting the clinical success of screw implants used as orthodontic anchorage. Am J Orthod Dentofacial Orthop 2006;130(1):18–25.
145. Park H-S, Kyung HM. The Absoanchor. In: Cope JB (Hrsg.). OrthoTADs The clinical guide and atlas. Dallas: Under Dog Media LP, 2006
146. Park YC, Lee SY, Kim DH, Jee SH. Intrusion of posterior teeth using mini-screw implants. Am J Orthod Dentofacial Orthop 2003;123(6):690–694.
147. Park Y-C, Lee JS, Choi YJ, Choi NC, Lee HA, Song JW, et al. New type of orthodontic mini-implant. World J Orthod 2005;6(Suppl):295.
148. Poggio PM, Incorvati C, Velo S, Carano A. "Safe zones": a guide for miniscrew positioning in the maxillary and mandibular arch. Angle Orthod 2006;76(2):191–197.
149. Präger T, Holtgrave EA. Primary stability of self-drilling and conventional screw implants for orthodontic anchorage. J Dent Res 2003;82(special issue B):B-301,2319.
150. Präger T, Mischkowski RA, Laube N. Einfluss einer Vorbohrung auf den Knochenkontakt bei FAMI-Schrauben. 79. Wissenschaftliche Jahrestagung; Nürnberg, 2006.
151. Präger T, Mischkowski RA, Laube N, Müller-Hartwich R, Neugebauer J. Bone to screw contact of anchorage screws in minipigs. EOS Congress; Wien, 2006.
152. Proff P, Bayerlein T, Kramer A, Allegrini S, Jr., Dietze S, Fanghanel J et al. Requirements and infection prophylaxis for internally cooled implant drills. Folia Morphol (Warsz) 2006;65(1):34–36.
153. Proff P, Kauschke E, Rumpel E, Bayerlein T, Dietze S, Fanghanel J et al. The survival and proliferation of fibroblasts on orthodontic miniscrews with different surface treatment: an in vitro study. Folia Morphol (Warsz) 2006;65(1):78–80.
154. Sanderink RBA, Bernhardt H, Knoke M, Meyer J, Weber C, Weiger R: Curriculum Orale Mikrobiologie und Immunologie. Berlin: Quintessenz, 2004
155. Schlepper H. Aufbereitung von Medizinprodukten ist oft teurer als Sterilprodukte. DZW 2006;26:15.
156. Schliephake H, Reiss G, Urban R, Neukam FW, Guckel S. Metal release from titanium fixtures during placement in the mandible: an experimental study. Int J Oral Maxillofac Implants 1993;8(5):502–511.
157. Schmid MR, Schiel HJ, Lambrecht JT. Untersuchungen über Drehmomente enossaler oraler Schraubenimplantate. Schweiz Monatsschr Zahnmed 2002;112(8):804–813.
158. Schnelle MA, Beck FM, Jaynes RM, Huja SS. A radiographic evaluation of the availability of bone for placement of miniscrews. Angle Orthod 2004;74(6):832–837.
159. Schou S, Holmstrup P, Reibel J, Juhl M, Hjorting-Hansen E, Kornman KS. Ligature-induced marginal inflammation around osseointegrated implants and ankylosed teeth: stereologic and histologic observations in cynomolgus monkeys (Macaca fascicularis). J Periodontol 1993;64(6):529–537.
160. Schou S, Holmstrup P, Stoltze K, Hjorting-Hansen E, Kornman KS. Ligature-induced marginal inflammation around osseointegrated implants and ankylosed teeth. Clin Oral Implants Res 1993;4(1):12–22.
161. Sfondrini MF, Cacciafesta V, Sfondrini D. The uprighting of mesially tipped and impacted mandibular second molars. The use of the mandibular ramus as orthodontic anchorage. Orthodontics 2004;1(1):3–12.
162. Shalabi MM, Gortemaker A, Van't Hof MA, Jansen JA, Creugers NH. Implant surface roughness and bone healing: a systematic review. J Dent Res 2006;85(6):496–500.
163. Sherman AJ. Bone reaction to orthodontic forces on vitreous carbon dental implants. Am J Orthod 1978;74(1):79–87.
164. Siar CH, Toh CG, Romanos G, Swaminathan D, Ong AH, Yaacob H, et al. Peri-implant soft tissue integration of immediately loaded implants in the posterior macaque mandible: a histomorphometric study. J Periodontol 2003;74(5):571–578.

165. Skoglund B, Larsson L, Aspenberg PA. Bone-resorptive effects of endotoxin-contaminated high-density polyethylene particles spontaneously eliminated in vivo. J Bone Joint Surg Br 2002;84(5):767–773.
166. Slaets E, Carmeliet G, Naert I, Duyck J. Early cellular responses in cortical bone healing around unloaded titanium implants: an animal study. J Periodontol 2006;77(6):1015–1024.
167. Soskolne WA, Cohen S, Sennerby L, Wennerberg A, Shapira L. The effect of titanium surface roughness on the adhesion of monocytes and their secretion of TNF-alpha and PGE2. Clin Oral Implants Res 2002;13(1):86–93.
168. Steigenga J, Al-Shammari K, Misch C, Nociti FH, Jr., Wang HL. Effects of implant thread geometry on percentage of osseointegration and resistance to reverse torque in the tibia of rabbits. J Periodontol 2004; 75(9):1233–1241.
169. Steinemann SG, Eulenberger J, Maeusli PA, Schroeder A. Adhesion of bone to titanium. In: Cristel P, Meunier A, Lee AJC (Hrsg.). Biological and biomechanical performance of biomaterials. Amsterdam: Elsevier, 1989:409–414.
170. Strietzel F. Kortikale Verankerung zur orthodontischen Kraftapplikation. Risiken, Komplikationen und forensische Aspekte. Kieferorthop 2006;20(3):235–242.
171. Suba C, Kovacs K, Kiss G, Velich N, Kovacs L, Kadar B et al. Surface analysis of interaction between titan implants treated with anod oxidation and the human organism. Orv Hetil 2004;145(41):2085–2091.
172. Sul YT, Johansson CB, Jeong Y, Wennerberg A, Albrektsson T. Resonance frequency and removal torque analysis of implants with turned and anodized surface oxides. Clin Oral Implants Res 2002;13(3): 252–259.
173. Sul YT, Johansson CB, Kang Y, Jeon DG, Albrektsson T. Bone reactions to oxidized titanium implants with electrochemical anion sulphuric acid and phosphoric acid incorporation. Clin Implant Dent Relat Res 2002;4(2):78–87.
174. Sul YT, Johansson CB, Petronis S, Krozer A, Jeong Y, Wennerberg A et al. Characteristics of the surface oxides on turned and electrochemically oxidized pure titanium implants up to dielectric breakdown: the oxide thickness, micropore configurations, surface roughness, crystal structure and chemical composition. Biomaterials 2002;23(2):491–501.
175. Sul YT, Johansson CB, Roser K, Albrektsson T. Qualitative and quantitative observations of bone tissue reactions to anodised implants. Biomaterials 2002; 23(8):1809–1817.
176. Sung JH, Kyung HM, Bae SM, Park HS, Kwon OW, McNamara J: Microimplants in Orthodontics. Ann Arbor: Needham Press, 2006.
177. Szymanska J. Exposure to bacterial endotoxin during conservative dental treatment. Ann Agric Environ Med 2005;12(1):137–139.
178. Thomas PM. The KLS ortho anchor screw. In: Cope JB (Hrsg.). OrthoTADs The clinical guide and atlas. Dallas: Under Dog Media LP, 2006.
179. Triaca A, Antonini M, Wintermantel. Ein neues Titanflachschrauben-Implantat zur orthodontischen Verankerung am anterioren Gaumen. Inf Orthod Kieferorthop 1992;24:251–257.
180. Trisi P, Rao W. Bone classification: clinical-histomorphometric comparison. Clin Oral Implants Res 1999;10(1):1–7.
181. Trisi P, Rao W, Rebaudi A. A histometric comparison of smooth and rough titanium implants in human low-density jawbone. Int J Oral Maxillofac Implants 1999;14(5):689–698.
182. Trisi P, Rebaudi A. Progressive bone adaptation of titanium implants during and after orthodontic load in humans. Int J Periodontics Restorative Dent 2002; 22(1):31–43.
183. Wang H, Liang X, Tang S. [An experimental investigation between osseointegration and stability of implants used as orthodontic anchorage in dogs]. Zhonghua Kou Qiang Yi Xue Za Zhi 2000;35(2):99–101.
184. Wehrbein H, Glatzmaier J, Mundwiller U, Diedrich P. The Orthosystem–a new implant system for orthodontic anchorage in the palate. J Orofac Orthop 1996;57(3):142–153.
185. White LW. Aarhus Mini-Implant. World J Orthod 2005;6(3):315.
186. Wilmes B, Olthoff G, Bortoluzzi V, Drescher D. Impact of bone quality on primary stability of orthodontic mini-implants. EOS Congress; Wien 2006.
187. Wilmes B, Rademacher C, Olthoff G, Drescher D. Einfluss der Insertionsparameter auf die Primärstabilität orthodontischer Mini-Implantate. J Orofac Orthop 2006;67(3):162–174.
188. Woo SS, Jeong ST, Huh YS, Hwang. A clinical study of the skeletal anchorage system using miniscrews. J Korean Oral Maxillofacial Surg 2003;29:102–107.
189. You ZH, Bell WH, Schneiderman ED, Ashman RB. Biomechanical properties of small bone screws. J Oral Maxillofac Surg 1994;52(12):1293–1302.
190. Zablotsky MH, Diedrich DL, Meffert RM. Detoxification of endotoxin-contaminated titanium and hydroxyapatite-coated surfaces utilizing various chemotherapeutic and mechanical modalities. Implant Dent 1992;1(2):154–158.
191. Zarb GA, Albrektsson T. Osseointegration: a requiem for the peridontal ligament? Int J Periodontics Restorative Dent 1991;11:88–91.
192. Zipprich H, Ludwig B, Lindel I, Glasl B. Untersuchung zum Risikopotential kieferorthopädischer Verankerungsschrauben. J Orofac Orthop 2006;im Druck
193. Zitzmann NU, Abrahamsson I, Berglundh T, Lindhe J. Soft tissue reactions to plaque formation at implant abutments with different surface topography. An experimental study in dogs. J Clin Periodontol 2002;29(5):456–461.
194. Zitzmann NU, Berglundh T, Ericsson I, Lindhe J. Spontaneousprogression of experimentally induced peri-implantitis. J Clin Periodontol 2004;31(845–849).

Anlage 3-01

A – Allgemeine Fragen

1. Name der Schraube: _____

2. Name des Erfinders: _____

3. Name und Sitz des Herstellers: _____

4. Auf dem Markt verfügbar seit: _____

5. Die Schraube ist zertifiziert nach: ❏ CE   ❏ FDA   ❏ andere: _____

6. Vertriebspartner im deutschsprachigen Raum:

Deutschland: _____
Österreich: _____
Schweiz: _____

7. Anzahl der Anwender weltweit: ca. _____

8. Welche Serviceleistungen werden angeboten?

Kurse zum System	❏ deutsch	❏ englisch
Sammlung von Anwendungs-/Fallbeispielen	❏ deutsch	❏ englisch
Unterlagen zur Patientenaufklärung	❏ deutsch	❏ englisch

B – Gestaltung der Schraube

1. Aus welchem Material besteht die Schraube? _____

2. Ist die Schraube aus einem Stück gefertigt?   ❏ ja   ❏ nein

3. Wie viele verschiedene Schraubenvarianten sind erhältlich?

_____ verschiedene Längen
_____ Längen des Gewindeanteils (mm)
_____ verschiedene Durchmesser
_____ Durchmesser des Gewindeanteils (mm)
_____ verschiedene Kopfdesigns
_____ verschiedene Varianten insgesamt

4. Welche Kopfdesigns sind verfügbar?

❏ Haken   Höhe: Durchmesser:

❏ Kugelkopf   Höhe: Durchmesser:

❏ Ösen/Bohrung   Höhe: Durchmesser:

❏ einfacher Slot   Höhe: Durchmesser:

❏ Kreuzslot   Höhe: Durchmesser:

5. Wie wird die Schraube im Insertionsinstrument gehalten?

❏ außen liegend   (z. B. Sechskant)

❏ innen liegend   (z. B. Kreuzschlitz)

6. Wie ist der innerhalb der Gingiva gelagerte Teil gestaltet?

❏ zylindrisch   Höhe: Durchmesser:

❏ konisch   Höhe: Durchmesser:

❏ hexagonal   Höhe: Durchmesser:

7. Wie ist der max. Durchmesser des innerhalb der Gingiva gelagerten Teils im Vergleich zum außerhalb (Mundhöhle) gelagerten Teil?

❏ Hals > Kopf

❏ Hals = Kopf

❏ Hals < Kopf

8. Führt das Gewinde bis zum Kopf der Schraube?

❏ ja   ❏ nein

9. Wie ist der Gewindeteil gestaltet?

❏ zylindrisch   ❏ konisch   ❏ Linksgewinde
❏ selbstbohrend   ❏ selbstschneidend

C – Zubehör im Lieferprogramm

1. Hilfsmittel zum Auffinden und Markieren der Insertionsstelle:

❏ vorgeformtes Drahtelement ❏ kein Hilfsmittel
❏ andere: _____

2. Instrument zur Perforation der Gingiva:

❏ Einweg-Schleimhautstanze ❏ kein Instrument
❏ Mehrweg-Schleimhautstanze

3. Pilotbohrer:

❏ Bohrer zum Ankörnen des Knochen ❏ kein Bohrer
❏ Pilotbohrer mit Tiefenstopp

Anzahl der Bohrer: _____
Durchmesser: _____, _____, _____, _____
Längen: _____, _____, _____, _____

4. Instrumente für die manuelle Insertion:

❏ langer Schraubendreher Anzahl der Ansätze: _____
❏ kurzer Schraubendreher Anzahl der Varianten: _____
❏ Rändel
❏ Ratsche: ❏ mit ... ❏ ohne ... Drehmomentkontrolle

5. Instrumente für die maschinelle Insertion:

Anzahl der Instrumente: _____
Durchmesser: _____, _____, _____, _____
Längen: _____, _____, _____, _____

D – Anwendung der Schraube

1. Auslieferung der Schraube:

❏ steril
❏ unsteril   Gibt es eine Empfehlung zur Sterilisation?   ❏ ja   ❏ nein

2. Wie hoch ist das empfohlene max. Drehmoment bei der Insertion? _____

3. Ab welchem Drehmoment erhöht sich die Bruchgefahr? _____

Wie wurde dieses Drehmoment ermittelt?
❏ mathematisch   ❏ klinisch
❏ experimentell

4. Wie kann der Anwender das Drehmoment während der Insertion kontrollieren?
_____

5. Welches dieser Elemente kann an jedes Kopfdesign gekoppelt werden?

❏ Runddrähte
❏ Vierkantdrähte
❏ Federn
❏ elastische Ketten

6. Wie werden die Kopplungselemente an der Schraube fixiert?

❏ Drahtligatur   ❏ andere: _____

❏ Fixierung mit Adhäsiv

7. Gibt es veröffentlichte Studien zur Überlebensrate der Schraube?

❏ ja   ❏ nein

8. Welche Schritte empfehlen Sie für die Insertion der Schraube?

❏ Oberflächenanästhesie   ❏ Lappen bilden
❏ Infiltrationsanästhesie   ❏ Ausstanzen der Gingiva
❏ Leitungsanästhesie   ❏ Inzision in der Gingiva
❏ keine Anästhesie   ❏ direkt durch die Gingiva schrauben
❏ Pilotbohrung im OK   ❏ maschinelle Insertion
❏ Pilotbohrung im UK   ❏ manuelle Insertion

Anlage 3-02

Muster einer Checkliste mit Fragen zur Bewertung von Minischrauben-Systemen nach Bumann[1]:

Frage 1:
Wieviel verschiedene Schrauben hat das System?

Frage 2:
Gibt es selbstschneidende und selbstbohrende Schrauben im Programm?

Frage 3:
Welche Längen der Schrauben stehen zur Verfügung?

Frage 4:
Welchen Durchmesser haben die Schrauben ?

Frage 5:
Wie ist der Durchmesser der Vorbohrer in Relation zum Außendurchmesser der Schrauben?

Frage 6:
Haben die Vorbohrer verschiedene Durchmesser?

Frage 7:
Hat das System eine drehmoment-kontrollierte Ratsche um das optimale Eindrehmoment zu ermitteln und Schraubenbrüche zu vermeiden?

Frage 8:
Bei welchem Drehmoment bricht die Schraube?

Frage 9:
Wie hoch ist der Gingivahals / -kragen der Schrauben?

Frage 10:
Wird die Schraube steril geliefert und werden alle Kriterien eines Qualitätmanagementsystems erfüllt?

Frage 11:
Wie wird der Draht an der Schraube fixiert, wie sicher ist die Verbindung und wieviel Zeit wird für die Fixierung benötigt?

Frage 12:
Wie hoch ist die Fehlerrate für die Schrauben?

[1] Wiedergegeben mit freundlicher Genehmigung von Prof. Dr. Axel Bumann (Berlin)

Björn Ludwig · Bettina Glasl
Constantin Landes · Thomas Lietz

Insertion von Minischrauben

4.1 Vorbereitung der Insertion von Minischrauben/Pins

Die Anwendung einer skelettalen Verankerung setzt sich aus zwei wesentlichen Arbeitsschritten zusammen:

Die Insertion der Minischraube und die darauf folgende Kopplung mit kieferorthopädischen Apparaturen. Beide Arbeitsschritte sind in der Patientenakte in geeigneter Form zu dokumentieren. In diesem Kapitel wird die Insertion von Minischrauben beschrieben.

Die erfolgreiche Insertion einer Minischraube ist eine Grundvoraussetzung, um kortikale Verankerungstechniken überhaupt nutzen zu können. Verschiedene Autoren haben, wie im vorherigen Kapitel beschrieben, ideale Anforderungen an eine skelettale Verankerung formuliert[4, 13, 15, 23].

Davon steht ein Großteil in direktem Zusammenhang mit der Insertion der Minischraube. Unten aufgeführt sind die Anforderungen, die in einer direkten Wechselbeziehung zur Insertion stehen.
- kleine bzw. geringe Dimension der Schraube
- einfache Platzierung und Nutzung
- Primärstabilität
- leichtes Entfernen

Dieses Kapitel soll dem Anwender von der Fallplanung und präoperativen Diagnostik, über Anästhesie und Insertion, bis hin zur Sofortbelastung und Explantation der Minischraube eine Hilfe für die praktische und erfolgreiche Anwendung geben.

4.1.1 Die präoperative Planung

Für die Planung der Insertion, d. h. für die Wahl des Insertionsortes in Hinblick auf anatomische Möglichkeit und therapeutische Nutzung, sind die in der Kieferorthopädie üblichen und für jede Fallplanung notwendigen diagnostischen Unterlagen heranzuziehen. Für das rein operative Vorgehen wäre ein geringerer diagnostischer Aufwand sicherlich ausreichend. Doch steht die Insertion in direktem Zusammenhang mit der Kopplung zu kieferorthopädischen Apparaturen und der Wahl der geeigneten Behandlungsmechanik für das angestrebte Therapieziel.

Zur Ergänzung der klinischen Befunderhebung sind folgende diagnostische Unterlagen erforderlich:

Modelle, Fotos, Orthopantomogramm und Fernröntgenseiten-Aufnahme.

Die gewünschte Lage der Schraube wird zunächst klinisch und an den Diagnosemodellen ermittelt. Röntgenbilder werden ergänzend zur topografischen Beurteilung von angrenzenden Strukturen herangezogen. Der intraorale Fotostatus ist fakultativ anzufertigen und kann bei der Planung und insbesondere bei der Verlaufskontrolle hilfreich sein.

Für eine erfolgreich inserierte und primärstabile Minischraube sind ein ausreichendes Knochenangebot und der Abstand zu Nachbarstrukturen zu überprüfen. In der Regel werden Minischrauben monokortikal verankert. Eine bikortikale Platzierung kann im Unterkiefer möglich sein, da der Alveolarfortsatz in seiner sagittalen Breite gerade im anterioren Bereich begrenzt ist.

Monokortikale Verankerung bedeutet, wie in Abbildung 4-1 zu sehen, dass nur eine Seite der Kortikalis zur Verankerung herangezogen wird. Dadurch gibt es keine Austrittsstelle an der gegenüberliegenden Knochenfläche.

Es ist für die therapeutische Nutzung entscheidend, dass diese knöcherne Verankerung Primärstabilität aufweist, d. h. rein durch mecha-

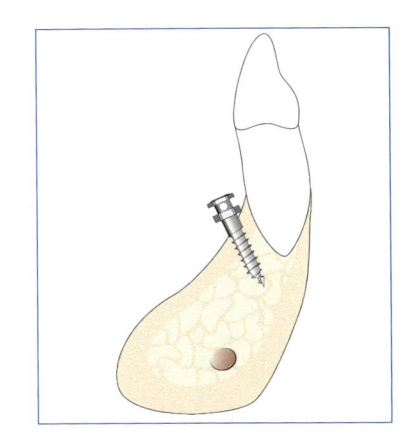

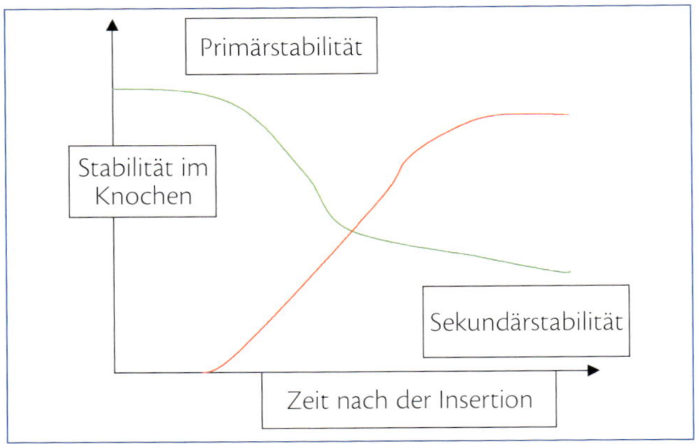

Abb. 4-1 Monokortikale Verankerung.

Abb. 4-2 Schematische Darstellung der Stabilität von Minischrauben im Laufe der Lagezeit.

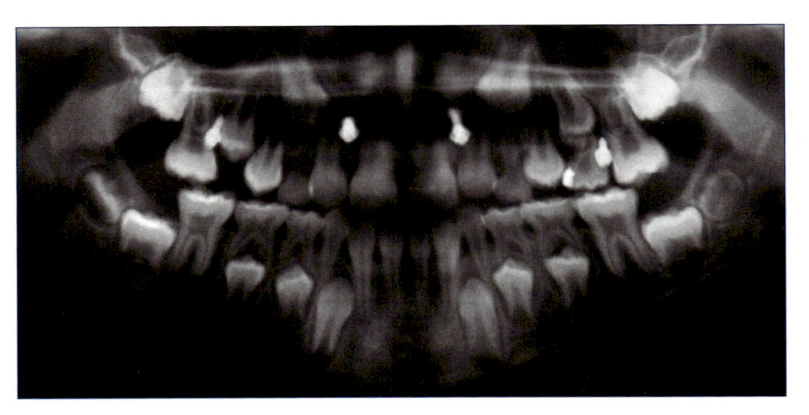

Abb. 4-3 Insertion von Minischrauben in der Nähe von durchbrechenden Zähnen und Zahnfollikeln mit dem Risiko einer deutlich erhöhten Verlustrate.

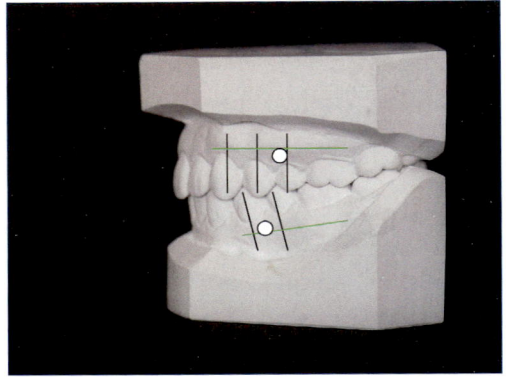

Abb. 4-4 Modell mit Einzeichnung der Zahnachsen und der Mukogingivallinie.

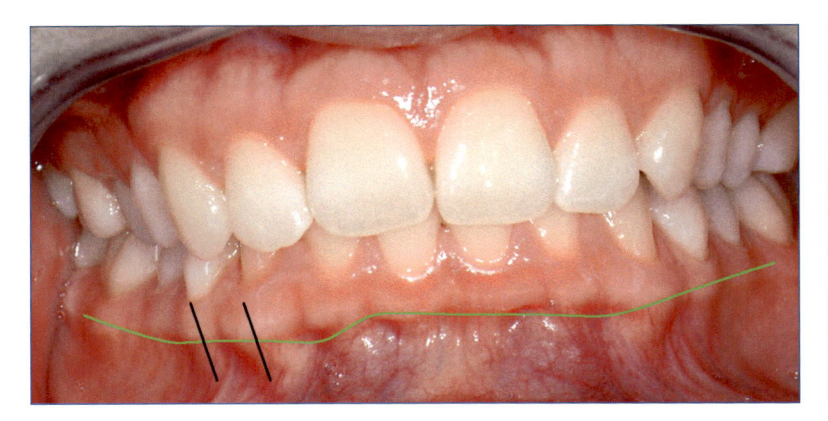

Abb. 4-5 Klinisches Bild mit Darstellung des Verlaufs der Mukogingivallinie und der Zahnachsen.

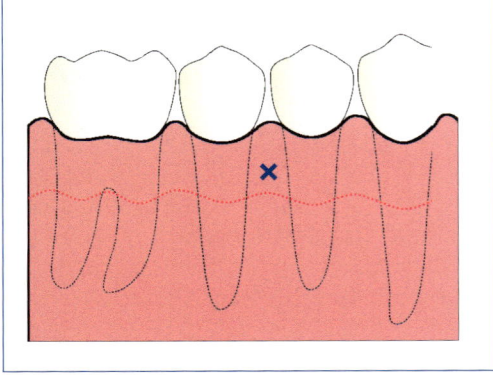

Abb. 4-6 Grafische Darstellung zur Festlegung des Insertionsortes zwischen den Zahnachsen im Bereich der befestigten Gingiva.

nische Retention des Gewindes und durch das elastische Rückstellvermögen des Knochens.

In Abbildung 4-2 ist zu sehen, wie die Primärstabilität nach vier bis sechs Wochen abnimmt und die Sekundärstabilität durch osseokonduktive Prozesse zwischen der zweiten und dritten Woche ansteigt. Bei Minischrauben wird das Potenzial zur Osseointegration kontrovers diskutiert. Somit sollte man sich in erster Linie auf die Primärstabilität konzentrieren; sowohl beim Schraubendesign als auch bei der Insertionstechnik.

Um eine ausreichende Primärstabilität zu erreichen, ist neben einer schonenden Insertionstechnik eine gute Qualität des Knochens Voraussetzung. Die Dichte und Qualität des Kieferknochens hängen vom Alter des Patienten, genetischen Faktoren, der Insertionsregion und der funktionellen Belastung ab. Zu beachten sind zum Beispiel Unterschiede zwischen der anterioren Region im Unterkiefer und der Molarenregion im Oberkiefer. In der Nähe von Zahnfollikeln und Milchzähnen zeigt sich eine weiträumigere knöcherne Architektur (Abb. 4-3). Nach Extraktionen sollte die Regeneration des Knochens abgeschlossen sein, bevor in diesen Bereichen eine Minischraube inseriert wird.

Die Schichtstärken der Kortikalis und der Spongiosa sind in den einzelnen Kieferregionen unterschiedlich. Dabei ist die Dicke der Kortikalis der wichtigste Faktor für den Halt der Minischraube im Knochen[22, 26].

4.1.2 Modellanalyse und klinische Planung

Modellanalyse
Auf dem Modell ist neben der Umsetzbarkeit der Behandlungsmechanik die Lage der Schraube für eine optimale, schonende und anatomisch mögliche Insertion zu ermitteln.

Zwei morphologische Parameter sind dabei hilfreich und als Fixpunkte recht sicher zu bewerten: zum einen die Zahnachsen und zum anderen die mukogingivale Grenzlinie.

Ganz klar: In die Zahnwurzeln darf eine Minischraube nicht inseriert werden. Unterhalb der mukogingivalen Grenze und in Nähe von Bändern kann es zu mechanischen Irritationen, Entzündungen und Überlappungen mit dem umliegenden Gewebe kommen. Im ungünstigsten Fall kann sich die Schraube lockern und vorzeitig verloren gehen.

Am Modell (Abb. 4-4) erkennt man sehr schnell, dass bei Beachtung der Zahnachsen und der mukogingivalen Grenzlinie ein begrenztes Insertionsfeld übrig bleibt. *Poggio* beschreibt in seinen Studien so genannte „safe zones", die für die Insertion von Minischrauben geeignet sind. Diese an bildgebenden Verfahren definierten Regionen stimmen annähernd mit dem hier einfach dargestellten Feld überein. *Schnelle* et al.[30] und *Costa* et al.[6, 30] haben in ihren Publikationen die Platzverhältnisse zwischen der Schmelz-Zement-Grenze und der Mukogingivallinie ebenfalls untersucht. Auch daraus ergeben sich ein begrenztes Insertionsfeld und Knochenangebot.

Die Zahnachsen sind anhand des Verlaufs der *Jugae alveolariae* auf dem Modell gut zu beurteilen. Die Mukogingivallinie kann mit einer Parodontalsonde intraoral vom Gingivarand gemessen und anschließend auf das Modell übertragen werden.

Klinische Inspektion
Der Kopf der Minischraube muss innerhalb der befestigten Gingiva liegen, um eine Ursache für Komplikation zu vermeiden[2,25] (Abb. 4-5 und 4-6). Im Unterkiefer liegt der Schraubenkopf oberhalb und im Oberkiefer unterhalb der Mukogingivallinie.

Auch klinisch kann anhand des Verlaufs der *Jugae alveolariae* die Neigung der Zahnachsen in orovestibulärer und mesiodistaler Richtung sehr gut taktil und visuell beurteilt werden.

4.1.3 Röntgenanalyse

Bildgebende Verfahren als diagnostische Hilfe haben in zweierlei Hinsicht ihre Berechtigung: Sie geben einerseits forensische Sicherheit und sichern die Dokumentationspflicht. Zum anderen helfen sie gerade dem ungeübten Anwender, einen topografischen Überblick der relevanten anatomische Strukturen zu bekommen.

Zur radiologischen Absicherung der geplanten Schraubenposition genügt in der Regel ein aktuelles Orthopantomogramm, um die knöcherne Situation, die Lage benachbarter Wurzeln oder Zahnkeime und die topografische Nähe zu Nerven und Gefäßen abzuschätzen. Bei Unsicherheiten dient die konventionelle Röntgendiagnostik als Entscheidungshilfe für eine weiterführende Befunderhebung.

Bei schwierig gelagerten Fällen oder Schraubensystemen, deren Hersteller eine präoperative Röntgenaufnahme empfehlen, können zur Lagesicherung röntgensichtbare Orientierungselemente eingesetzt werden. In der internationalen Literatur werden verschiedene Platzierungshilfen aus Draht- oder Kunststoffkonstruktionen vorgeschlagen[14, 18, 21]. Die Drahthalterungen werden temporär mit Kunststoff an den Zähnen über dem geplanten Insertionsareal befestigt (Abb. 4-7).

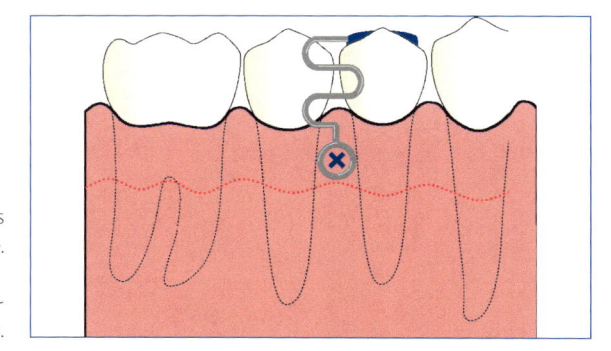

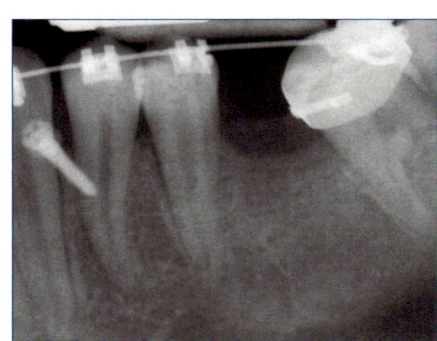

Abb. 4-7 Drahtelement als Röntgenpositionierungshilfe.

Abb. 4-8 Falsch positives Ergebnis eines Einzelzahnfilms.

Abb. 4-9 Orthopantomogramm als präoperative Röntgenkontrolle in regio 45 und 46.

Abb. 4-10 Experimentelle 3-D-Darstellung der Schraubenposition.

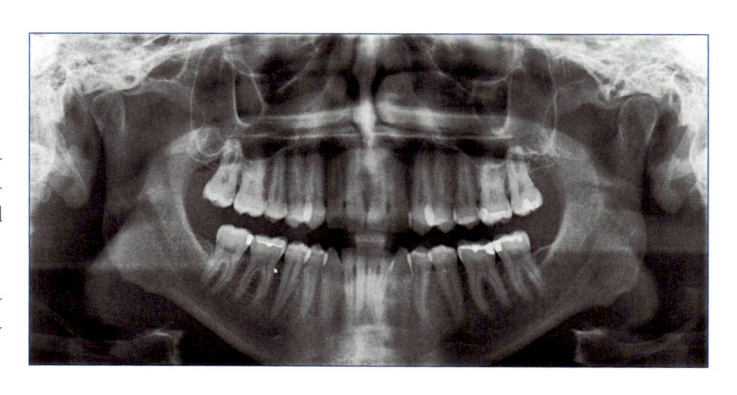

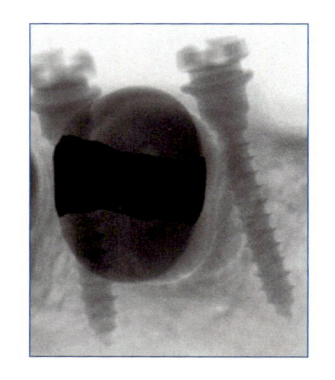

Abb. 4-11 Röntgenhilfe nach Kontrolle und Markierung der idealen Position.

Abb. 4-12 Röntgensichtbarer Orientierungspin, mit Zahnseide als Aspirationsschutz gesichert.

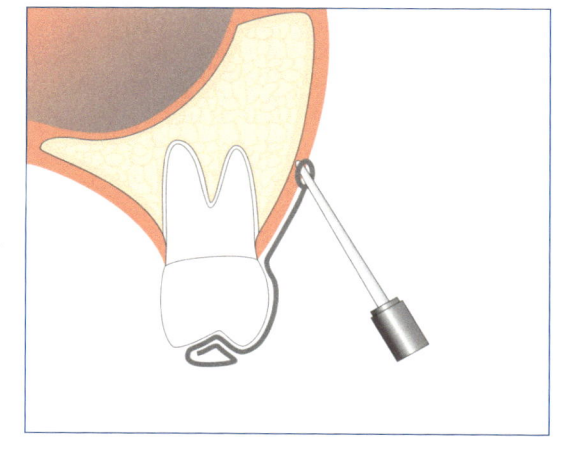

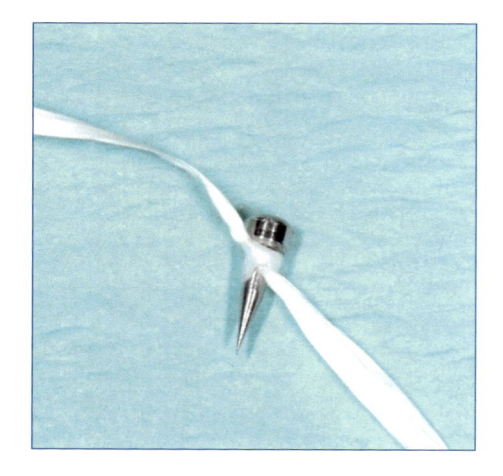

Anschließend erfolgt eine Röntgenaufnahme. Der Befund sollte kritisch beurteilt werden, da es projektionsbedingt zu Verzerrungen und damit falsch positiven Ergebnissen kommen kann (Abb. 4-8). Deshalb ist bei Zahnfilmen auf eine exakte Ausrichtung in Rechtwinkeltechnik zu achten.

Bei einem OPG treten weniger Einstellungsprobleme auf (Abb. 4-9).

Diagnostisch ideal wäre eine dreidimensionale Röntgenkontrolle, wie in Abbildung 4-10 experimentell dargestellt. Aus strahlenhygienischen und wirtschaftlichen Aspekten scheint dies, genau wie eine postoperative röntgenologische Positionskontrolle, auch in Abwägung des geringen potenziellen Risikos bei der Insertion einer Minischraube zu aufwändig. Näheres dazu in Kapitel 6.

Nach positiver Röntgenkontrolle wird das Drahtelement als Hilfe zur Markierung der Insertionsstelle weiter verwendet (Abb. 4-11).

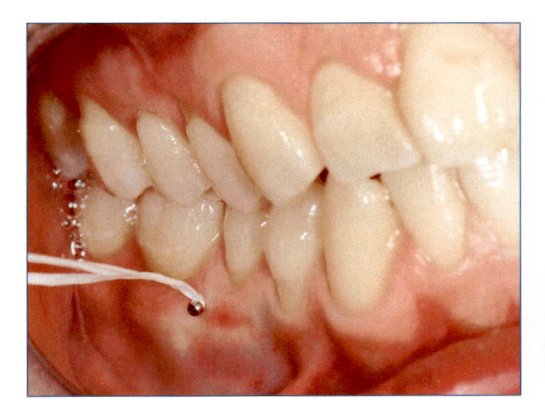

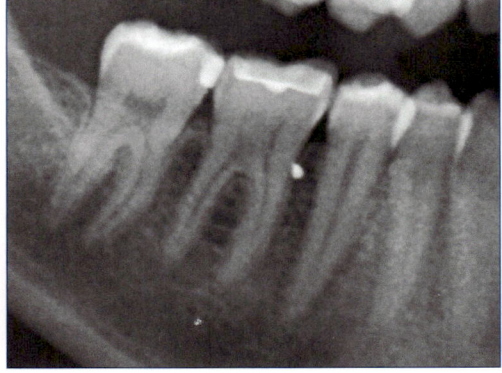

Abb. 4-13 und 4-14 Klinische Positionierung des Pins oberhalb der mukogingivalen Grenzlinie und das entsprechende Kontrollröntgenbild.

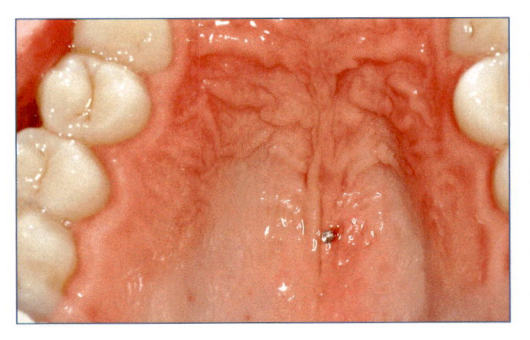

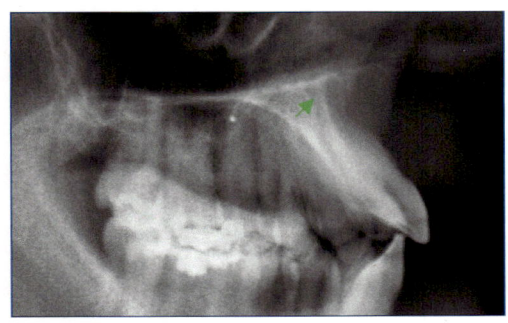

Abb. 4-15 und 4-16 Im harten Gaumen eingebrachter Röntgenpin. Die präoperative FRS-Aufnahme zeigt, dass die geplante Insertionsregion wenig verfügbaren Knochen liefert. Der Pfeil verweist auf den vorteilhafteren Insertionsbereich in Höhe der Gaumenfalten.

Eine Alternative zu den Drahtelementen sind kleine Orientierungspins (Abb. 4-12). Vorbiegungen, Justierungs- und Befestigungsversuche entfallen bei diesem Verfahren.

Dieser Orientierungspin ist nur einige Millimeter lang und trägt an seinem Ende einen Kopf mit einer kleinen Einziehung zur Befestigung der Zahnseide. Er ähnelt im Prinzip einer Stecknadel. Nach Oberflächenanästhesie lässt er sich durch seine konische Form an der geplanten Insertionsstelle mit leichtem Fingerdruck in die Schleimhaut einbringen.

Er ist lagestabil und röntgenopak. In den Röntgenaufnahme ist eine gute Lagekontrolle gegeben (Abb. 4-13 und 4-14).

Mit dem Orientierungspin ist auch eine Röntgenkontrolle bei geplanter Insertion innerhalb des harten Gaumens durchführbar (Abb. 4-15 und 4-16). Als Kontrollbild muss dann ein Fernröntgenbild angefertigt werden. Abbildung 4-16 verdeutlicht, dass eine weiter anterior gewählte Position ein größeres Knochenangebot bietet. Nach der Kontrolle kann die Minischraube jetzt weiter ventral positioniert werden.

4.2 Vorgehen bei der Insertion der Minischraube/des Pins

4.2.1 Selbstschneidend oder selbstbohrend?

Es haben sich in den letzten Jahren zwei Varianten von Minischrauben-Systemen etabliert, die sich bezüglich des Insertionsvorgehens unterscheiden: selbstschneidende Schrauben (Abb. 4-17) und selbstbohrende Schrauben (Abb. 4-18). In der Literatur gibt es noch keine klare Gewichtung, welche Variante mehr Vorteile in sich vereint.

Rein selbstschneidende Schrauben bedingen ein obligates Vorbohren am Einsatzort mit gewissen Anforderungen an die technische Ausrüstung.

Selbstbohrende Schraubensysteme verlangen keine zwingende Aufbereitung des Knochenlagers. Das Gewinde arbeitet sich, bedingt durch seine Form, ohne Vorbohrung durch Gingiva und Kortikalis.

Alle Hersteller haben selbstbohrende Minischrauben im Programm. Von der Spider Screw und dem tomas®-pin gibt es auch selbstschneidende Varianten.

Abb. 4-17 Selbstschneidendes Vorgehen bei der Insertion.

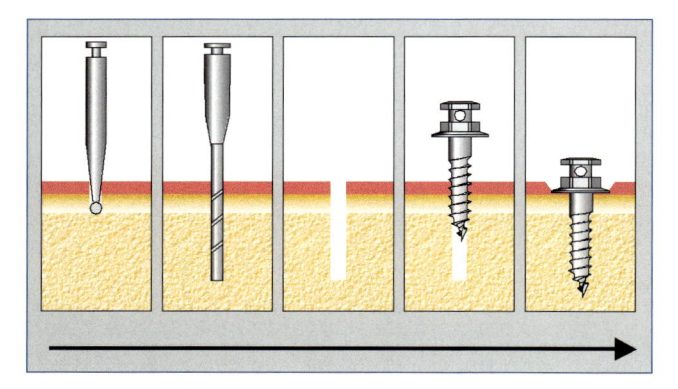

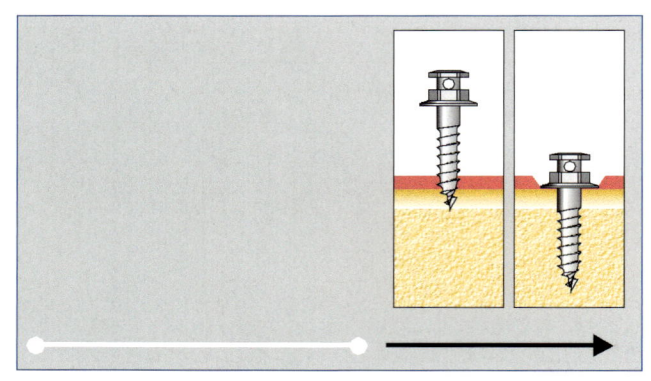

Abb. 4-18 Selbstbohrendes Vorgehen bei der Insertion.

Es gibt keinen Nachweis, ob selbstbohrende oder selbstschneidende Schrauben eine bessere klinische Prognose haben[24]. Für Regionen mit dünner Kortikalis und bei stark aufgelockerter Knochenstruktur empfehlen sich selbstbohrende Schrauben. Im umgekehrten Fall – bei dicker Kortikalis und fester Knochenstruktur – könnte sich eine selbstschneidende Schraube als besser erweisen.

Da der chirurgische Aufwand und damit auch das theoretische Risikopotenzial bei beiden Systemen unterschiedlich bewertet werden müssen, ist bei der Wahl der Methode auch eine Abwägung zwischen Risiko und Nutzen durchzuführen (siehe dazu auch die detaillierten Erläuterungen in Kapitel 3 und 6).

Ein wichtiges Ziel für den Anwender muss es sein, die postoperative Belastung für den Patienten gering zu halten, die Anwendung des in der Praxis zur Anwendung kommenden Systems sicher zu beherrschen und die Risiken objektiv abzuschätzen.

4.2.2 Auswahl der Schraube

Bei der Insertion einer Minischraube durchdringt die Schraube folgende anatomische Strukturen:
- Gingiva
- Kortikalis
- Spongiosa

Diese verschiedenen Gewebe müssen im Schraubendesign und bei der Insertionstechnik berücksichtigt sein (Abb. 4-19 und 4-20).

Der Schraubenkopf dient der Aufnahme und Kopplung mit kieferorthopädischen Apparaturen. Er muss so platziert sein, dass ein Wechsel dieser Elemente für Behandler und Patient komfortabel und problemlos möglich ist.

Der transgingivale, gewindefreie Teil berücksichtigt die anatomischen Merkmale der Gingiva und soll während der Nutzdauer Entzündungen, Wucherungen und Infektionen vermeiden bzw. gering halten.

Das Gewinde verleiht der Minischraube die geforderte Primärstabilität. Die selbstbohrende Spitze fungiert als „Pfadfinder" durch den Knochen.

Der Durchmesser der Minischrauben (in den meisten Fällen wird der Außendurchmesser angegeben) variiert zwischen 1,2 mm und 2,3 mm.

Für die primärstabile und erfolgreiche Insertion einer Minischraube ist eine bestimmte Menge von Knochen um die Schraube herum notwendig. Hinsichtlich der ausreichenden Dimension schwanken die Angaben in der Literatur von 0,5 mm[17], über 1 mm[28] bis hin zu zwei Millimetern[16].

Der häufigste Insertionsort für Minischrauben liegt zwischen den Zahnwurzeln (Abb. 4-21). Damit geben die dort vorhandenen Platzverhältnisse den maximalen Durchmesser der Schraube vor. Die Stellung der Zähne und ihre Angulation in orovestibulärer, sowie mesiodistaler Richtung bestimmen bzw. beschränken das interradikuläre Knochenangebot.

Deshalb sollten nur Schrauben mit einem Außendurchmesser von ca. 1,6 mm zur Anwendung kommen.

Die Längen der auf dem Markt befindlichen Minischrauben reichen von 4 mm bis zu 14 mm.

4.2 Vorgehen bei der Insertion der Minischraube/des Pins

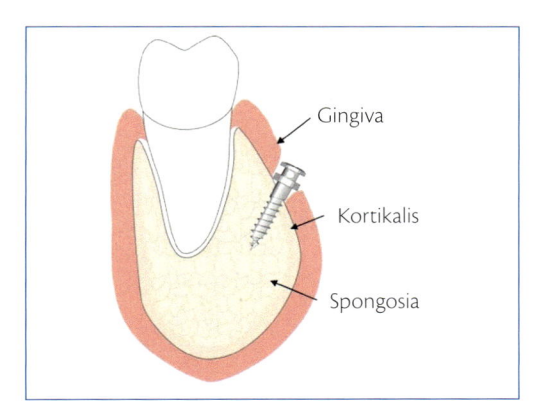

Abb. 4-19 Anatomische Strukturen, die in Wechselbeziehung mit den Schraubenbestandteilen stehen.

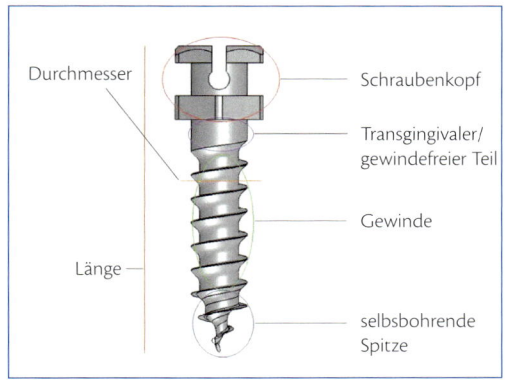

Abb. 4-20 Aufbau einer Minischraube.

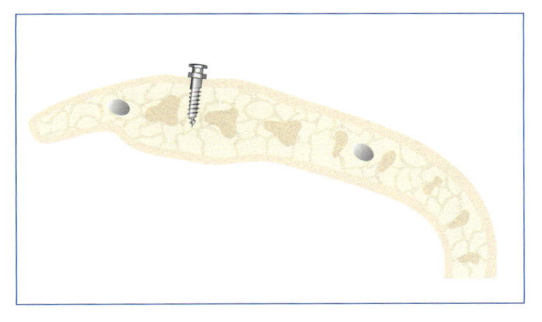

Abb. 4-21 Interradikuläre Platzierung einer Minischraube.

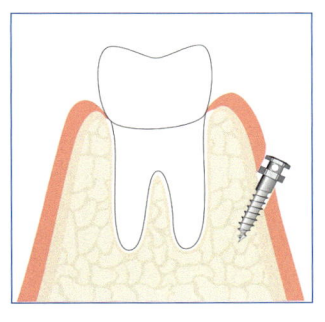

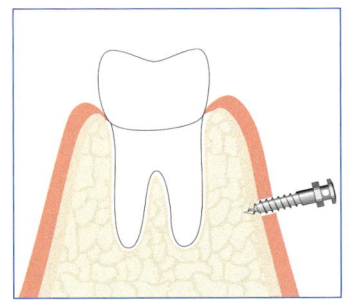

Abb. 4-22 und 4-23 Knochenangebot in Abhängigkeit des Insertionswinkels.

Die Auswahl der Länge richtet sich wie beim Durchmesser nach dem Knochenangebot. Je nach Region beträgt die Dicke des Knochens zwischen 4 mm und 16 mm. In Abhängigkeit von Insertionsrichtung bzw. Insertionswinkel steht mehr Substanz zur Verfügung (Abb. 4-22 und 4-23).

Schrauben, die länger als 12 mm sind, können zu Perforationen führen. Die Gefahr besteht zum Beispiel auf der Lingualseite des anterioren Unterkiefers oder in Nähe der Kieferhöhle (Abb. 4-24 und 4-25).

Für den sicheren Halt einer Schraube ist deren Länge eher sekundär. In verschiedenen Untersuchungen zeigte sich die Dicke der Kortikalis als entscheidender Parameter. Je dicker die Kortikalis, umso zuverlässiger ist die Verankerung bzw. der Halt der Schraube im Knochen[22].

Bei der Längenwahl einer Minischraube muss auch die Dicke der Gingiva berücksichtigt werden. Im Bereich des distalen Gaumens und retromolar im Unterkiefer kann die Gingiva eine Dicke von bis zu ca. 4 mm aufweisen. Dies sind jedoch äußerst seltene Insertionsregionen. Die Schraube soll für eine ausreichende mechanische Wertigkeit ca. 6 mm im Knochen verankert sein. Demzufolge müsste die Länge von der Schraubenspitze bis zum Beginn des Kopfes in diesen Regionen 10 mm betragen.

Poggio et al.[28] empfehlen Längen von 6 bis 8 mm. Für Costa[6, 7] sind Minischrauben mit einer Länge zwischen 6 und 10 mm akzeptabel. Ausgehend von diesen Untersuchungen scheinen längere Schrauben nicht notwendig zu sein. Dies wird von zahlreichen klinischen Erfahrungen bestätigt.

Es sollten deshalb nur Minischrauben mit einer Länge von ca. 6 bis 10 mm zur Anwendung kommen.

Der funktionelle Kopf der Schraube sollte möglichst alle Kopplungselemente aufnehmen können. Wenn während der Zahnbewegung therapeutische Änderungen notwendig werden, müssen andere kieferorthopädische Elemente einzusetzen sein. Die Wahl des Schraubendesigns muss der Behandler selbst treffen, da sie

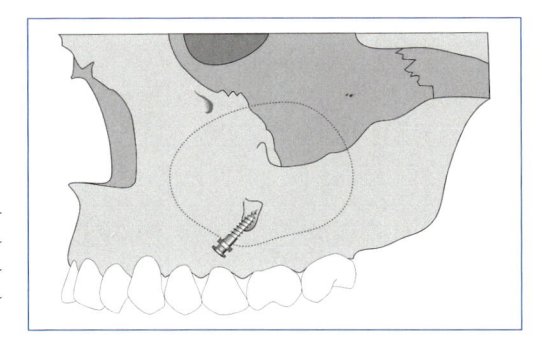

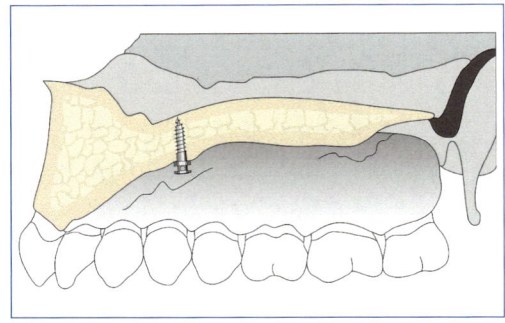

Abb. 4-24 und 4-25 Mögliche Perforation einer Minischraube in die Nasennebenhöhlen und in den Nasenboden.

von der persönlichen Behandlungsphilosophie abhängt (Näheres dazu in Kapitel 3 und 5).

Um die Lagerhaltung übersichtlich zu gestalten, sollten deshalb nur Minischrauben mit einem universellen, funktionstragenden Kopf zur Anwendung kommen.

Die wichtigsten Auswahlkriterien in Kürze:
Durchmesser	Länge	Schraubenkopf
↓	↓	↓
ca. 1,6 mm	6–10 mm	universell koppelbar

4.2.3 Instrumentarium und Arbeitsvorbereitung

Abhängig von der Art der verwendeten Schraube (selbstschneidend oder selbstbohrend) benötigt man unterschiedlich ausgerichtetes Instrumentarium. Nachfolgend wird chronologisch anhand der Insertionsreihenfolge das Instrumentarium beschrieben.

Checkliste – Instrumentarium:
a) Allgemeines Instrumentarium:
   • Zahnärztliches Grundbesteck (Abb. 4-26)
   • Sterile Tray-Abdeckung (Abb. 4-27)
   • Sterile Sauger (Abb. 4-28)
   • Anästhesie (in Spritzen- oder Gel-Form) (Abb. 4-29)
b) Instrumente für selbstschneidende Minischrauben:
   • Schleimhautstanze (Abb. 4-30)
   • Rosenbohrer (Abb. 4-31)
   • Pilotbohrer (Abb. 4-32)
   • Winkelstück (Abb. 4-33 und 4-34)
   • Manuelle oder maschinelle Insertionsinstrumente (Abb. 4-35 bis 4-37)
c) Instrumente für selbstbohrende und selbstschneidende Minischrauben
   • Manuelle oder maschinelle Insertionsinstrumente (Abb. 4-35 bis 4-37)

Der Anwender hat bei vielen Herstellern die Option auf unsterile oder steril verpackte Minischrauben. Unsterile Schrauben müssen in der Praxis hygienisch aufbereitet werden (Abb. 4-38 und 4-39). Siehe dazu auch Kapitel 3.5.1. Dafür eignen sich Sterilisationsracks, in die die Schrauben zusammen mit den jeweiligen Hand- und Winkelstück-Instrumenten eingelegt werden. Viele Racks bieten gesonderte Sortierfächer für verschiedene Schraubengrößen und -typen. Bereits vom Hersteller steril verpackte Schrauben werden in versiegelten Verpackungen ausgeliefert und können direkt am Patienten frisch aus der Schutzpackung entnommen werden (Abb. 4-40 und 4-41).

Unabhängig davon welcher Typ von Minischrauben verwendet wird, müssen bei der Insertion die hygienischen Anforderungen für einen minimalinvasiven Eingriff erfüllt werden. Der Arbeitsplatz ist entsprechend vorzubereiten.

4.2.4 Insertion der Minischrauben/Pins Schritt für Schritt

4.2.4.1 Anästhesie
Vor der Anästhesie kann als erster Schritt fakultativ eine Spülung der Mundhöhle durch Chlorhexidin-Präparate durchgeführt werden.

Gut geeignet für die lokale Schmerzausschaltung sind Oberflächen-Anästhetika, die etwa zehn Minuten vor Insertion aufgebracht werden (Abb. 4-42). Präparate in Gel-Form (Oraquix, Densply) lassen sich gezielt applizieren und garantieren aufgrund ihrer Viskosität eine ausreichende Einwirkdauer.

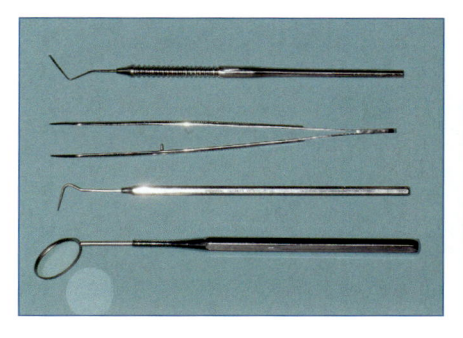

Abb. 4-26 Zahnärztliches Grundbesteck (Spiegel, zahnärztliche Sonde, Pinzette, Parodontalsonde).

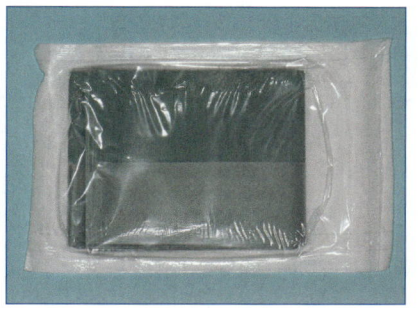

Abb. 4-27 Sterile Einmaltray-Abdeckung.

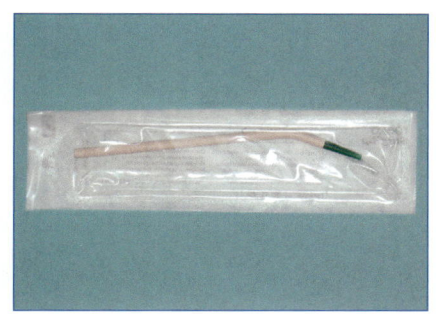

Abb. 4-28 Steriler Einmalsauger.

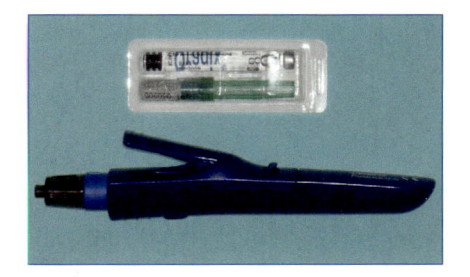

Abb. 4-29 Anästhesie-Gel oder selbst-aspirierendes Injektionsbesteck.

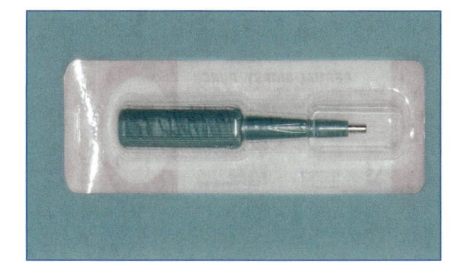

Abb. 4-30 Sterile Schleimhautstanze zum einmaligen Gebrauch.

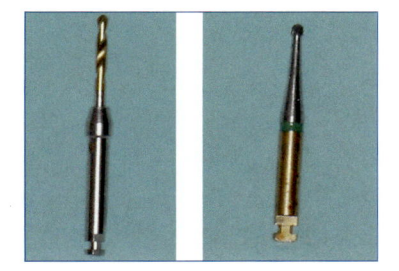

Abb. 4-31 und 4-32 Pilotbohrer und Rosenbohrer.

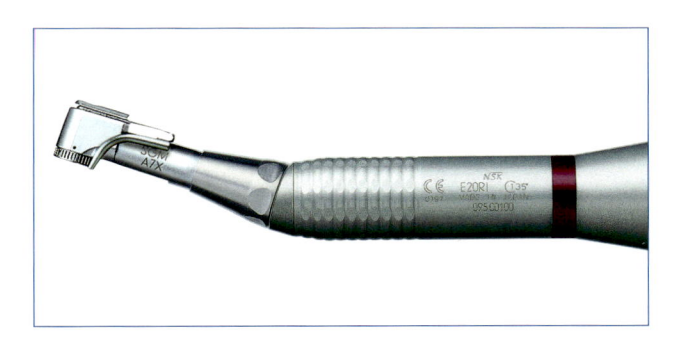

Abb. 4-33 Winkelstück zur maschinellen Insertion und Vorbohrung.

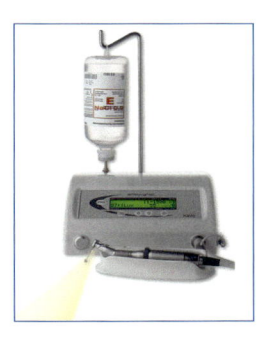

Abb. 4-34 Chirurgisches Winkelstück mit steriler NaCl-Lösung.

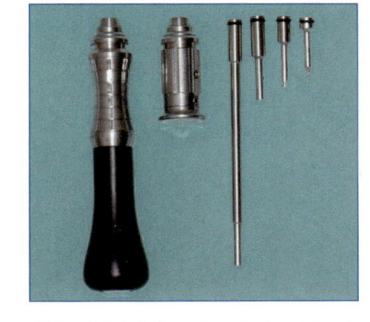

Abb. 4-35 Schraubendreher-Handgriff in zwei Größen zur manuellen Insertion und Klingen in diversen Längen, die auch auf ein Winkelstück passen.

Die örtliche Infiltrationsanästhesie von Mukosa und Periost mit 0,2 bis 0,5 ml bietet im Gegensatz zur Leitungsanästhesie den Vorteil, dass die Sensibilität der Nachbarzähne und des Parodonts erhalten bleiben (Abb. 4-43 bis 4-46).

Der Patient spürt, ob die Schraube die Zahnwurzel bzw. den desmodontalen Faserapparat berührt[2]. Die Injektion sollte am gewünschten Insertionsort erfolgen und nicht in der Tiefe des Vestibulums. Eine Leitungsanästhesie ist nur palatinal sinnvoll.

4.2.4.2 Messung der Gingivadicke

Die Dicke der Gingiva beträgt nach *Goaslind* et al. durchschnittlich 1,25 mm[12]. *Costa* et al. fanden in Abhängigkeit von der jeweilgen Region Werte für die Dicke der Gingiva zwischen 1,4 und 4,2 mm[6]. Der häufigste Insertionsort für Minischrauben liegt sowohl im Oberkiefer als auch im Unterkiefer zwischen dem ersten und zweiten Prämolaren. Dort hat die Gingiva eine Stärke von 1 bis 2 mm.

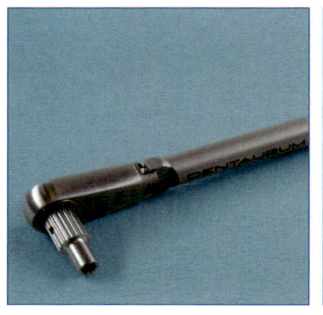

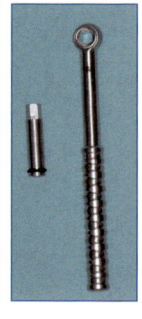

Abb. 4-36 und 4-37 Ratsche mit einstellbarem Drehmoment und starre Ratsche zur manuellen Insertion.

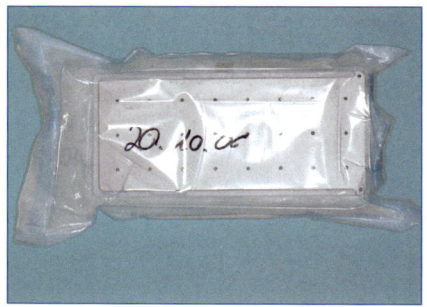

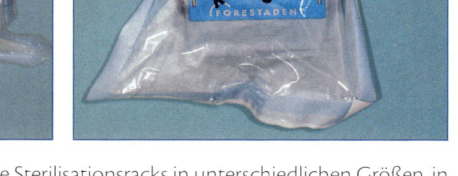

Abb. 4-38 und 4-39 Wiederverwendbare Sterilisationsracks in unterschiedlichen Größen, in Schutzfolie eingeschweißt. Das Datum der Aufbereitung wird auf der Folie vermerkt. Doppelt eingeschweißtes Gut gilt bei versiegelter Umverpackung bis zu fünf Jahre als steril.

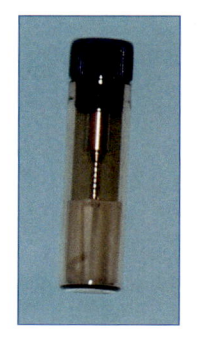

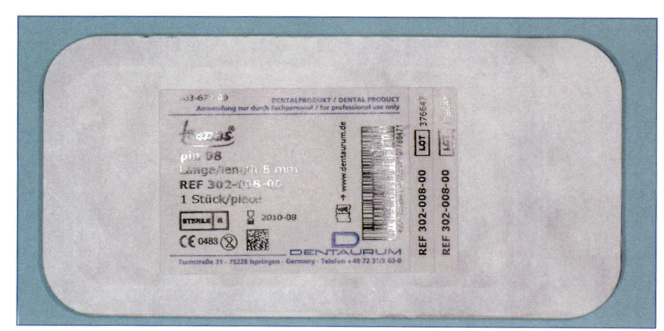

Abb. 4-40 und 4-41 Bereits vom Hersteller steril verpackte Schraube.

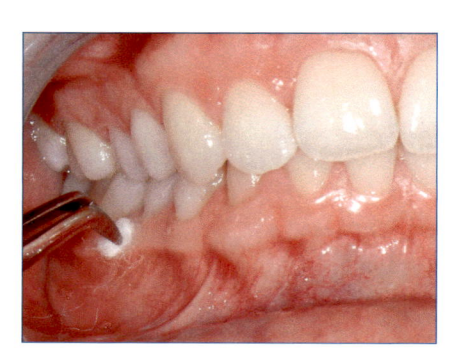

Abb. 4-42 Oberflächenanästhesie mit 40%igem Lidocain-Gel.

Man kann die Dicke der Gingiva mit einer Sonde oder einem Wurzelkanalinstrument messen. Dies ist jedoch nur in den Grenzregionen retromolar und im posterioren Gaumenbereich sinnvoll, da die Diversität ansonsten sehr gering ist und einen weiteren Arbeitsschritt bedingt.

4.2.4.3 Ausstanzen der Gingiva

Um die Schraube zu inserieren, muss die Gingiva als erste Barriere überwunden werden. Bei selbstschneidenden Schrauben benötigt man obligat eine Pilotbohrung. Ohne Perforation der Gingiva kann sich die Schleimhaut bei der Pilotbohrung um den Rosenbohrer aufwickeln und zu Weichteilverletzungen führen. Deshalb sollte mit einer sterilen Einweg-Stanze das Zahnfleisch (Abb. 4-30) vorab perforiert werden. Das ausgestanzte Segment muss sauber mit einer Pinzette oder scharfem Löffel entfernt werden (Abb. 4-47 und 4-48). Es sollten scharfe Wundränder entstehen, um eine Infektion und die Gefahr einer perimukösen Entzündung zu reduzieren.

Bei vielen selbstbohrenden Minischrauben wird empfohlen, mit der Schraube die Gingiva zu perforieren. Dabei ist es wichtig, die Schraube bis zum Knochenkontakt anzupressen und sie somit als Stanz-Werkzeug zu benutzen (Abb. 4-49). Ein Drehen der Schraube während des Durchdringens der Gingiva kann zu Weichteilverletzungen, zu Verlegung des Gewindes und zu einer Verschleppung von Basalzellen in die Tiefe führen, was eine Infektion und vorzeitigen Verlust bedingen kann (siehe zu dieser Thematik auch Kapitel 3.5.2).

Bei der Benutzung von selbstbohrenden Minischrauben kann die Perforation der Gingiva selbstverständlich auch durch eine Schleimhautstanze erfolgen. Siehe dazu auch Abbildung 3-28.

4.2.4.4 Ankörnung und Pilotbohrer

Um bei der Pilotbohrung nicht an der glatten Knochenoberfläche abzurutschen, körnt man die Insertionsstelle mit einem kugelförmigen Rosenbohrer an (Abb. 4-50). Es wird eine leich-

4.2 Vorgehen bei der Insertion der Minischraube/des Pins

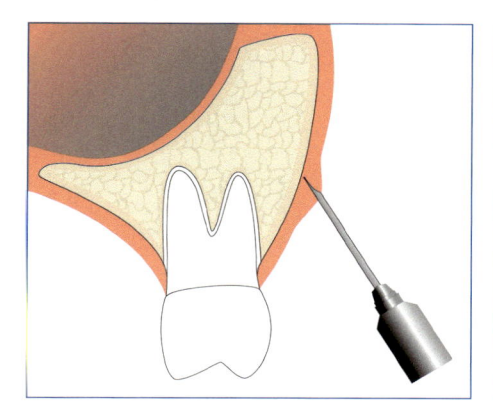

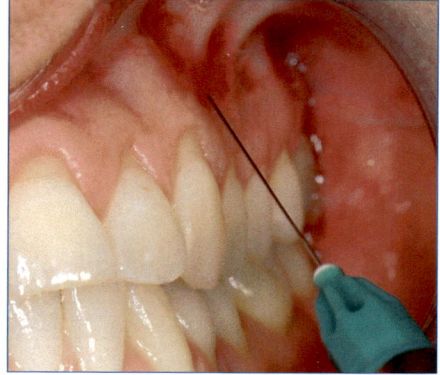

Abb. 4-43 und 4-44 Infiltrationsanästhesie am gewünschten Insertionsort im Oberkiefer.

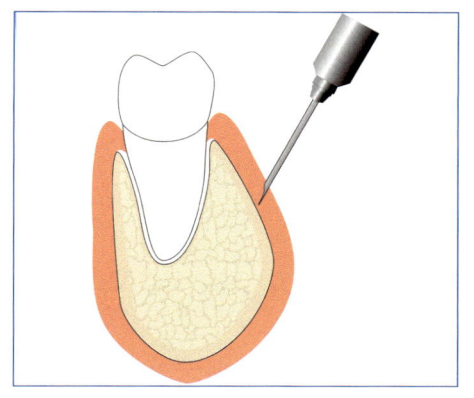

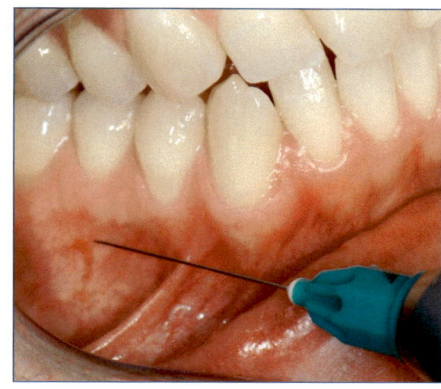

Abb. 4-45 und 4-46 Infiltrationsanästhesie am gewünschten Insertionsort im Unterkiefer.

te Mulde in das Knochenlager präpariert. In dieser Vertiefung findet die Spitze des Pilotbohrers Halt und ein Abgleiten wird vermieden (Abb. 4-51).

Die entscheidenden Parameter eines Pilotbohrers sind die Länge und der Durchmesser des Arbeitsteils. Benutzt man Bohrer mit demselben Außendurchmesser wie die Minischraube, kann dies der Grund für einen vorzeitigen Verlust der Verankerung sein[9]. Der Durchmesser des Pilotbohrers muss daher kleiner als der Außendurchmesser der Schraube sein. Die Relation der Durchmesser zueinander ist bei den einzelnen Produkten sehr unterschiedlich. Die Größendifferenz variiert zwischen 0,3 mm und 0,7 mm[14, 20]. *Gantous* und *Phillips* empfehlen einen Durchmesser des Vorbohrers zwischen 70 und 85% des Schraubendurchmessers[10].

Die notwendige Länge des Bohrers ergibt sich aus der Länge der Schraube. Nicht für jede Schraubenlänge ist ein eigener Bohrer notwendig. Oft haben Bohrer eine Tiefenmarkierung auf dem Arbeitsteil, die eine Orientierung über die aktuelle Bohrtiefe gibt. Zu bevorzugen sind Bohrer, die noch zusätzlich über einen Tiefenstopp verfügen, um ein unbeabsichtigtes, zu tiefes Eindringen in den Knochen zu vermeiden.

In vielen Systemen gibt es unterschiedliche Vorbohrer. Sie sollten eindeutig markiert sein. Durch die Vorbohrung darf der Knochen so wenig wie möglich traumatisiert werden. Um eine zu starke thermische Belastung auszuschließen, muss gekühlt und bei reduzierter Drehzahl gearbeitet werden. Die Vorbohrung erfolgt mit einer Drehzahl von 500 Umin^{-1} bis 1500 Umin^{-1}.

Der Bohrer sollte nur für je eine Pilotbohrung verwendet werden, um eine Keimverschleppung zu vermeiden.

4.2.4.5 Manuelle Insertion der Minischrauben/Pins

Die manuelle Insertion ist die einfachste und am meisten praktizierte Variante bei der Platzierung von Minischrauben. Häufig wird dies mit einem großen Schraubendreher, wie grafisch in Abbildung 4-52b zu sehen, durchgeführt.

Die Art und Weise, wie eine Minischraube inseriert wird, hat wesentlichen Einfluss auf das Gesamtergebnis. Die Schraube muss mit ge-

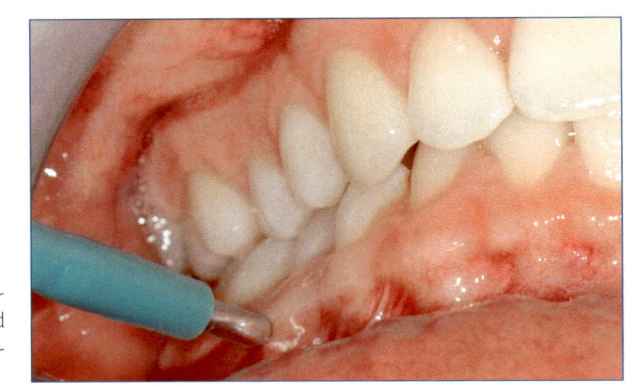

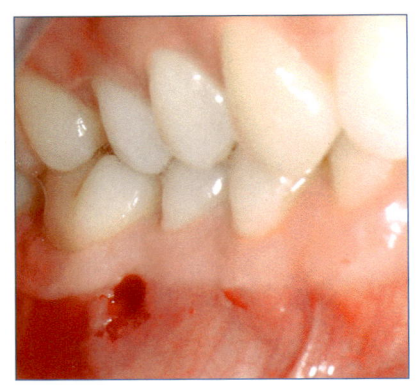

Abb. 4-47 und 4-48 Schleimhautstanzung in Höhe der Mukogingivallinie und scharf begrenzte Perforationsstelle.

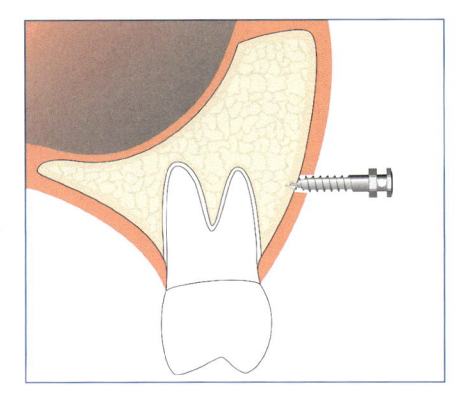

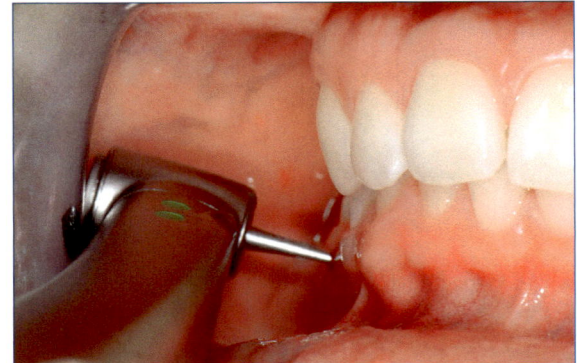

Abb. 4-49 Perforation der Gingiva mit der Schraubenspitze.

Abb. 4-50 Ankörnen mit einem Rosenbohrer.

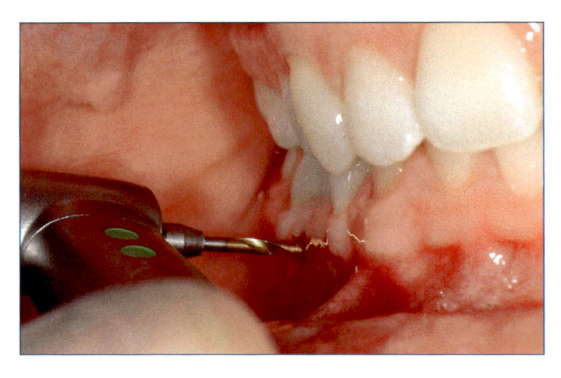

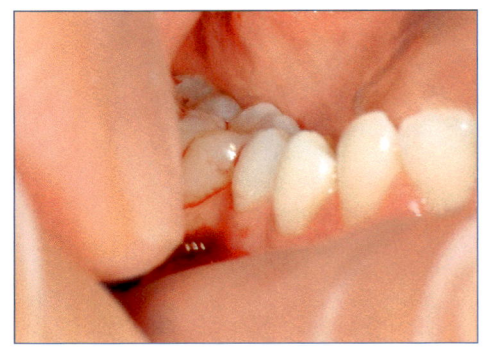

Abb. 4-51 Pilotbohrung.

Abb. 4-52a Manuelle Insertion der Minischraube.

ringem und gleichmäßigem Drehmoment, harmonischen Bewegungen und kontinuierlicher Anpresskraft mit max. 30 Umin^{-1} eingedreht werden. Drehmomentschwankungen und intermittierende Drehbewegungen schlagen das Knochenlager aus. Was sich negativ auf die angestrebte Primärstabilität auswirken kann. Starke mechanische Belastungen bergen zudem die Gefahr eines intraoperativen Schraubenbruchs.

Der Vorgang ist in Abbildung 4-53 in einem Diagramm dargestellt. Man sieht ein annähernd ideales Eindrehmoment im Bereich von 4 bis 10 Ncm und geringe Drehmomentschwankungen. Wird die Schraube überdreht, kann entweder die Schraube brechen oder das Knochenlager wird zerstört.

Daraus ist zu schließen, dass das Gefühl des Behandlers für Knochen und Schraube als wesentlicher Punkt einer erfolgreichen und dann auch primär stabilen Minischraube zu werten ist. Nach der Insertion muss das Abziehen des Eindrehinstruments streng in Achsenrichtung der Schraube erfolgen. Dadurch werden ungünstige mechanische Belastungen der Schraube unmittelbar nach der Insertion vermieden.

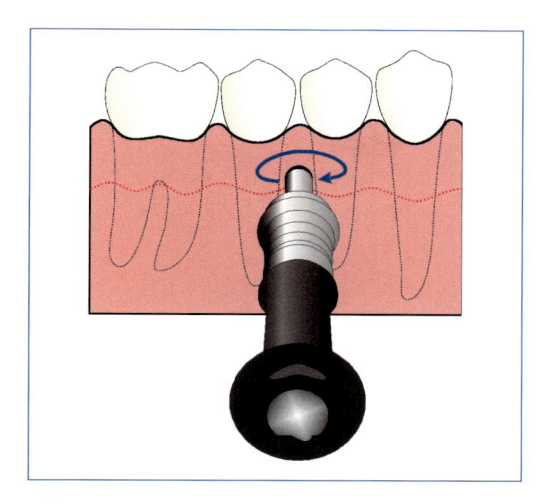

Abb. 4-52b Grafische Darstellung des manuellen Eindrehvorgangs einer Minischraube.

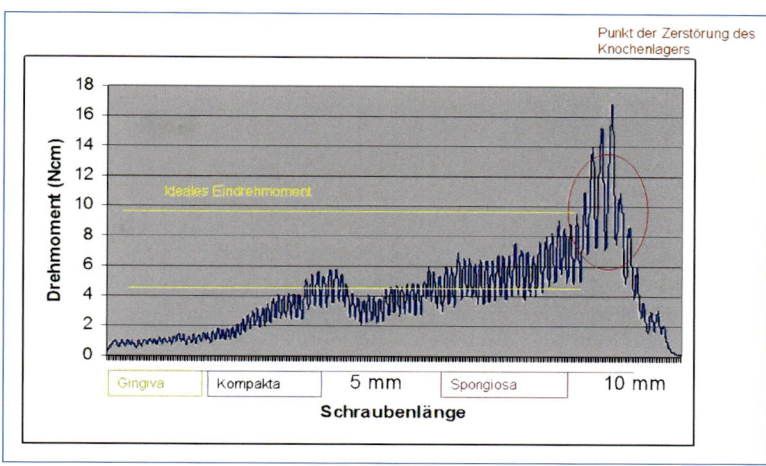

Abb. 4-53 Grafische Darstellung des Eindrehvorganges.

Die Handhabung der Insertionsinstrumente durch den Anwender hat ebenfalls Einfluss auf das Drehmoment. Erfolgt das Einschrauben zum Beispiel mehr durch Bewegen des Arms, wobei Finger, Hand und Handgelenk fixiert sind, entstehen aufgrund des längeren Hebels sehr hohe Drehmomente. Geschieht das Einschrauben nur durch die Bewegung der Finger, ist das Drehmoment deutlich geringer.

Bei Schrauben mit einem einfachen Slot bzw. einem Kreuzslot sollte man schon während der Insertion, also mit aufgesetztem Insertionsinstrument, die Slot-Position erkennen können. Markierungen auf dem Eindrehinstrument erleichtern die Beurteilung der Lage des funktionellen Kopfes. Eine spätere Korrektur ist zwar auch bei Kontrollsitzungen noch umsetzbar, sollte aber zur Wahrung der Stabilität möglichst unterbleiben oder nur in geringem Umfang nötig sein.

Die Schrauben können im 90-Grad-Winkel oder in Winkelvariationen, z. B. 45 Grad, inseriert werden (Abb. 4-54 bis 4-59). Im 90-Grad-Winkel ist meist der Schraubenkopf ideal positioniert und das Ansetzen der Schraube am Zielort fällt leichter. Doch steht weniger Kortikalis für den Halt zur Verfügung und die Platzverhältnisse zu den benachbarten Zähnen und deren Zahnhalteapparat werden ungünstiger.

Bei der Insertion im Bereich des harten Gaumens müssen die anatomischen Strukturen in Bezug auf Knochenangebot und Verlauf von Gefäß- und Nervenbündeln berücksichtigt werden (siehe dazu Kapitel 6). Hilfreich ist hier eine Ratsche oder der Weg der maschinellen Insertion, da die Mundöffnung den Einsatz eines Schraubendrehers, sowohl mit langem und kurzem Griff, behindert (Abb. 4-60 bis 4-62).

4.2.4.6 Maschinelle Insertion der Minischrauben/Pins

Für die maschinelle Insertion von Minischrauben ist der Einsatz eines speziellen Winkelstückes erforderlich, das auf eine Umdrehung von ca. 25 Umin^{-1} eingestellt und im Drehmoment begrenzt werden kann (Abb. 4-63 und 4-64). Die Minischrauben werden durch diese Winkelstücke mit einem kontinuierlichen Drehmoment inseriert. Dadurch ist die Belastung für Knochen und Schraube konstant. Drehmomentspitzen, wie sie bei der manuellen Insertion auftreten, werden vermieden. Alle Winkelstücke bzw. Geräte, die keine Einstellungen der Umdrehung und des Drehmoments zulassen, sind nicht für die Insertion von Minischrauben geeignet. Ein wichtiger Nachteil der maschinellen Insertion liegt in dem verminderten Gefühl für den Widerstand des Knochens und die Belastung der Schraube.

4.3 Postoperative Phase

4.3.1 Einheilphase

Nach der erfolgreichen Insertion folgt die Gebrauchs- und Nutzungsphase der Minischraube. Die Lage des Schraubenkopfes und eine gute Primärstabilität sind vor der Kopplung

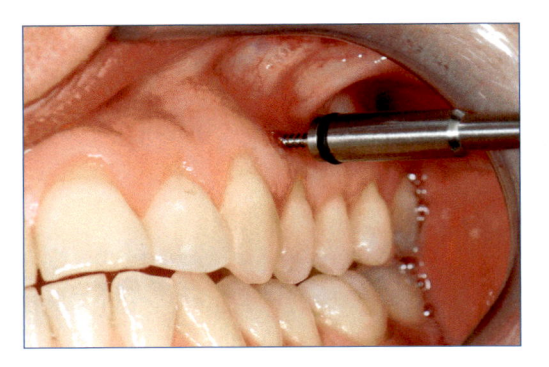

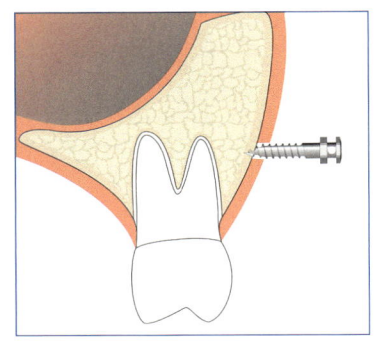

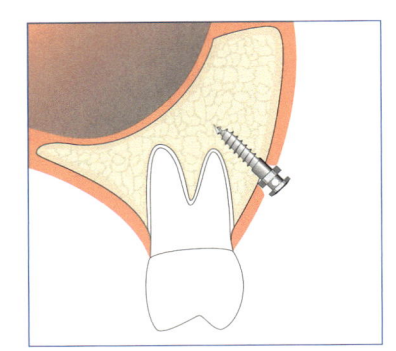

Abb. 4-54 bis 4-56 Manuelle Insertion im Oberkiefer klinisch, 90-Grad- und 45-Grad-Winkelvariation.

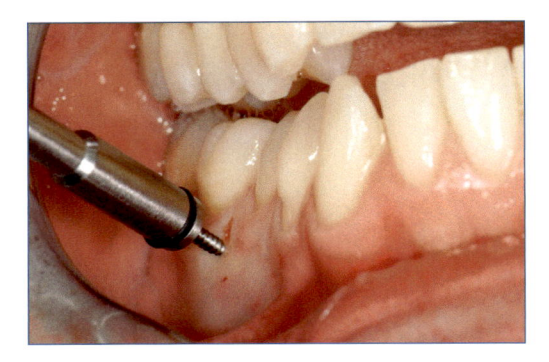

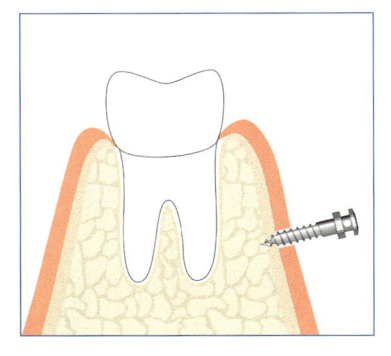

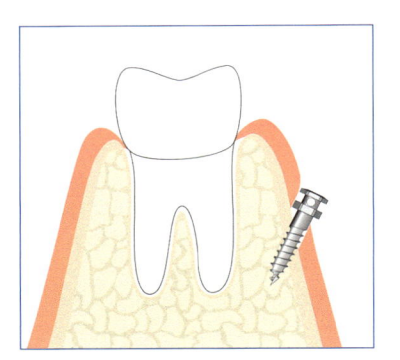

Abb. 4-57 bis 4-59 Manuelle Insertion im Unterkiefer klinisch, 90-Grad- und 45-Grad-Winkelvariation.

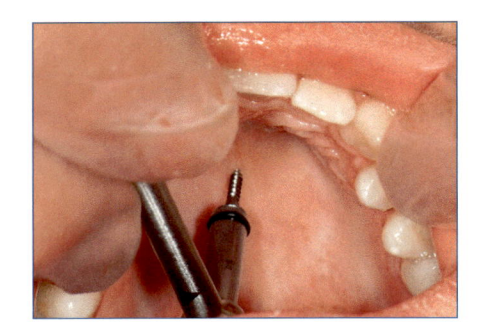

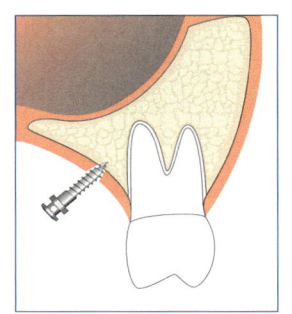

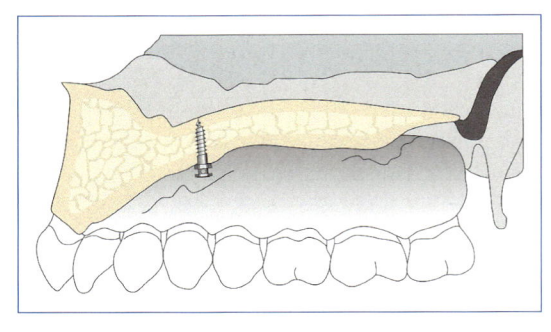

Abb. 4-60 bis 4-62 Manuelle Insertion im Oberkiefer; in medianer Region als klinische Falldarstellung, in paramedianer Region als grafische Darstellung und Illustration der Platzverhältnisse.

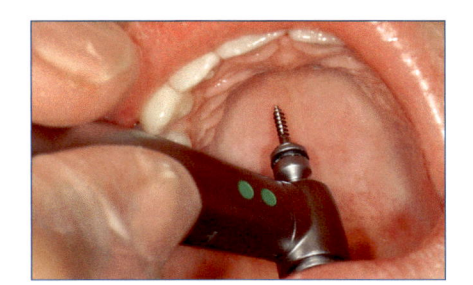

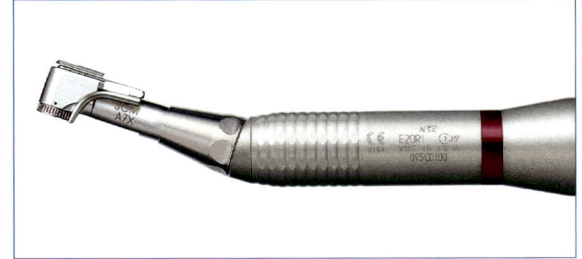

Abb. 4-63 und 4-64 Maschinelle Insertion im Oberkiefer und Drehmoment-begrenztes Winkelstück.

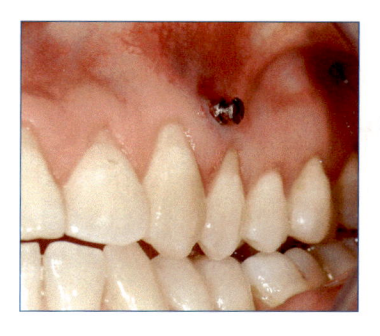

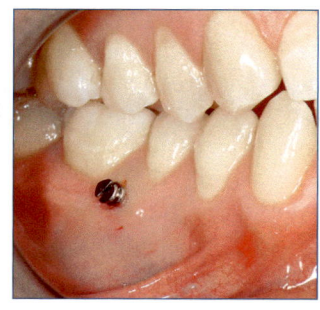

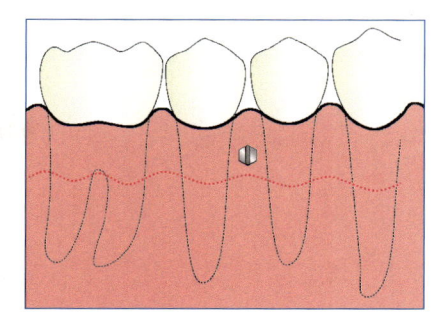

Abb. 4-65 bis 4-67 Ideale Positionierung des Kopfes im Bereich der befestigten Gingiva direkt nach der Insertion.

mit Bewegungselementen nochmals zu prüfen (Abb. 4-65 bis 4-67). Gegebenenfalls muss der funktionelle Kopf durch ein leichtes Nachdrehen neu ausgerichtet werden. Es darf keine Kompression der Gingiva bestehen (Abb. 4-68). Scheint die Schraube annähernd locker, sollte sie sofort neu gesetzt werden, da bei Minischrauben der Aufbau einer sekundären Stabilität nicht sicher nachgewiesen ist.

Der Halt einer Minischraube, aber auch von prothetischen Implantaten, wird unmittelbar nach der Insertion durch eine rein mechanische Verankerung, in der Regel als Kombination aus Verdrängen und Zusammenpressen des umgebenden Knochens erreicht.

Ein großer Vorteil, neben vielen anderen, ist die sofortige Belastbarkeit der Minischraube. Die Nutzung dieser Art von skelettaler Verankerung kann unmittelbar nach der Insertion erfolgen. Die Sofortbelastung war Gegenstand vieler Untersuchungen[1, 11, 19]. Fast alle kamen zu den gleichen Erkenntnissen: Eine sofortige Belastbarkeit der Minischrauben ist möglich und sinnvoll. Sie wirkt sich günstig auf die Knochendichte um die Schraube aus[29].

4.3.2 Explantation der Minischrauben

Der größte Stress für die Schraube ist nicht die Insertion, sondern das Entfernen. In Abhängigkeit vom Schaftdesign gibt es Unterschiede im Ausdrehmoment von Schrauben[3]. Das Ausdrehmoment ist immer höher als das Eindrehmoment.

Einig sind sich die Autoren, dass das Entfernen einer Minischraube unproblematisch und ohne Anästhesie möglich ist[5, 8, 27, 31].

Der Schraubendreher fixiert die Schraube durch Einrasten, ein Abgleiten in den Rachenraum ist damit ausgeschlossen. Da die Dimensionen der Schrauben sehr gering sind, hinterlassen sie nach Entfernung kaum Spuren und garantieren eine schnelle Schleimhaut-gedeckte Heilung der intraoralen Penetrationsstelle innerhalb weniger Tage (Abb. 4-69 bis 4-73).

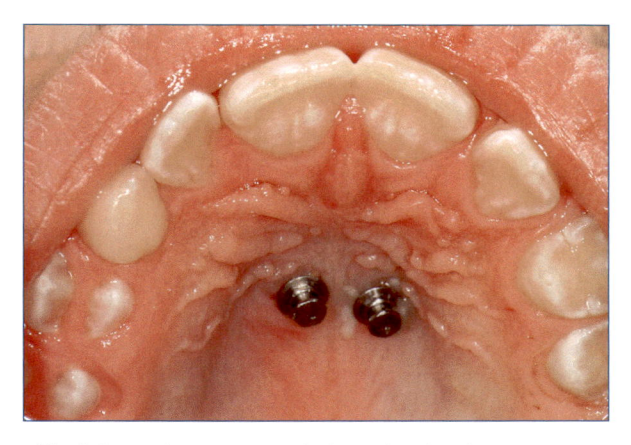

Abb. 4-68 Reizlose Situation direkt nach Schraubeninsertion im Bereich des harten Gaumens.

4.4 Literatur

1. Akin-Nergiz N, Nergiz I, Schulz A, Arpak N, Niedermeier W. Reactions of peri-implant tissues to continuous loading of osseointegrated implants. Am J Orthod Dentofacial Orthop 1998;114(3):292–298.
2. Berens A, Wiechmann D. Mini- und Mikroschrauben als skelettale Verankerung in der Kieferorthopädie. Optimierung des klinischen Vorgehens. Kieferorthop 2006;20(3):167–174.
3. Büchter A, Wiechmann D, Koerdt S, Wiesmann HP, Piffko J, Meyer U. Load-related implant reaction of mini-implants used for orthodontic anchorage. Clin Oral Implants Res 2005;16(4):473–479.
4. Cope JB. Temprary anchorage devices in orthodontics: A pardigm shift. Semin Orthod 2005;11(1):3–9.

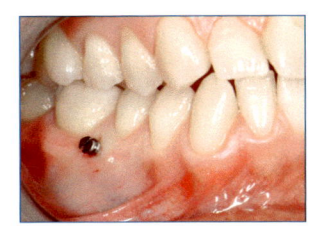

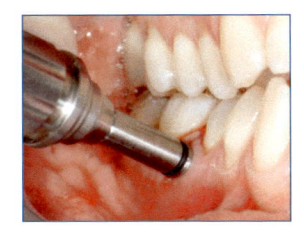

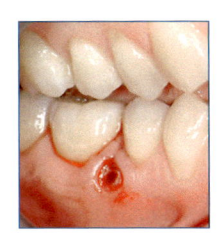

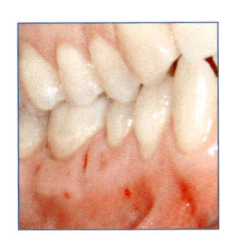

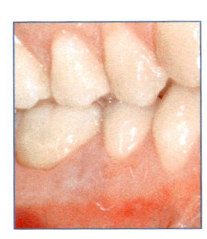

Abb. 4-69 bis 4-73 Abheilungsphase von vier aufeinanderfolgenden Tagen nach erfolgter Explantation.

5. Costa A, Raffainl M, Melsen B. Miniscrews as orthodontic anchorage: a preliminary report. Int J Adult Orthodon Orthognath Surg 1998;13(3):201–209.
6. Costa A, Pasta G, Bergamaschi G. Intraoral hard and soft tissue depths for temporary anchorage devices. Semin Orthod 2005;11(1):10–15.
7. Costa A. Bone and soft tissue depths. In: Cope JB (Hrsg.). OrthoTADs The clinical guide and atlas. Dallas: Under Dog Media LP, 2006.
8. Favero L, Brollo P, Bressan E. Orthodontic anchorage with specific fixtures: related study analysis. Am J Orthod Dentofacial Orthop 2002;122(1):84–94.
9. Freudenthaler JW, Haas R, Bantleon HP. Bicortical titanium screws for critical orthodontic anchorage in the mandible: a preliminary report on clinical applications. Clin Oral Implants Res 2001;12(4):358–363.
10. Gantous A, Phillips JH. The effects of varying pilot hole size on the holding power of miniscrews and microscrews. Plast Reconstr Surg 1995;95(7):1165–1169.
11. Garagiola U, Nishiyama K, Szabo G. Skeletal anchorage for tooth movements: mini implants vs osseointegrated implants. World J Orthod 2005;6(Suppl):117–118.
12. Goaslind GD, Robertson PB, Mahan CJ, Morrison WW, Olson JV. Thickness of facial gingiva. J Periodontol 1977;48(12):768–771.
13. Gray JB, Smith R. Transitional implants for orthodontic anchorage. J Clin Orthod 2000;34(11):659–666.
14. Herman R, Cope JB. Miniscrew Implants: IMTEC Mini Ortho Implants. Semin Orthod 2005;11(1):32–39.
15. Kanomi R. Mini-implant for orthodontic anchorage. J Clin Orthod 1997;31(11):763–767.
16. Liou EJ, Pai BC, Lin JC. Do miniscrews remain stationary under orthodontic forces? Am J Orthod Dentofacial Orthop 2004;126(1):42–47.
17. Maino BG, Maino G, Mura P. Spider Screw: skeletal anchorage system. Prog Orthod 2005;6(1):70–81.
18. Maino BG, Mura P, Bednar J. Miniscrew Implants: The Spider Screw Anchorage System. Semin Orthod 2005;11(1):40–46.
19. Melsen B, Costa A. Immediate loading of implants used for orthodontic anchorage. Clin Orthod Res 2000;3(1):23–28.
20. Melsen B. Mini-implants: Where are we? J Clin Orthod 2005;39(9):539–547; quiz 531–532.
21. Melsen B, Verna C. Miniscrew Implants: The Aarhus Anchorage System. Semin Orthod 2005;11(1):24–31.
22. Miyamoto I, Tsuboi Y, Wada E, Suwa H, Iizuka T. Influence of cortical bone thickness and implant length on implant stability at the time of surgery – clinical, prospective, biomechanical, and imaging study. Bone 2005;37(6):776–780.
23. Miyawaki S, Koyama I, Inoue M, Mishima K, Sugahara T, Takano-Yamamoto T. Factors associated with the stability of titanium screws placed in the posterior region for orthodontic anchorage. Am J Orthod Dentofacial Orthop 2003;124(4):373–378.
24. Müller-Hartwich R, Jost-Brinkmann P-G, Präger T. Failure rate of microscrews used for orthodontic anchorage. World J Orthod 2005;6(Suppl):288.
25. Müller-Hartwich R, Jost-Brinkmann PG, Präger T. Vorzeitiger Verlust von Kortikalisschrauben. Dtsch Zahnarztl Z 2005;60(Suppl):A 115.
26. Nkenke E, Hahn M, Weinzierl K, Radespiel-Troger M, Neukam FW, Engelke K. Implant stability and histomorphometry: a correlation study in human cadavers using stepped cylinder implants. Clin Oral Implants Res 2003;14(5):601–609.
27. Ohmae M, Saito S, Morohashi T, Seki K, Qu H, Kanomi R, et al. A clinical and histological evaluation of titanium mini-implants as anchors for orthodontic intrusion in the beagle dog. Am J Orthod Dentofacial Orthop 2001;119(5):489–497.
28. Poggio PM, Incorvati C, Velo S, Carano A. "Safe zones": a guide for miniscrew positioning in the maxillary and mandibular arch. Angle Orthod 2006;76(2):191–197.
29. Romanos GE, Toh CG, Siar CH, Swaminathan D. Histologic and histomorphometric evaluation of peri-implant bone subjected to immediate loading: an experimental study with Macaca fascicularis. Int J Oral Maxillofac Implants 2002;17(1):44–51.
30. Schnelle MA, Beck FM, Jaynes RM, Huja SS. A radiographic evaluation of the availability of bone for placement of miniscrews. Angle Orthod 2004;74(6):832–837.
31. Strietzel F. Kortikale Verankerung zur orthodontischen Kraftapplikation. Risiken, Komplikationen und forensische Aspekte. Kieferorthop 2006;20(3):235–242.

Benedict Wilmes

Anwendungsgebiete von Mini-Implantaten

5

In diesem Kapitel werden die klinischen Einsatzmöglichkeiten dargestellt. Für die Mini-Implantate gibt es aufgrund der vielen möglichen Insertionsregionen ein größeres Spektrum an Anwendungsgebieten als bei den anderen skelettalen Verankerungsmöglichkeiten. Vor der Darstellung der verschiedenen Behandlungsmöglichkeiten mit Mini-Implantat-Verankerung wird zunächst gezeigt, wie eine Verbindung vom Mini-Implantat zur kieferorthopädischen Apparatur je nach Verankerungsart (direkt versus indirekt) realisiert werden kann. Die Mechanik der Mini-Implantat-Verankerung muss im Rahmen der kieferorthopädischen Planung, also unbedingt vor Insertion eines Mini-Implantates, genau festgelegt werden.

5.1 Direkte vs. indirekte Verankerung

Grundsätzlich kann man zwischen der direkten und der indirekten Verankerung unterscheiden. Welche Verankerungsvariante die günstigere ist, hängt von folgenden klinischen bzw. röntgenologischen Faktoren ab: lokale Knochenqualität, Platzangebot (insbesondere bei interradikulärer Insertion) und Schleimhautdicke. Weiterhin sollte die zu erwartende Belastung des Mini-Implantates berücksichtigt werden.

5.1.1 Direkte Verankerung

Bei der direkten Verankerung ist das Implantat direkt mit der zu bewegenden Zahneinheit verbunden. Es kommt also zu einer rein Mini-Implantat-getragenen Verankerung. Hierbei kann je nach Behandlungsaufgabe die Kraftübertragung vom Mini-Implantat auf folgende Art und Weise realisiert werden:

Druckfeder (Abb. 5-1)

Die Verwendung einer Druckfeder erfordert zusätzlich immer einen Bogen, der die Druckfeder stabilisiert. Das Einsetzen kann mitunter diffizil sein und es muss relativ häufig nachaktiviert werden. Dementsprechend ist, falls möglich, eine Zugmechanik der Druckmechanik vorzuziehen.

Zugfeder (Abb. 5-2)

Superelastische Nickel-Titan(NiTi)-Federn sind aufgrund ihrer nahezu konstanten Kraftabgabe biomechanisch günstiger als elastische Ketten. Je nach Fabrikat der Zugfeder und Kopf-Design des Mini-Implantates ist die Anbindung durch eine Drahtligatur notwendig.

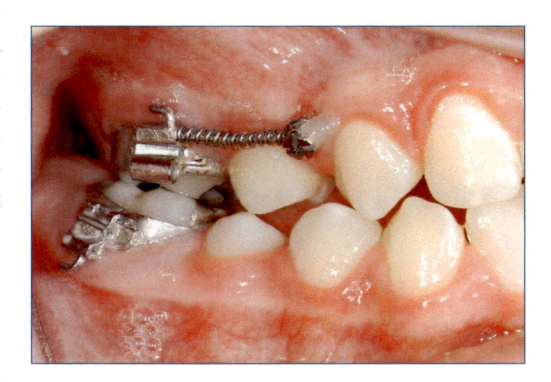

Abb. 5-1 Direkte Verankerung mit Druckfeder: Zwischen Mini-Implantat (interradikulär 13 und 14) und Zahn 16 ist eine Druckfeder auf einem 16 x 22 NiTi-Bogen zur Distalisierung und Derotation des Zahnes 16 eingesetzt. Ziel ist die Lückenöffnung für 15[2].

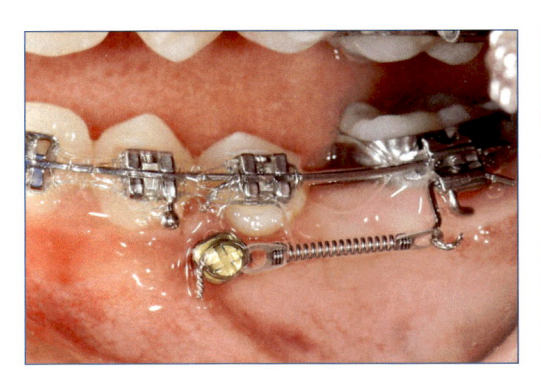

Abb. 5-2 Direkte Verankerung mit Zugfeder: Die NiTi-Zugfeder dient der Mesialisierung von 36. Der Power-Hook reduziert die Friktion.

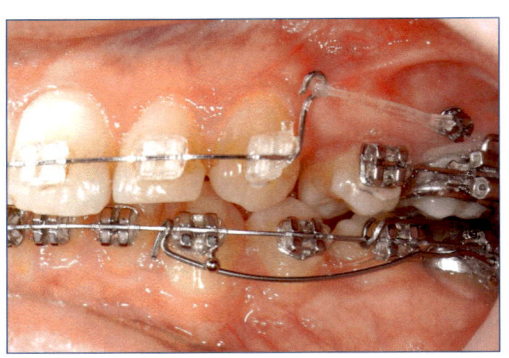

Abb. 5-3 Direkte Verankerung mit elastischer Kette: Ziel ist die En-Masse-Retraktion der Oberkieferfront nach Extraktion der ersten Prämolaren.

Elastische Kette (Abb. 5-3)
Eine Zugmechanik mit einer elastischen Kette ist in der Regel sehr schnell und unkompliziert applizierbar. Nachteilig im Gegensatz zur NiTi-Zugfeder ist zu erwähnen, dass eine elastische Kette nach einiger Zeit einen Kraftabfall hat. Bei kurzen Distanzen ist jedoch eine NiTi-Zugfeder nicht einsetzbar.

Hebelarm (Abb. 5-4)
In machen Fällen ist in gewünschter Bewegungsrichtung die Insertion eines Mini-Implantates (meistens aus anatomischen Gründen: kein gutes Knochenangebot oder zu wenig Platz interradikulär) nicht möglich. Mithilfe einer Hebelmechanik lässt sich diese Problematik oft lösen. Da Mini-Implantate nicht mit einem Drehmoment belastet werden sollten, insbesondere nicht in Ausdrehrichtung, ist es erforderlich, zwei Mini-Implantate zu inserieren. Empfehlenswert in diesem Fall sind Mini-Implantat-Köpfe, die zur Aufnahme eines kieferorthopädischen Drahtes geeignet sind, wie sie mittlerweile von fast allen Herstellern angeboten werden. Ein rechteckiger Teilbogen (Titan-Molybdän [TMA] oder Edelstahl [SS]) wird dann so gebogen, dass er in beide Slots einligiert werden kann. Anschließend findet eine Fixierung mittels Adhäsiv (z. B. Transbond, Fa. 3M Unitek) statt. Als angenehmen Nebeneffekt erreicht man dadurch auch eine Abrundung der Implantatkanten und somit ein geringeres Risiko einer Mukosareizung. Bei zu erwartenden großen mechanischen Belastungen kann eine Drahtligatur unter dem Komposit den Teilbogen zusätzlich am Mini-Implantat fixieren.

Drahtligatur, Röhrchen und Druckfeder (Abb. 5-5)
Diese Mechanik bietet sich insbesondere an, wenn eine Zugmechanik aufgrund von anatomischen Gegebenheiten nicht möglich ist. Damit die Verankerung rein implantatgetragen bleibt (direkte Verankerung), muss das Röhrchen auf dem Bogen frei beweglich sein. Möchte man die Dentition mit in die Verankerung integrieren, wird das Röhrchen auf dem Bogen so zusammengedrückt, dass es auf dem Bogen fixiert ist und eine indirekte Verankerung gebildet wird.

Vorteile der direkten Verankerung:
- Meistens einfachere Handhabung
- Verankerungsverlust im Sinne von unerwünschten Zahnbewegungen von Verankerungszähnen nicht möglich (im ungünstigsten Fall Implantatwanderung bzw. -verlust)

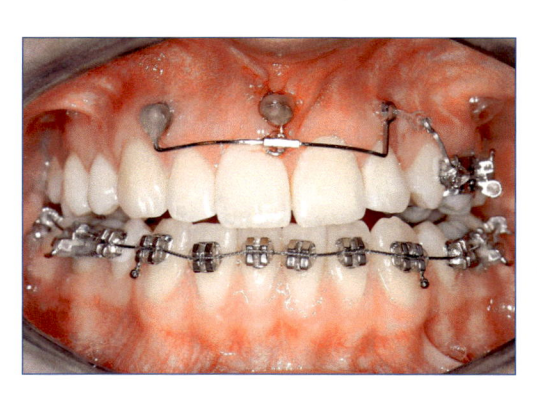

Abb. 5-4 Direkte Verankerung mit Hebelarm: Die linke Seitenzahnreihe im Oberkiefer wird mittels Hebelmechanik mesialisiert.

5.1 Direkte vs. indirekte Verankerung

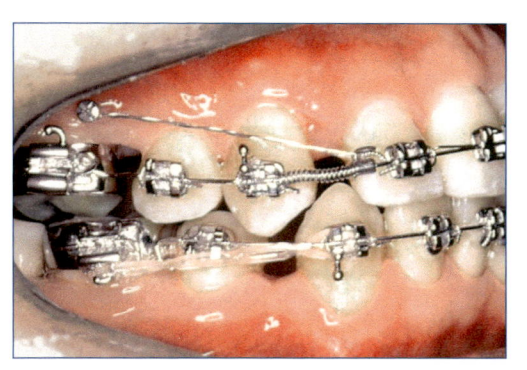

Abb. 5-5 Direkte Verankerung mit Drahtligatur, Röhrchen und Druckfeder: Die Druckfeder ist mesial durch ein Röhrchen mit Haken und eine Drahtligatur fixiert und distalisiert den Zahn 13. Ist das Röhrchen auf dem Bogen frei beweglich und stößt nicht gegen ein Bracket, resultiert eine direkte Verankerung. Soll die anteriore Dentition mit einbezogen werden, wird das Röhrchen auf dem Bogen festgeklemmt (indirekte Verankerung) (Foto von Prof. H. M. Kyung, Korea).

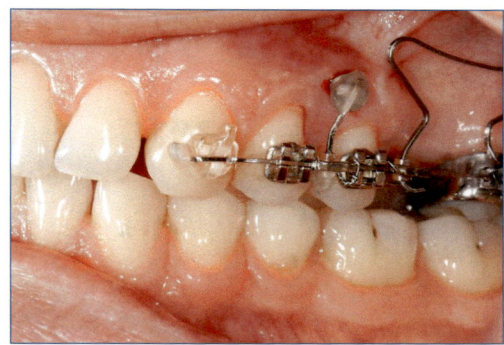

Abb. 5-6 Indirekte Verankerung mit Teilbogen und Kreuzröhrchen: Das Mini-Implantat fixiert über einen 17 x 25 Edelstahl-Teilbogen und ein Kreuzröhrchen die Prämolaren bei gewünschter Mesialisierung des Zahnes 27.

Nachteile der direkten Verankerung:
- Meistens höhere Implantatbelastung als bei der indirekten Verankerung (bei der indirekten Verankerung teilt sich die Belastung auf Implantat und dentale Verankerungseinheit auf)

5.1.2 Indirekte Verankerung

Bei der indirekten Verankerung stabilisiert das Implantat eine dentale Verankerungseinheit, es resultiert ein implanto-dentaler Verankerungsblock. Je nach den individuellen Erfordernissen kann die Kopplung des Mini-Implantates mit dentaler Verankerungseinheit folgendermaßen realisiert werden:

Teilbogen und Kreuzröhrchen (Abb. 5-6)
Mittels eines Teilbogens und eines Kreuzröhrchens kann ein Mini-Implantat eine dentale Verankerungseinheit zusätzlich stabilisieren. Dabei ist zu beachten, dass das Mini-Implantat möglichst in die Richtung platziert werden sollte, in die sich die dentale Verankerungseinheit nicht bewegen sollte. Das bedeutet z. B. für eine suffiziente Verankerung der Oberkieferfront in der vertikalen Ebene Insertion des Mini-Implantates vestibulär. Soll hingegen die Oberkieferfront gegen einen Kippen nach oral gesichert werden, empfiehlt sich die Platzierung palatinal. Um den Verankerungsverlust durch Verbiegung des Teilbogens möglichst gering zu halten, sollte der Teilbogen eine ausreichende Drahtdimension (Edelstahlbogen, mindestens 17 x 25) haben und möglichst kurz sein. Somit ist es empfehlenswert, das Mini-Implantat möglichst nah am Kreuzröhrchen zu inserieren. Weiterhin sollte darauf geachtet werden, dass der Teilbogen nicht durch die Slots vom Mini-Implantat und Kreuzröhrchen rutschen kann, was die Verankerungswirkung reduzieren könnte. Dies kann durch eine Stufenbiegung oder Anrauen und Verblocken mit Komposit realisiert werden. Mitunter gestaltet sich das Anpassen, Einsetzen und Fixieren von Teilbogen und Kreuzröhrchen relativ diffizil.

Teilbogen und Band mit Auxiliary Slot (Abb. 5-7)
Werden orthodontische Bänder verwendet und sollen Molaren verankert werden, bietet sich diese Verankerungsform an. Sie ist relativ schnell umsetzbar.

Teilbogen und Säureätztechnik (SÄT) mit Adhäsiv (Abb. 5-8)
Die einfachste Variante zur Verankerung von Frontzähnen, Prämolaren sowie nicht bebänderten Molaren ist es, den Teilbogen direkt an einem oder zwei Verankerungszähnen mittels SÄT zu befestigen. Der Teilbogen kann so auch kurz gestaltet werden, was einem möglichen Verankerungsverlust durch Verbiegung entgegenwirkt.

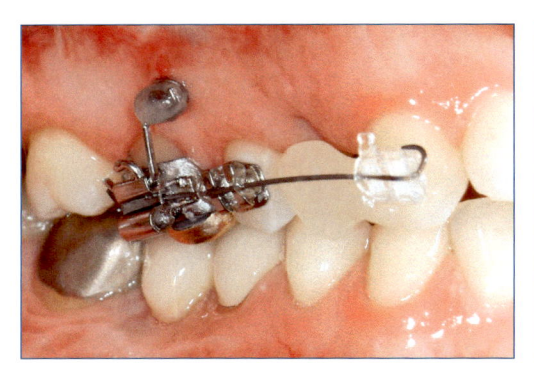

Abb. 5-7 Indirekte Verankerung mit Teilbogen im Auxiliary Slot: Über einen Teilbogen, der im Auxiliary Slot des Bandes eingebunden ist, verankert das Mini-Implantat den Zahn 16 gegen mesiale Aufwanderung bei geplanter Retraktion des Eckzahnes.

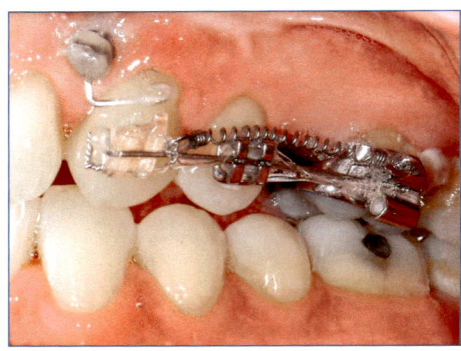

Abb. 5-8 Indirekte Verankerung mit Teilbogen und Säureätztechnik mit Komposit: Das Mini-Implantat verankert den Zahn 23 durch Fixierung mittels eines Komposit-Klebeverbundes. Zahn 26 soll bei fehlendem Zahn 25 mesialisiert werden.

Verbindung mit Transpalatinalbogen (TPA) / Quadhelix (QH) / Horseshoe-Arch

Im Bereich des Gaumens kann eine Quadhelix oder ein Transpalatinalbogen mit einem Mini-Implantat immobilisiert werden. Bei Mini-Implantaten mit sehr breitem Slot ist es möglich, den TPA/QH direkt einzuligieren (Abb. 5-9). Jedoch haben die meisten Mini-Implantate einen kleineren Slot (22er). Hier empfiehlt sich folgende Technik: Eine Matrix aus Drahtligatur oder passiver elastischer Kette wird mit einem hochgefüllten Komposit stabilisiert (Abb. 5-10). Dabei ist darauf zu achten, dass der Abstand zwischen Draht und Mini-Implantat nicht zu groß ist. Weiterhin sollte die Drahtoberfläche angeraut werden, um eine bessere Verbindung zum Komposit zu realisieren.

Grundsätzlich gilt, dass als Verankerung gegen eine mesiale Molarenaufwanderung Mini-Implantate eher anterior angebracht werden sollten. Dann kann die Verbindung zum Mini-Implantat durch einen Horseshoe-Arch oder eine Quadhelix erfolgen (Abb. 5-10). Eine Insertion median im posterioren harten Gaumen verankert Molaren nur ungenügend gegen eine Aufwanderung nach mesial (siehe Abb. 5-9).

Drahtligatur (Abb. 5-11)

Am einfachsten ist es sicher, die Verankerungsdentition durch eine Drahtligatur zu sichern.

Drahtligatur, Röhrchen und Druckfeder (siehe Abb. 5-5)

Wird das Röhrchen auf dem Bogen so zusammengedrückt, dass es auf dem Bogen fixiert ist, entsteht eine indirekte Verankerungsmechanik. Die Kraftübertragung dieser dann realisierten implanto-dentalen Verankerungseinheit auf die zu bewegenden Zähne kann dann mit herkömmlichen kieferorthopädischen Mechaniken erfolgen.

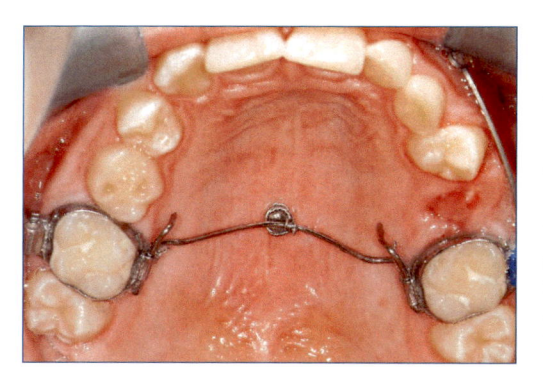

Abb. 5-9 Indirekte Verankerung mittels Transpalatinalbogen: Das median eingebrachte Mini-Implantat mit breitem Slot verringert über die Verankerung des Transpalatinalbogens die Kippung der Molaren. Behandlungsziel war hier die Extrusion des retinierten Zahnes 23 mittels eines Teilbogens im Vestibulum.

Vorteile der indirekten Verankerung:
- Meistens geringere Implantatbelastung als bei der direkten Verankerung

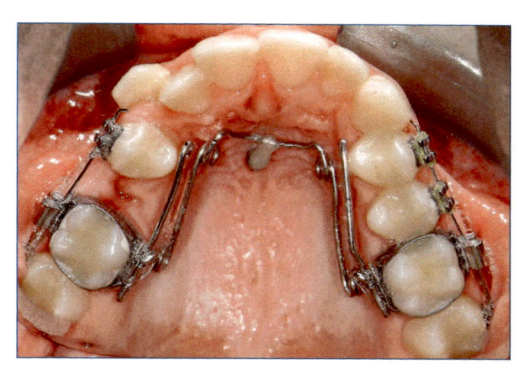

Abb. 5-10 Indirekte Verankerung mittels Quadhelix: Die angeraute Quadhelix wird in diesem Bereich mit dem Mini-Implantat über eine Komposit-Verbindung fixiert (Grundmatrix: Drahtligatur oder elastische Kette). Behandlungsziel ist hier die Verankerung der Molaren bei Retraktion des Zahnes 14.

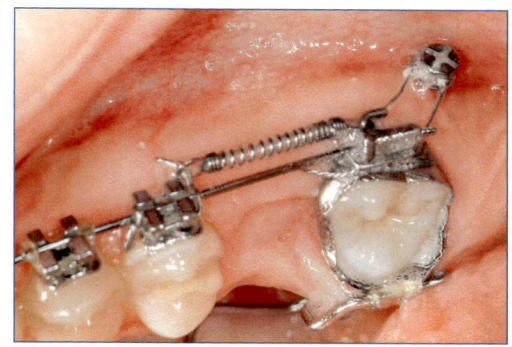

Abb. 5-11 Indirekte Verankerung mittels Drahtligatur: Das Mini-Implantat im Bereich des Tubers verringert die Mesialwanderung von 27 bei geplanter Distalisierung der Prämolaren.

Nachteile der indirekten Verankerung:
- Verankerungsverlust im Sinne von unerwünschten Zahnbewegungen der Verankerungszähne möglich

Klassisches Beispiel: Mesialwanderung der Prämolaren bei Distalisierung mittels auch dental abgestützter Pendulumapparatur.

Aufgrund der Möglichkeit der unerwünschten Zahnbewegung bei Verankerungsverlust im Falle einer indirekten Verankerungsform sollte in der Regel der direkten Verankerung der Vorzug gegeben werden.

5.2 Klinische Lösungen je nach Zahngruppe und Verankerungsaufgabe

Dargestellt werden nun Verankerungslösungen mit Mini-Implantaten je nach Behandlungsaufgabe. Sicherlich gibt es aufgrund vieler unterschiedlicher Kasuistiken und Befunde weitere Möglichkeiten, Mini-Implantate als Verankerung oder Verankerungsunterstützung einzusetzen. Daher erhebt die folgende Zusammenstellung an Einsatzmöglichkeiten nicht den Anspruch, jede mögliche Konstellation an Befund und Verankerungslösung für Mini-Implantate darzustellen. Vielmehr ist das Ziel, eine Art „Kochbuch" zusammenzustellen, wo eine mögliche Lösung für eine Verankerungsaufgabe gesucht werden kann, um diese für den jeweiligen Fall zu individualisieren.

Zur Verwendung dieses Leitfadens:
Grundsätzlich gibt es, wie schon erwähnt, in vielen Fällen zwei Möglichkeiten der Verankerung: Die indirekte und die direkte Methode. Diese Tatsache muss auch bei der Benutzung dieses Leitfadens berücksichtigt werden. So kann die Mesialisierung von Molaren einmal dadurch erfolgen, dass man Frontzähne und Mini-Implantat zu einer Verankerungseinheit zusammenfasst und anschließend die Kraft an diesem implanto-dentalen Block ansetzt. Soll diese indirekte Verankerungsmethode gewählt werden, findet man entsprechende Mechaniken unter der Rubrik 5.2.1.1 „Verankerung von Frontzähnen". Soll hingegen eine direkte Verankerung gewählt werden, sind Möglichkeiten hierzu direkt unter der Rubrik 5.2.3.4 „Mesialisierung von Seitenzähnen" nachzulesen. Analoges gilt für Rubrik 5.2.1.3. „Retraktion von Frontzähnen" und Rubrik 5.2.3.1 „Verankerung von Seitenzähnen".

5.2.1 Frontzähne

5.2.1.1 Verankerung von Frontzähnen
Oberkiefer horizontal
Soll die Oberkieferfront in horizontaler Richtung gegen ein Kippen nach oral zum Erhalt des Overjets verankert werden, empfiehlt sich die palatinale Insertion eines Mini-Implantates. Handelt es sich hierbei um einen beidseitigen Lückenschluss, wie z.B. bei einer Aplasie der oberen seitlichen Schneidezähne, reicht meistens die Insertion eines Mini-Implantates aus (Skizze 5-1, Fall 1). Soll der Lückenschluss asym-

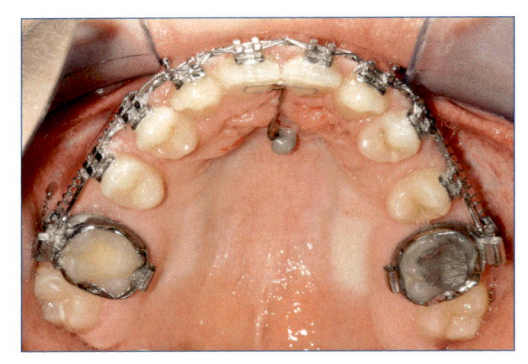

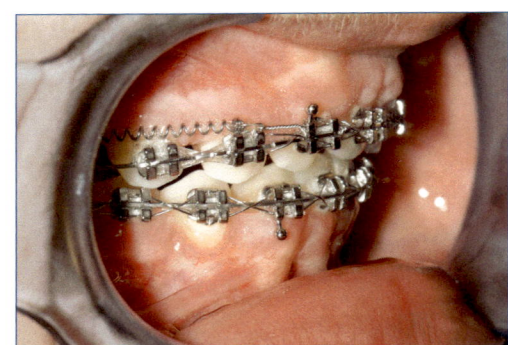

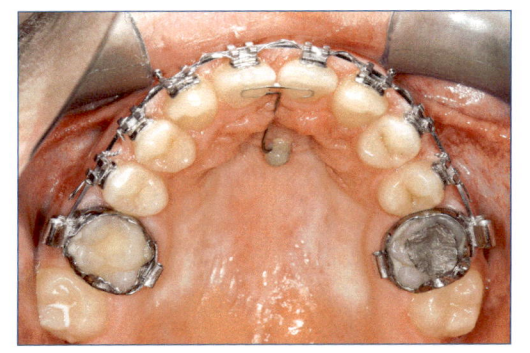

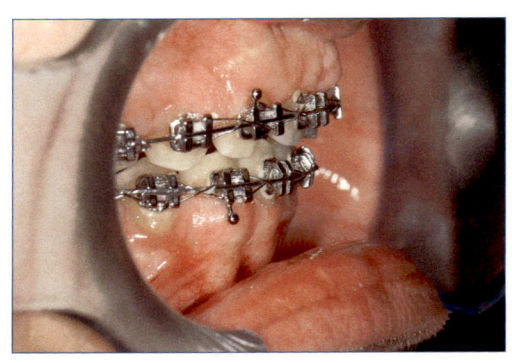

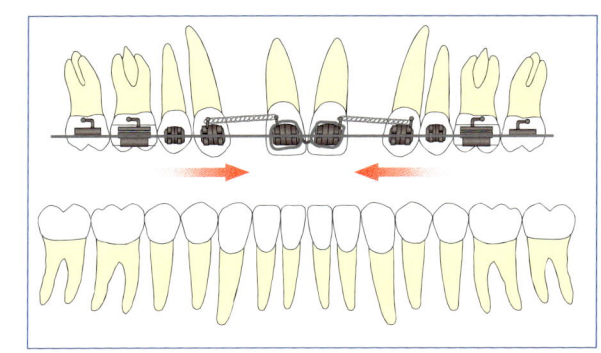

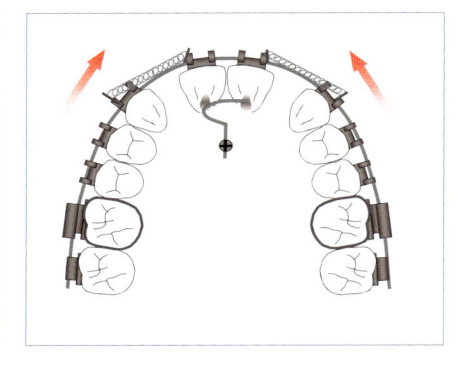

Skizze 5-1, Fall 1 Bei Aplasie der oberen zweiten Schneidezähne werden die Seitenzähne mesialisiert. Zur horizontalen Verankerung der oberen Frontzähne und zum Erhalt des Overjets ist palatinal ein Mini-Implantat eingebracht, welches über einen 17 x 25 Stahl-Teilbogen die mittleren Frontzähne verankert. Die Verbindung von Teilbogen zum Zahn wird durch eine Komposit-Klebeverbindung realisiert.

metrisch erfolgen, wird also die dentale Verankerungseinheit einseitig belastet, ist die Insertion zweier Mini-Implantate erforderlich, um eine Drehmoment-Belastung des Implantates zu vermeiden (Skizze 5-2, Fall 2). Zur Vermeidung eines Verankerungsverlustes kann das leichte Gegenaktivieren des Teilbogens und Fixierung in dieser Stellung mit Adhäsiv hilfreich sein. Bei Insertion eines Mini-Implantates in diese Region sollte beachtet werden, dass sich direkt im Bereich der *Papilla incisiva* das *Foramen incisivum* befindet.

Oberkiefer vertikal
Zur Verankerung in vertikaler Richtung, d. h. zur Sicherung des Overbites, empfiehlt sich die Insertion eines Mini-Implantates vestibulär. Die Verbindung zur dentalen Verankerungseinheit kann entweder durch einen Teilbogen mit Kreuzröhrchen (Skizze 5-3, Fall 3) oder eine Komposit-Klebeverbindung erreicht werden. Zur aktiven Front-Extrusion kann der Teilbogen auch mit einer Druckfeder versehen werden (Abb. 5-12, Kap. 5.2.1.2).

Ist eine besonders stabile Verankerung der Front erwünscht, kann sowohl palatinal als auch vestibulär eine Mini-Implantat-Insertion erfolgen.

Unterkiefer horizontal
Die Unterkieferfront kann in der horizontalen Ebene durch ein Mini-Implantat im Bereich des posterioren Alveolarfortsatzes verankert werden. Soll eine Protrusion eingeschränkt werden, z. B. bei Therapie mittels Klasse-II-Gerät

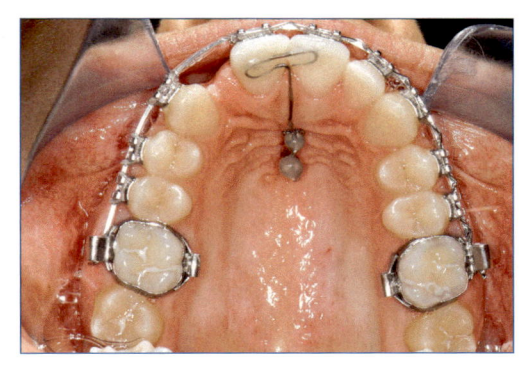

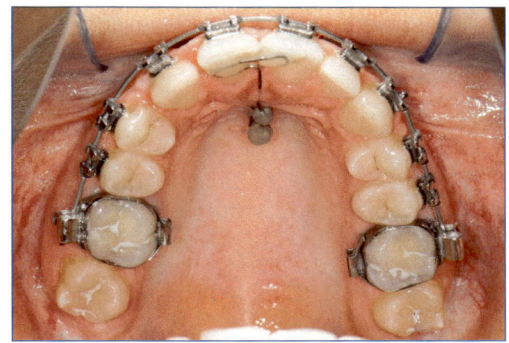

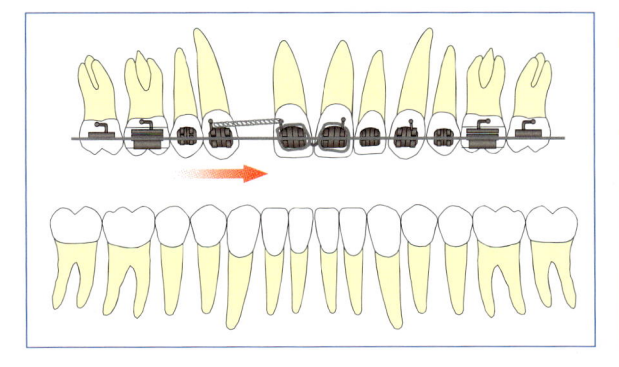

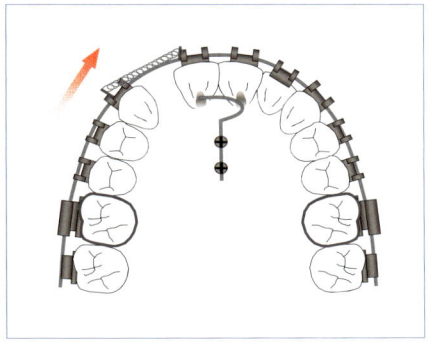

5.2 Klinische Lösungen je nach Zahngruppe und Verankerungsaufgabe

Skizze 5-2, Fall 2 Bei Aplasie von 12 wird ein einseitiger Lückenschluss durchgeführt. Zur Verankerung dienen zwei Mini-Implantate, die mit einem 17 x 25 Stahl-Teilbogen und einer Komposit-Klebestelle die mittleren Schneidezähne fixieren.

(Jasper Jumper o. Ä.), wird die Verbindung zur Dentition durch eine Drahtligatur realisiert (Skizze 5-4, Fall 4). Soll eine Retrusion verhindert werden, ist eine Aufrechterhaltung der Distanz nur durch einen stabilen Teilbogen möglich (Skizze 5-5, Fall 5).

Unterkiefer vertikal
Die vertikale Verankerung kann analog wie im Oberkiefer geschehen (siehe Fall 3).

5.2.1.2 Intrusion/Extrusion von Frontzähnen
Soll eine direkte symmetrische Intrusion gewählt werden, sind mindestens zwei Mini-Implantate zu inserieren (Skizze 5-6, Fall 6). Steht die Front im oralen Kippstand (z. B. im Oberkiefer beim Deckbiss), besteht die Gefahr, dass eine Zugfeder bzw. elastische Kette die Gingiva verletzt. Dann empfiehlt sich die Umleitung der Zugfeder mittels eines rechteckigen Teilbogens. Da zwischen den Wurzeln insbesondere der Unterkiefer-Frontzähne in der Regel wenig Platz ist, erfolgt die Insertion meistens im Bereich der Apizes oder sogar noch etwas weiter nach basal. Bei Implantation im Bereich beweglicher

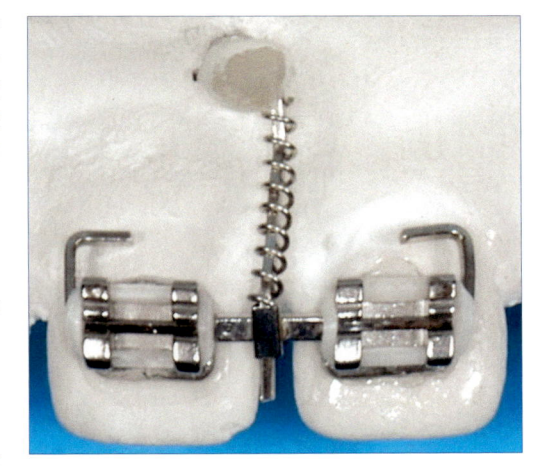

Abb. 5-12 Durch eine Druckfeder auf dem Teilbogen kann eine Extrusion erreicht werden.

Schleimhaut empfiehlt sich die submuköse Insertion mittels kleiner Inzision. Ist eine asymmetrische Intrusion gewünscht, reicht eventuell auch ein Implantat aus. Aufgrund des anterioren Kraftansatzpunktes können die Frontzähne protrudieren, was mittels einer Tiefziehschiene verhindert werden kann (Skizze 5-7, Fall 7).

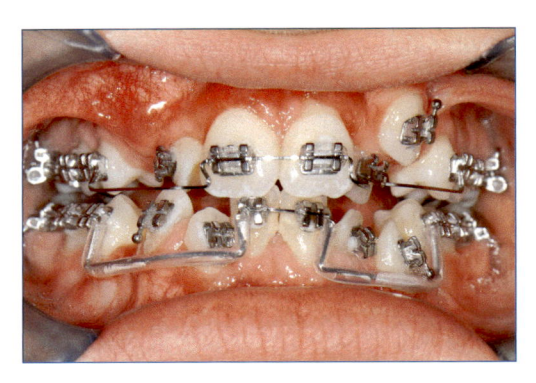

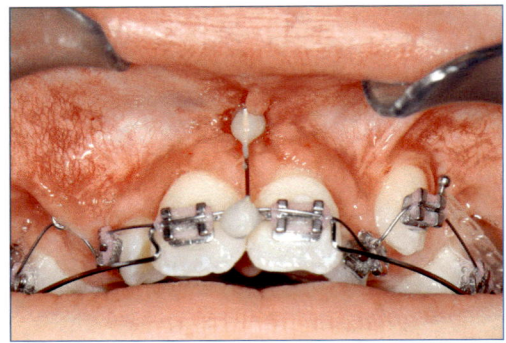

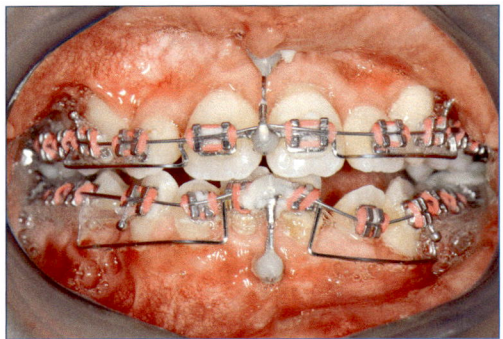

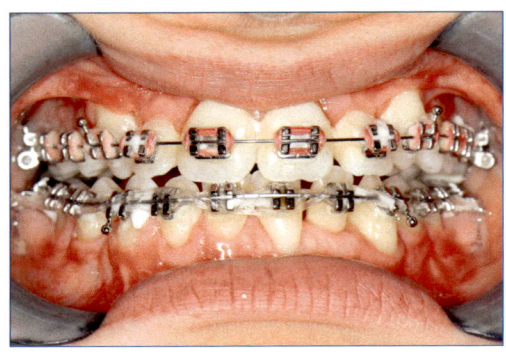

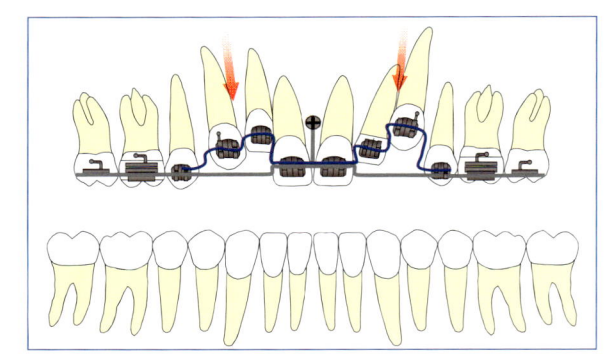

Kapitel 5 Anwendungsgebiete von Mini-Implantaten

Skizze 5-3, Fall 3 Die retinierten Zähne im Ober- und Unterkiefer werden extrudiert und dadurch intrusive Kräfte auf die mittleren Schneidezähne appliziert. Mini-Implantate und Teilbögen mit Kreuzröhrchen sichern den Overbite.

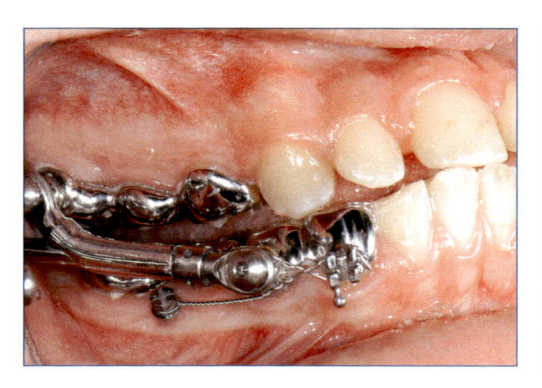

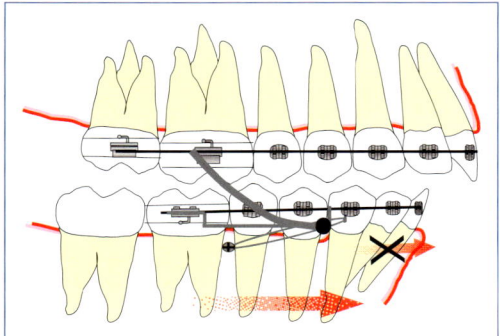

Skizze 5-4, Fall 4 Beidseitige Mini-Implantate im Unterkiefer verankern die Frontzähne gegen eine Protrusion während einer Klasse-II-Korrektur durch ein *Herbst*-Scharnier.

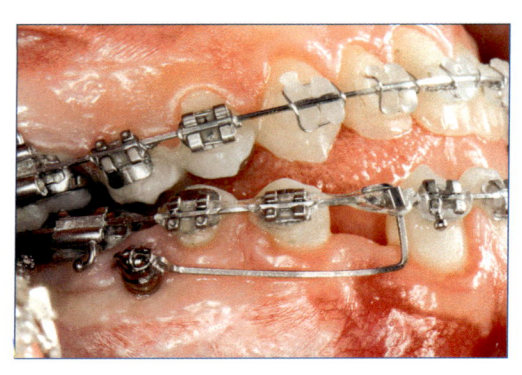

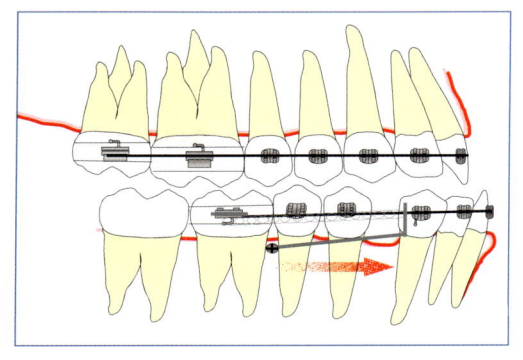

5.2 Klinische Lösungen je nach Zahngruppe und Verankerungsaufgabe

Skizze 5-5, Fall 5 Im Rahmen einer prächirurgischen Dekompensation werden die unteren Seitenzähne mesialisiert. Das Mini-Implantat dient bei beweglichem Röhrchen als direkte Verankerung. Nachteilig ist, dass das Mini-Implantat nach erfolgter Prämolaren-Mesialisierung umgesetzt werden muss, damit die Molaren nach anterior bewegt werden können (Foto Dr. B. Böhm, Halle).

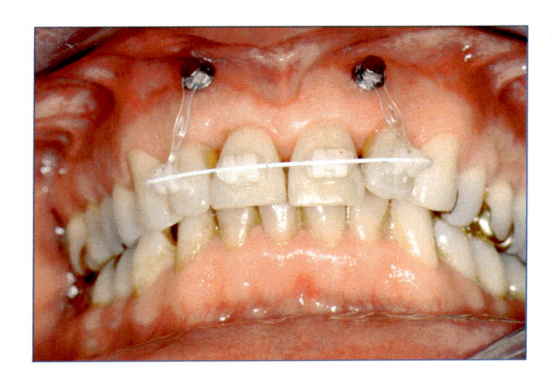

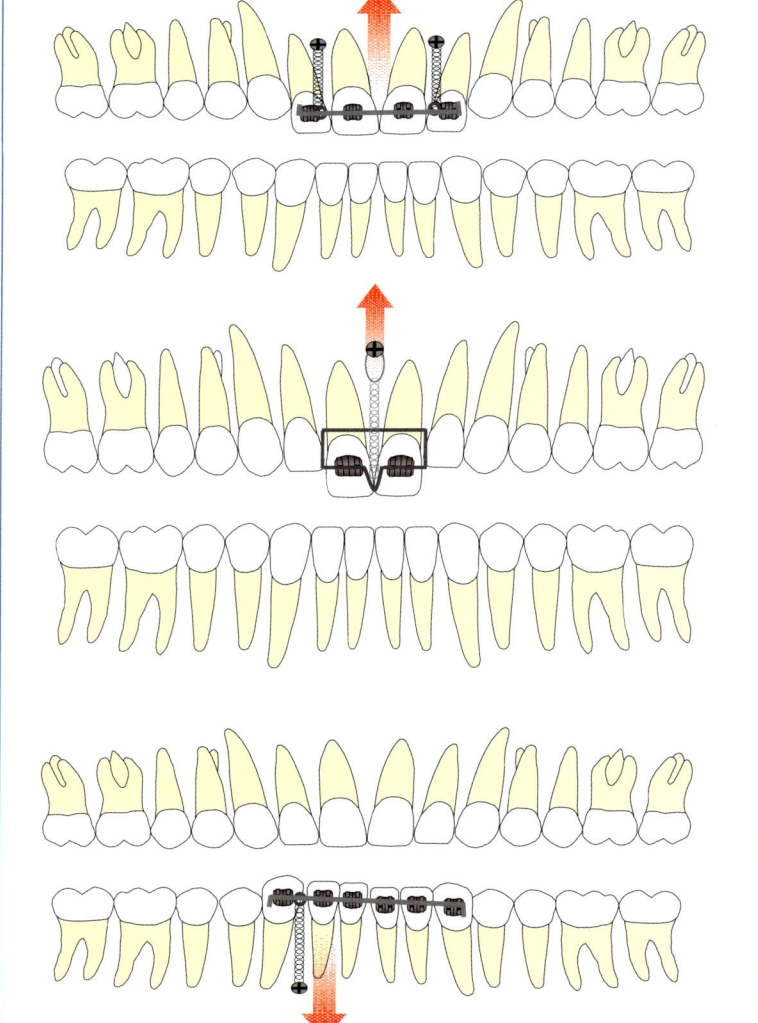

Skizze 5-6, Fall 6 Bei symmetrischer Intrusion werden mindestens zwei Mini-Implantate inseriert (Skizze oben). Steht die Front stark im oralen Kippstand, kann die Umleitung der Zugfeder mittels eines rechteckigen Teilbogens erfolgen (Skizze Mitte). Ist eine asymmetrische Intrusion gewünscht, reicht eventuell ein Implantat aus (Skizze unten) (Foto Dr. B. Ludwig, Traben-Trarbach).

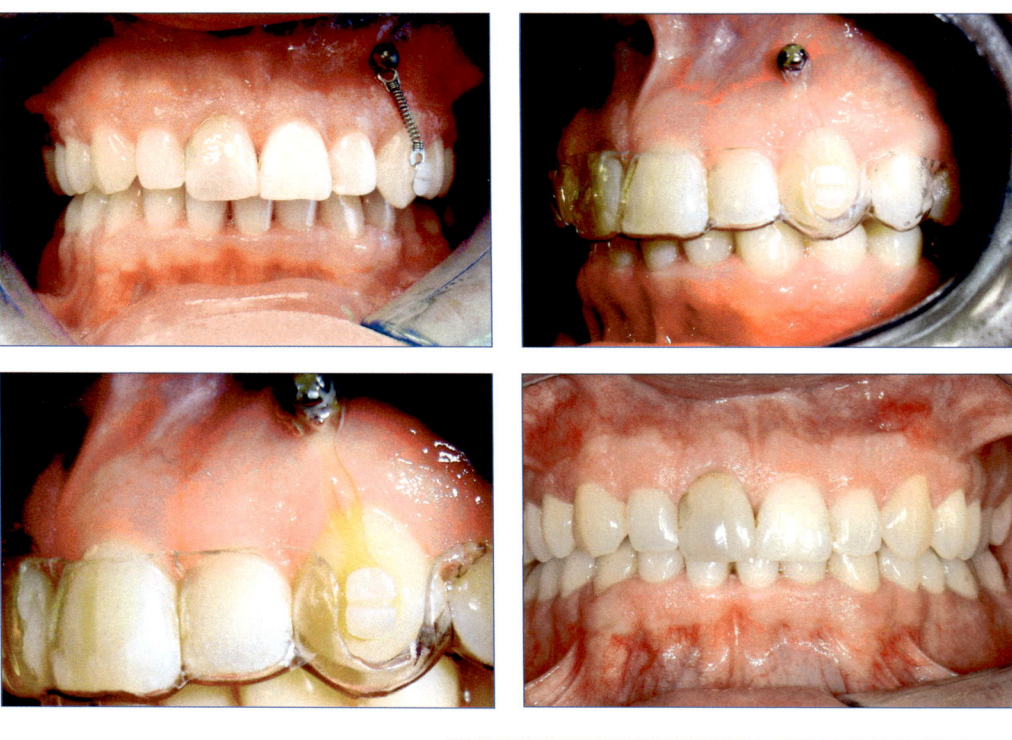

Skizze 5-7, Fall 7 Zahn 23 wird mittels Mini-Implantat-Verankerung intrudiert. Die Tiefziehschiene verhindert unerwünschte Zahnbewegungen und ist so gestaltet, dass die Intrusion nicht behindert wird (Fotos Dr. C. M. Ludwig, Dr. J. Seiferth, Mainz).

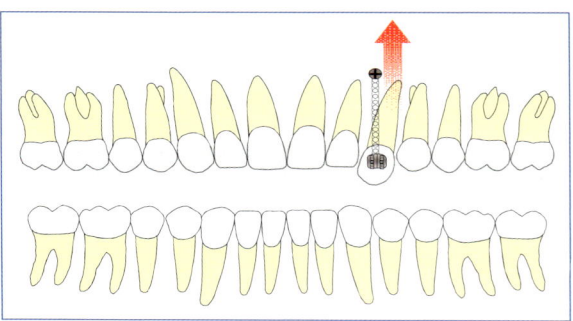

5.2.1.3 Retraktion von Frontzähnen

Die Retraktion der Oberkieferfront stellt eine der klassischen Indikationen für eine Mini-Implantat-Verankerung dar. Wird eine Gleitmechanik mit auf dem Bogen festgeklemmten Häkchen verwendet (Skizze 5-8, Fall 8), entstehen insbesondere dann hohe Reibungsverluste, wenn die zweiten Molaren ebenfalls bebändert sind. Zur Kompensation dieser Reibungsverluste müssen dann höhere Kräfte appliziert werden, was mit einer höheren Implantatbelastung verbunden wäre. Weniger belastet werden die Mini-Implantate, wenn die Front-Retraktion segmentiert durchgeführt wird (Skizze 5-9, Fall 9).

Je weiter kranial die Mini-Implantate gesetzt werden, desto eher kommt es aufgrund der unterschiedlichen Kraftwirkungslinien zu einer Bissöffnung (Skizze 5-10). Bei tiefen Bissen ist es also empfehlenswert, die Mini-Implantate möglichst weit kranial zu inserieren. Aufgrund der anatomischen Gegebenheiten ist dies jedoch nicht immer möglich bzw. sinnvoll (bewegliche Schleimhaut, mangelndes Knochenangebot). Hier kann die Kombination mit einem oder zwei Mini-Implantaten im Bereich der mittleren Schneidezähne erfolgen, was neben der Front-Retraktion dann gleichzeitig eine Front-Intrusion bewirkt (Skizze 5-11, Fall 11).

Insbesondere im Rahmen der Lingualtechnik ist eine zusätzliche palatinale Insertion sinnvoll (Skizze 5-12, Fall 12; Skizze 5-13, Fall 13). Man kann die Mini-Implantate auch ausschließlich in den medianen Gaumen einbringen. Hier findet man die Vorteile eines guten Knochenangebots gepaart mit einer befestigten Schleimhaut ohne Risiko der Wurzelverletzung (Skizze 5-14).

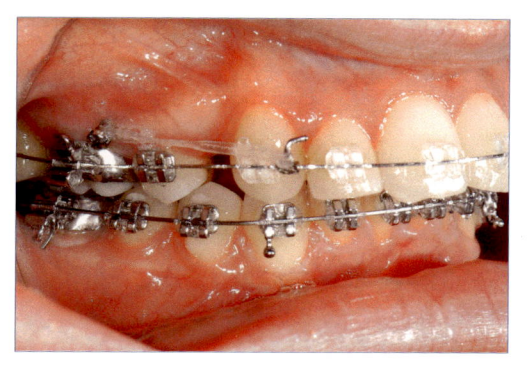

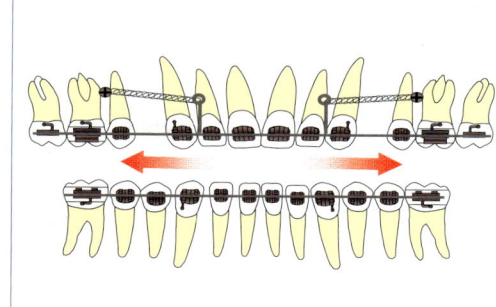

5.2 Klinische Lösungen je nach Zahngruppe und Verankerungsaufgabe

Skizze 5-8, Fall 8 Nach Extraktion der oberen ersten Prämolaren wird die Front mittels Gleitmechanik retrahiert. Die Verankerung wird durch zwei Mini-Implantate beidseits jeweils vor den ersten Molaren realisiert.

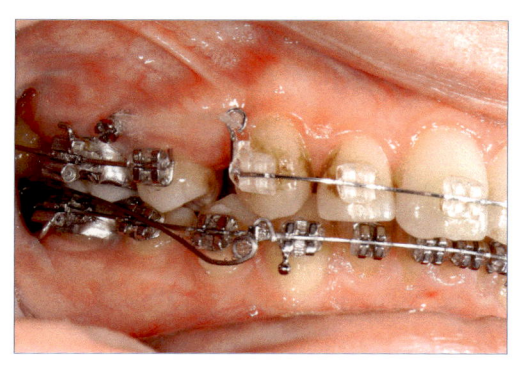

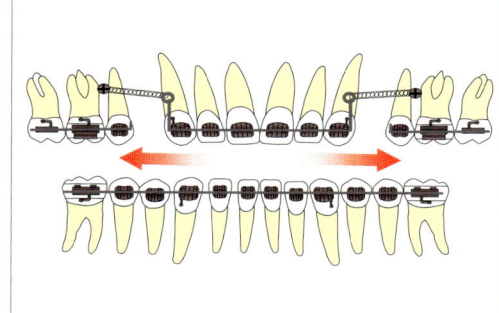

Skizze 5-9, Fall 9 Gleicher Patient wie in Fall 8. Aufgrund der Friktion wurde auf segmentierte Front-Retraktion umgestellt. Beim Vergleich mit Fall 8 erkennt man die unerwünschte friktionsbedingte Distalisierung der zweiten Prämolaren (siehe auch Skizze 5-43).

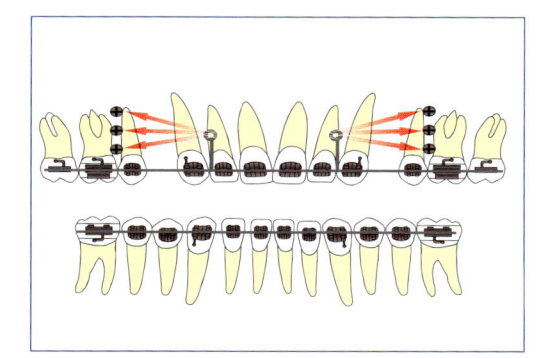

Skizze 5-10 Unterschiedliche Kraftwirkungslinien je nach Insertionsort des Mini-Implantates bei Front-Retraktion.

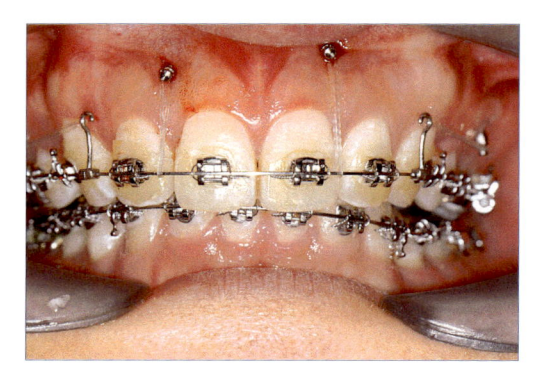

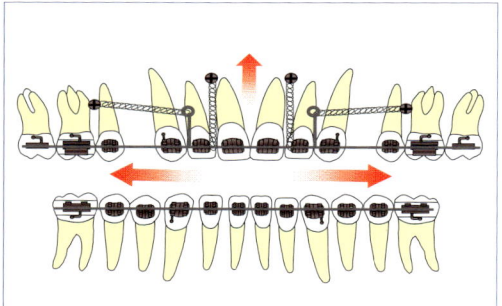

Skizze 5-11, Fall 11 Kombination von zwei seitlichen Mini-Implantaten zur Front-Retraktion mit zwei anterioren Mini-Implantaten zur Front-Intrusion (Foto Prof. H. M. Kyung, Korea).

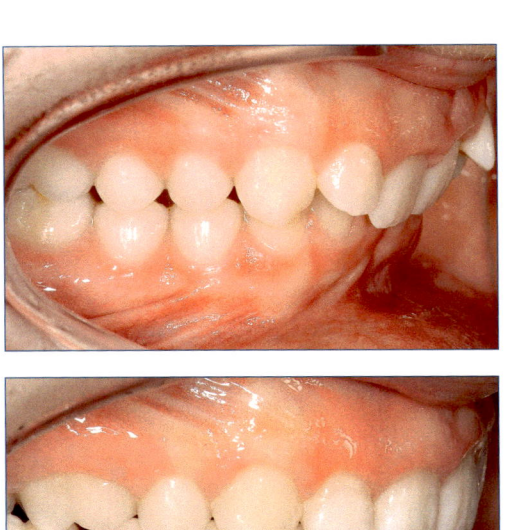

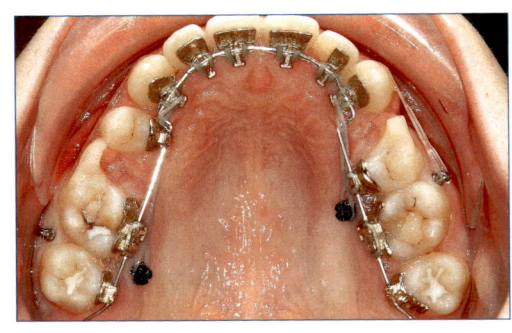

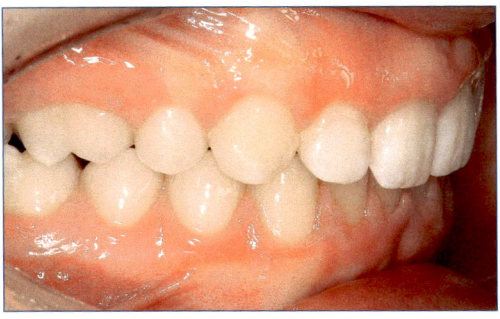

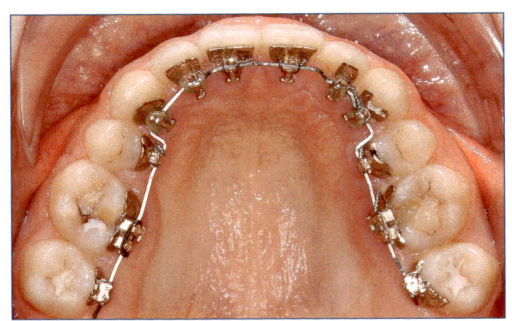

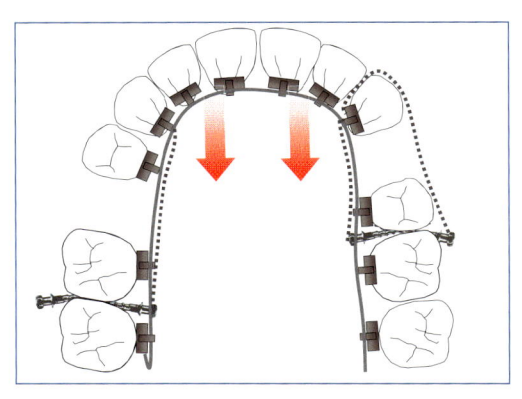

Skizze 5-12, Fall 12 Front-Retraktion mit Lingualtechnik: Jeweils vestibulär und palatinal inserierte Mini-Implantate dienen der Verankerung („Double-cable" Technik) (Fotos Dr. D. Wiechmann, Bad Essen/Hannover).

5.2.2 Eckzähne

5.2.2.1 Retraktion von Eckzähnen

Bei einem ausgeprägten Frontengstand und Extraktion von Prämolaren müssen vor Retraktion der gesamten Front zunächst die Eckzähne etwas distalisiert werden. Steht der Eckzahn in einem mesialen Kippstand, kann ein Zugelement zwischen Mini-Implantat und Bracket eingesetzt werden (Skizze 5-15, Fall 15). Ist eine Distalkippung unerwünscht, empfiehlt sich die bogengeführte Eckzahn-Retraktion (Skizze 5-16) oder die Verwendung eines Power-Hooks (Skizze 5-17, Fall 17). Die Einligierung eines Power-Hooks an einem Bracket ist jedoch oft nicht einfach. Weiterhin kommt es je nach Länge des Teilbogens und Höhe des Vestibulums oft zu Schleimhaut-Ulzerationen. Wird ein durchgehender Stufenbogen mit Umgehung der Front eingesetzt (Skizze 5-18), kann ein „Flaring" der Seitenzahnsegmente, was bei Teilbogen geführter Eckzahn-Retraktion oft beobachtet wird, vermieden werden. Dieselben Mini-Implantate, die vorher zur Eckzahn-Retraktion verwendet wurden, können anschließend nach der Nivellierungspause weiter zur Retraktion der gesamten Front verwendet werden (siehe Kapitel 5.2.1).

5.2.2.2 Einordnung verlagerter Eckzähne

Mini-Implantate können auch bei der Einordnung verlagerter Eckzähne eine wertvolle Unterstützung sein. Je nach Richtung der Verlagerung des Eckzahnes muss eine individuelle Planung erfolgen. Ist z. B. im Oberkiefer eine Zug-

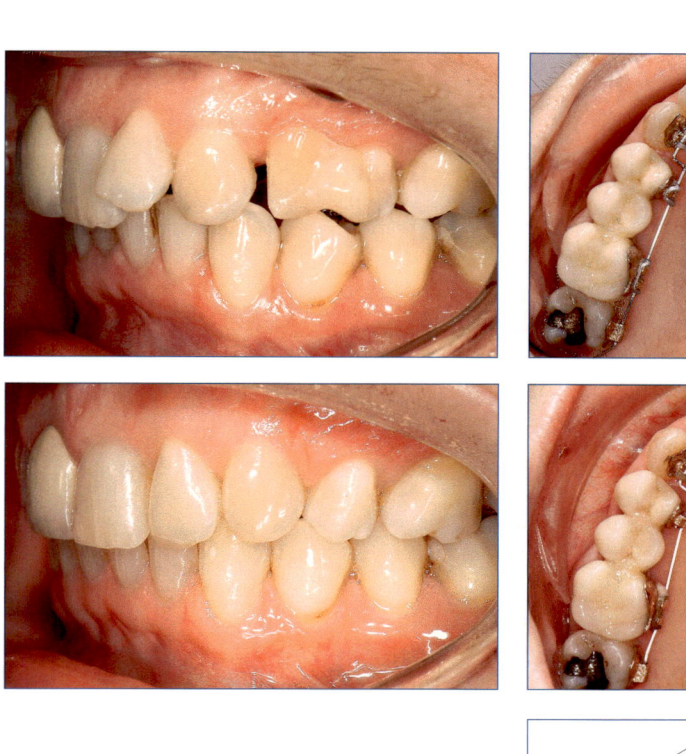

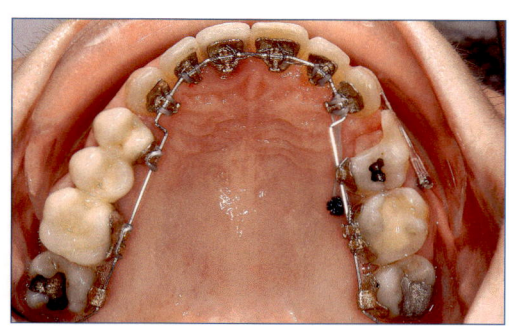

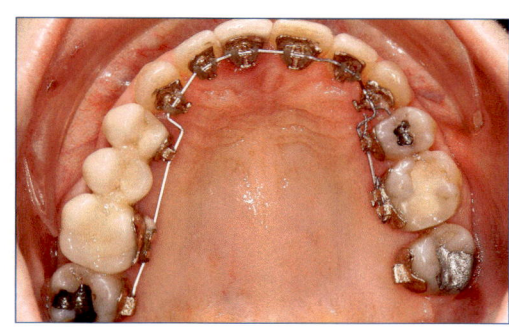

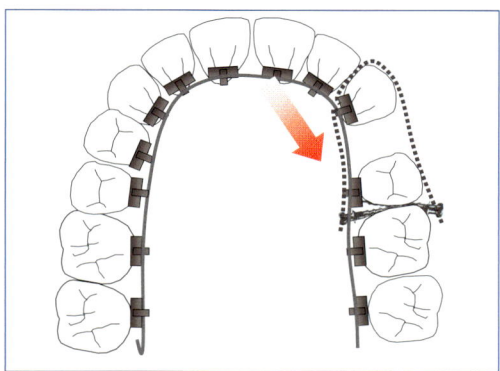

5.2 Klinische Lösungen je nach Zahngruppe und Verankerungsaufgabe

Skizze 5-13, Fall 13 Asymmetrische Front-Retraktion und Korrektur einer Frontmittenverschiebung mit Lingualtechnik: vestibulär und palatinal inserierte Mini-Implantate sorgen für die Verankerung („Double-cable" Technik) (Fotos Dr. D. Wiechmann, Bad Essen/Hannover).

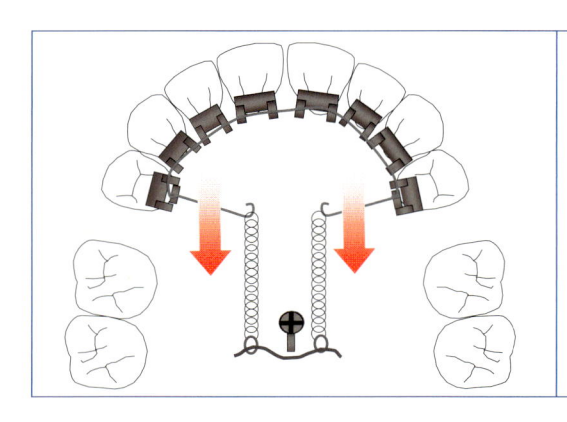

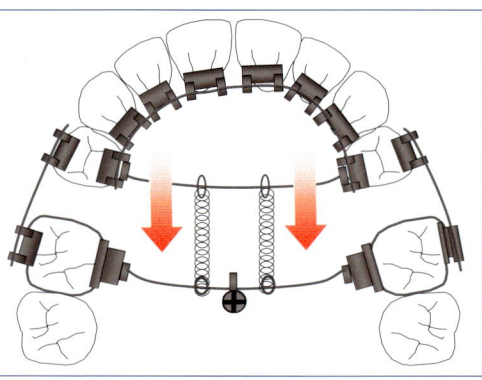

Skizze 5-14 Möglichkeiten der Front-Retraktion mit ausschließlich im medianen Gaumen eingebrachten Mini-Implantaten. Hier findet man die Vorteile eines guten Knochenangebots, gepaart mit einer befestigten Schleimhaut ohne Risiko der Wurzelverletzung.

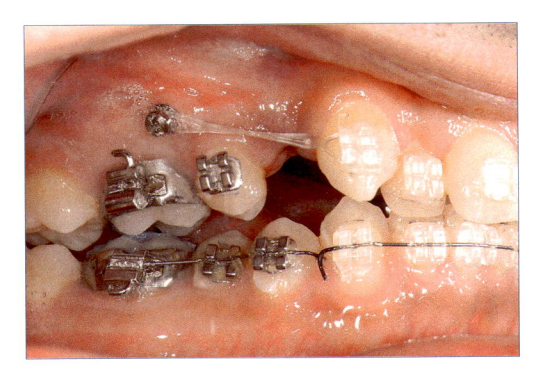

Skizze 5-15, Fall 15 Retraktion des Zahnes 13 mit elastischer Kette zum Mini-Implantat.

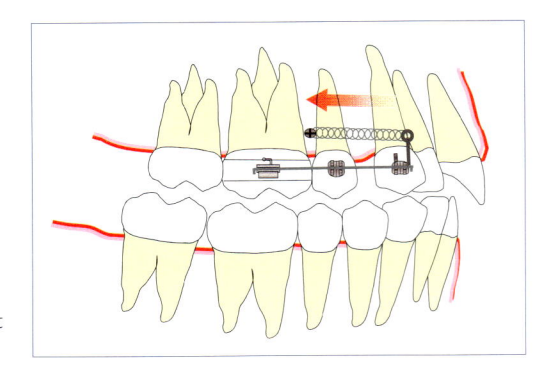

Skizze 5-16 Bogengeführte Retraktion des Zahnes 13 mit Power-Hook und Zugelement zum Mini-Implantat.

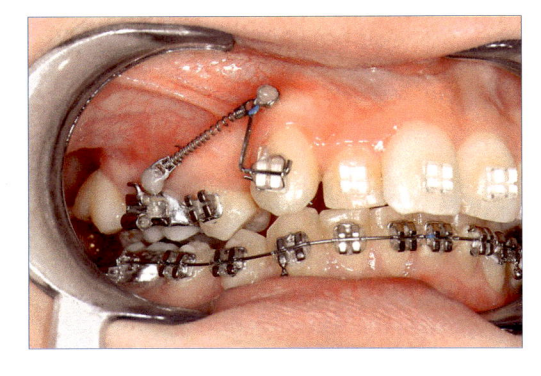

Skizze 5-17, Fall 17 Retraktion des Zahnes 13 mit Power-Hook und pseudoelastischer Zugfeder zum Mini-Implantat.

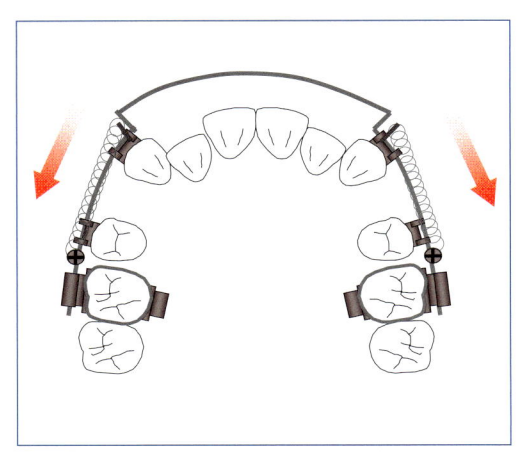

Skizze 5-18 Retraktion mittels durchgehendem Stufen-Bogen mit Umgehung der Front, um ein „Flaring" der Seitenzahnsegmente zu vermeiden.

richtung nach dorsal gewünscht, empfiehlt sich eine Insertion im Bereich der *Sutura palatina* (Skizze 5-19, Fall 19). Auch im Alveolarfortsatz kann eine Insertion sinnvoll sein, wenn eine maximale Verankerung zur Eckzahn-Einordnung gewünscht ist (Skizze 5-20; Skizze 5-21).

5.2.3 Seitenzähne

5.2.3.1 *Verankerung von Seitenzähnen*
Eine schnell zu realisierende Methode, Molaren gegen eine mesiale Aufwanderung zu verankern, ist die Insertion eines Mini-Implantates distal und Kopplung mittels Drahtligatur. Dies kann z. B. bei beabsichtigter Distalisierung von Prämolaren und/oder einer Front-Retraktion gewünscht sein

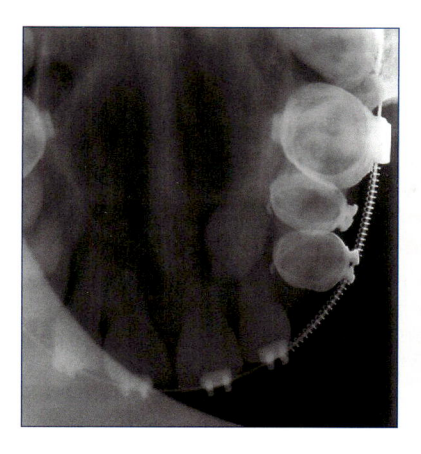

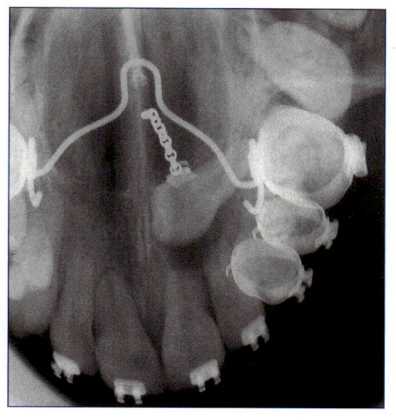

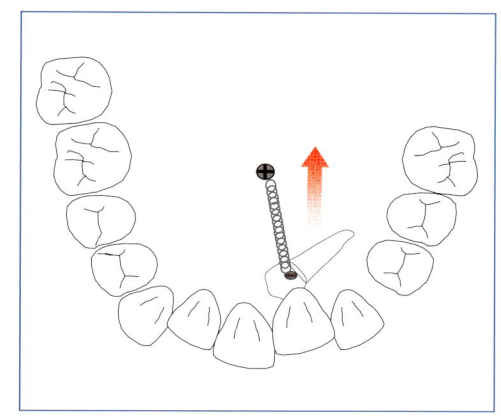

5.2 Klinische Lösungen je nach Zahngruppe und Verankerungsaufgabe

Skizze 5-19, Fall 19 Distalisierung des nach apikal 11/12 verlagerten Zahnes 23 mittels Mini-Implantat im Bereich der *Sutura palatina* dorsal.

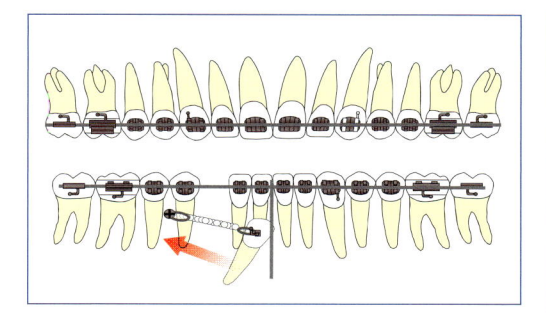

Skizze 5-20 Retraktion des verlagerten Zahnes 43 mit Mini-Implantat-Verankerung.

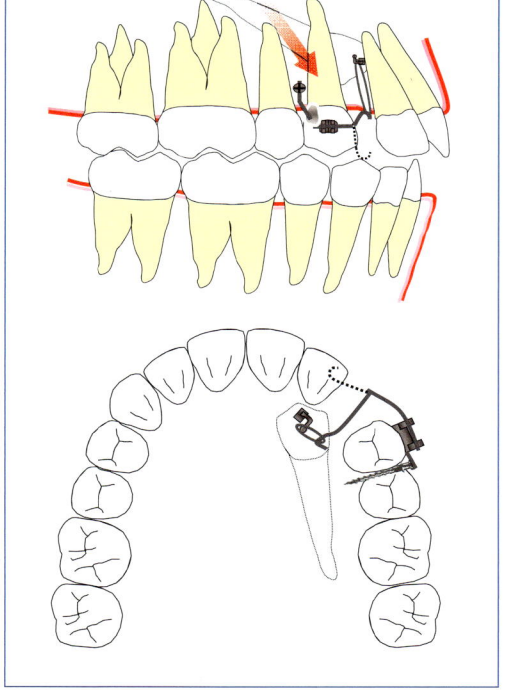

Skizze 5-21 Einordnung des verlagerten Zahnes 23 durch eine TMA-Feder. Verankerung durch Mini-Implantat und Zahn 24.

(Skizze 5-22, Abb. 5-11). Nachteilig diesbezüglich sind jedoch eine schlechte Knochenqualität und eine relativ dicke Gingiva distal der Molaren im Oberkiefer. Als Konsequenz ergibt sich dadurch eine recht hohe Gefahr, dass das Mini-Implantat bei Belastung nach anterior kippt bzw. verloren geht. Beides bedeutet die Gefahr eines Verankerungsverlustes, welche man durch Verblockung zweier Mini-Implantate in Belastungsrichtung verringern kann (siehe Kap. 5.2.3.5 Seitenzähne, Distalisierung). Weiterhin gibt es auch die Möglichkeit, die Molaren über einen Horseshoe-Arch bzw. Quadhelix und über ein anteriores medianes Mini-Implantat zu verankern (Abbildung 5-10, Skizze 5-23, Fall 23). Hier findet sich ein gutes Knochenangebot für das Mini-Implantat sowie eine dünne und feste

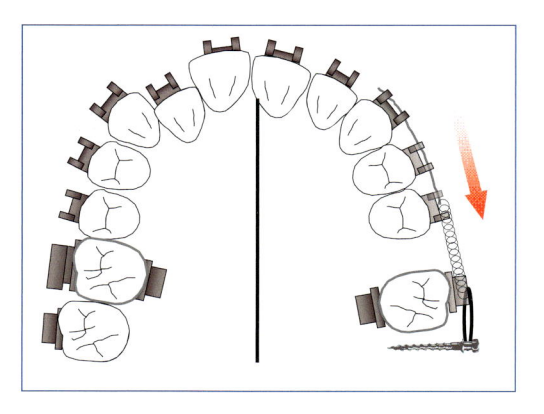

Skizze 5-22 Das Mini-Implantat verankert den Zahn 27 bei Distalisierung der linken Seitenzahnreihe und Korrektur einer Frontmittenverschiebung.

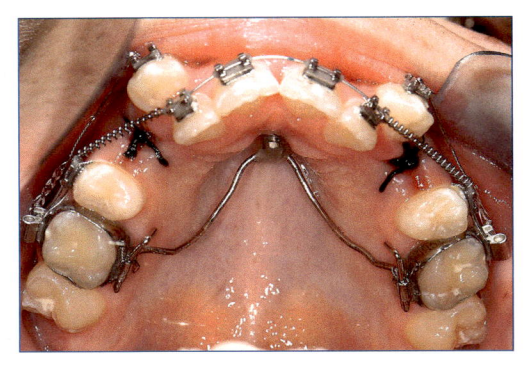

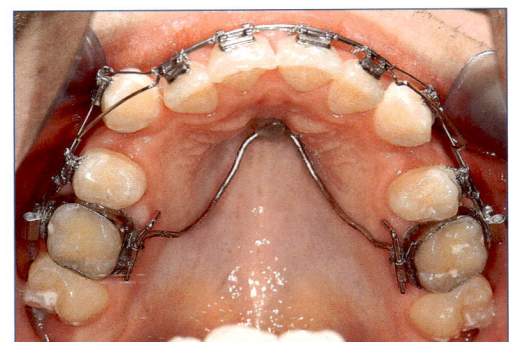

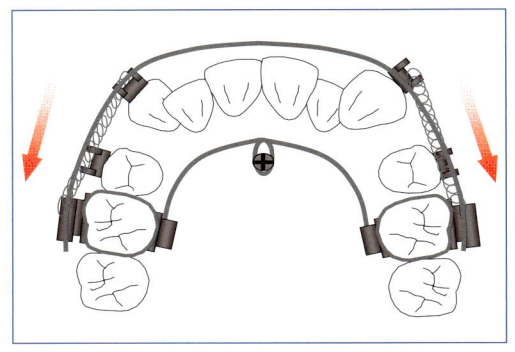

Skizze 5-23, Fall 23 Verankerung der ersten Molaren über einen Horseshoe-Arch und über ein anteriores medianes Mini-Implantat.

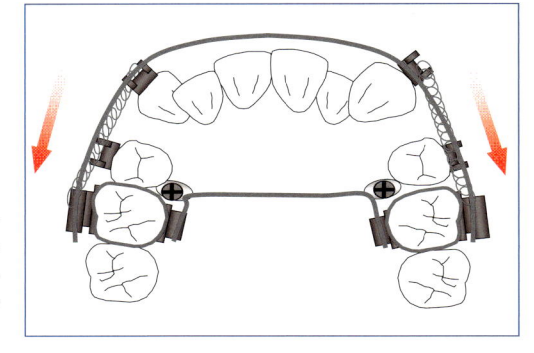

Skizze 5-24 Indirekte Verankerung über einen Transpalatinalbogen und Mini-Implantate nah am Widerstandszentrum der Molaren.

Gingiva. Als weiterer Vorteil ist zu erwähnen, dass die Gefahr einer Wurzelschädigung hier im Gegensatz zur Insertion im Bereich des Alveolarfortsatzes nicht besteht.

Eine weitere Möglichkeit zur Verankerung in der horizontalen Ebene gibt es über einen Transpalatinalbogen. Die Mini-Implantate sollten dann nicht am Gaumen median, sondern nah am Widerstandszentrum inseriert werden (Skizze 5-24). Sind noch nicht komplett durchgebrochene Zähne zu verankern (Bebänderung noch nicht möglich), können auch Teilbögen zwischen zwei Implantaten eine unerwünschte Zahnwanderung verhindern (Skizze 5-25, Fall 25). Beachtet werden sollte in diesem Zusammenhang, dass die Lockerungsrate von Mini-Implantaten bei Insertion in die Region einer Zahnextraktion nach bisherigen klinischen Erfahrungen für etwa sechs Monate erhöht ist.

Eine Molaren-Verankerung kann jedoch nicht nur in der horizontalen Ebene erforderlich sein. Bei Front-Extrusion- bzw. Intrusion mittels eines herkömmlichen Utility-Bogens werden unerwünschte Drehmomente auf die Molaren appliziert. Zur Kippmeidung können hier Mini-Implantate eingesetzt werden. Eine Kopplung kann neben QH bzw. Horseshoe-Arch auch über einen TPA zu einem Mini-Implantat im medianen Gaumen erfolgen (Skizze 5-26, Abb. 5-8). Im Unter- als auch Oberkiefer ist die Molaren-Verankerung auch über Teilbögen möglich, die über den Auxiliary Slot der Bänder mit Mini-Implantaten verbunden sind (Skizze 5-27).

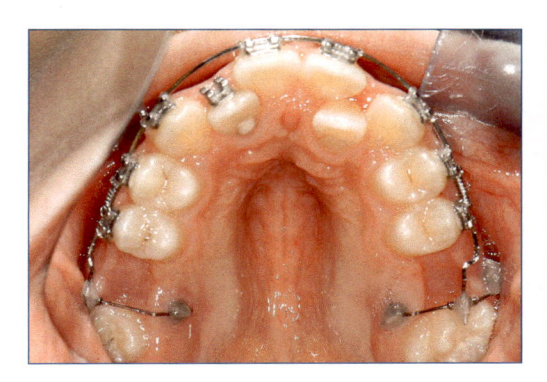

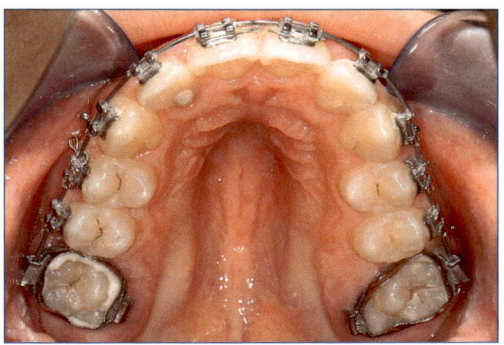

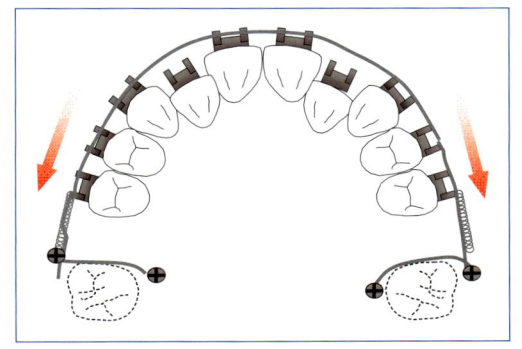

5.2 Klinische Lösungen je nach Zahngruppe und Verankerungsaufgabe

Skizze 5-25, Fall 25 Verankerung von noch nicht komplett durchgebrochenen zweiten Molaren (Bebänderung noch nicht möglich) mit Teilbögen zwischen jeweils zwei Implantaten.

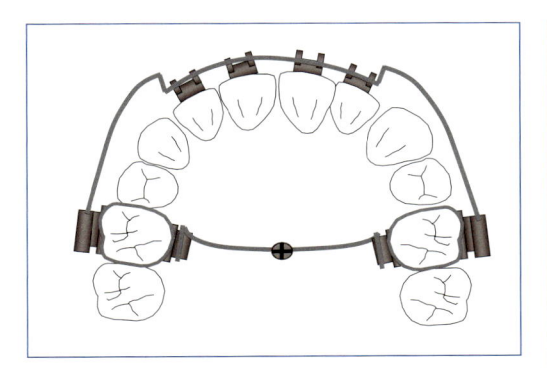

Skizze 5-26 Der Mini-Implantat-fixierte Transpalatinalbogen verankert die ersten Molaren gegen eine Kippung bei Einsatz eines Utility-Bogens.

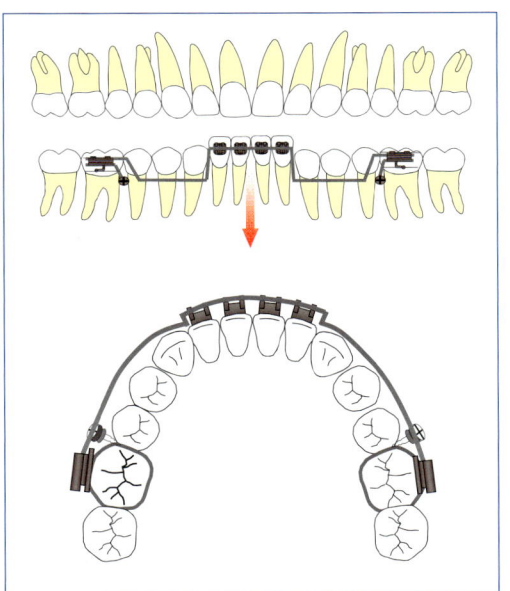

Skizze 5-27 Molaren-Verankerung über Teilbögen, die über den Auxiliary Slot der Bänder mit Mini-Implantaten verbunden sind, bei Einsatz eines Utility-Bogens.

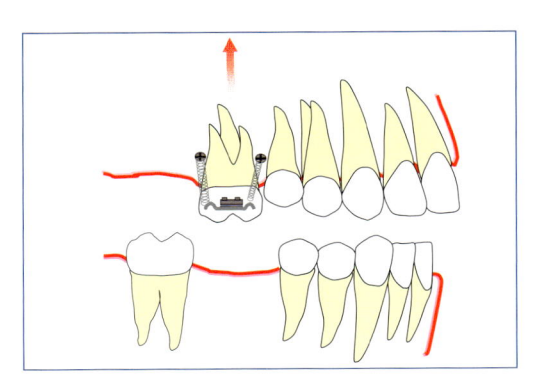

Skizze 5-28 Zwei vestibuläre Mini-Implantate zur Molaren-Intrusion (distal und mesial des zu intrudierenden Zahnes).

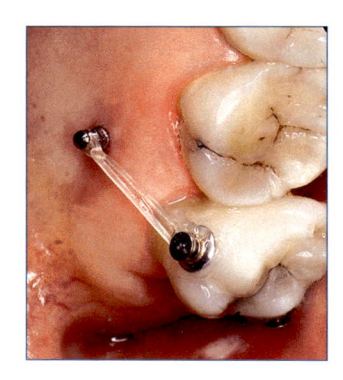

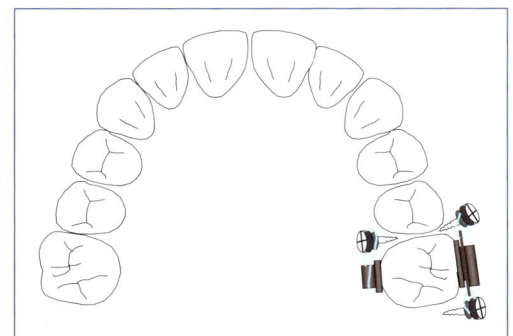

Skizze 5-29, Fall 29 Um ein Kippen des Molaren bei Intrusion zu verhindern, Kraftapplikation sowohl vestibulär als auch palatinal (hier im Bereich des Alveolarfortsatzes) (Foto Prof. H. M. Kyung, Korea).

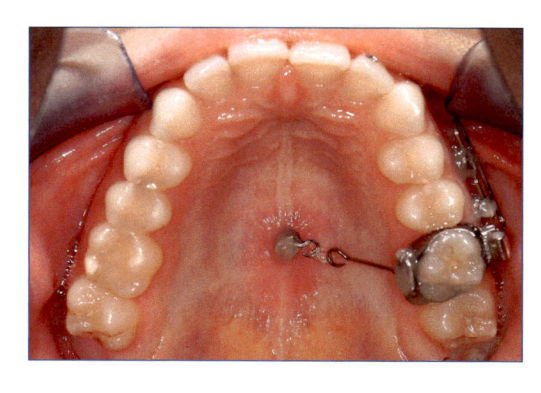

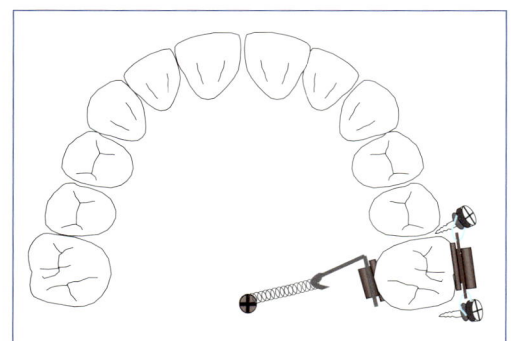

Skizze 5-30, Fall 30 Um ein Kippen des Molaren bei Intrusion zu verhindern, Kraftapplikation sowohl vestibulär als auch palatinal (hier im Bereich der *Sutura palatina mediana*).

5.2.3.2 Intrusion von Seitenzähnen

Die Intrusion von Molaren ist eine Behandlungsaufgabe, die ohne skelettale Verankerung nur sehr schwierig realisierbar ist (Okzipitaler Headgear, Multiloop-Edgewise-Archwire [Meaw]-Bogen). Neben dem Schließen eines offenen Bisses ist die isolierte präprothetische Intrusion von elongierten Molaren eine der klassischen Indikationen für eine Mini-Implantat-Verankerung. Um ein Kippen des Molaren zu verhindern, ist eine Kraftapplikation sowohl vestibulär als auch palatinal erforderlich. Die einfachste Mechanik besteht aus zwei Mini-Implantaten vestibulär (distal und mesial des zu intrudierenden Zahnes, Skizze 5-28) und einem Mini-Implantat palatinal. Dabei kann das palatinale Implantat entweder im Bereich des Alveolarfortsatzes (Skizze 5-29, Fall 29) oder im Bereich der *Sutura palatina mediana* (Skizze 5-30, Fall 30) gesetzt werden. Die Insertion palatinal neben dem Molaren bringt das Risiko einer Wurzelverletzung mit sich. Weiterhin könnte die Intrusion des Molaren bei Kontakt mit dem Mini-Implantat behindert werden. Aus diesen Gründen scheint für den palatinalen Kraftansatz in den meisten Fällen die Insertion median im Gaumen vorteilhafter. Wichtig diesbezüglich sind das Knochenangebot und die klinische Untersuchung des Übergangs vom weichen zum harten Gaumen. Ist median von dem zu intrudierenden Molaren keine Möglichkeit zur Insertion des Mini-Implantates, sollten weiter anterior zwei Mini-Implantate inseriert werden. Dann kann mittels Hebelarm die Kraftwirkungslinie nach posterior gelegt werden (Skizze 5-31). Auch bei Patienten mit starkem Würgereiz kann diese Mechanik mit Insertion weiter anterior sinnvoll sein. Sollen im Oberkiefer sogar zwei kontralaterale Molaren intrudiert werden, reicht ein Transpalatinalbogen aus, um das Kippen nach vestibulär zu verhindern (Skizze 5-32). Zur Vermeidung der Einlagerung in die Schleimhaut sollte zwischen TPA und Gaumengewölbe etwas Platz für die Intrusion sein. Je nach interradikulärem Platzangebot und zur Verfügung stehendem Knochen können auch Varianten mit Hebelmechaniken Verwendung finden (Skizzen 5-33 bis 5-35, Fall 35). Auch für Prämolaren und Frontzähne gibt es analoge Intrusionsmöglichkeiten (Skizze 5-36, siehe Kap. 5.2.1.2). Im Unterkiefer ist die Molaren-Intrusion prinzipiell auch möglich, von einer Mini-Implantat-Insertion lingual wird jedoch von einigen Autoren wegen hoher Verlustraten abgeraten. Zur Kippmeidung nach vestibulär muss hier ein Lingualbogen eingesetzt werden.

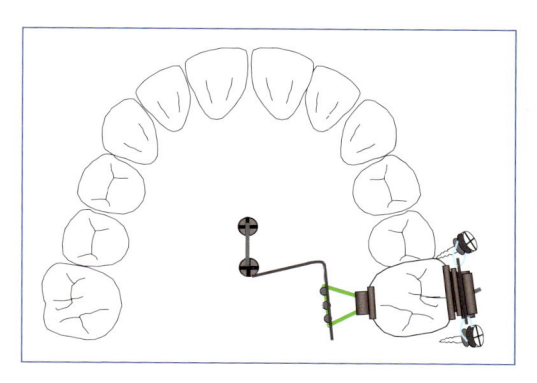

5.2 Klinische Lösungen je nach Zahngruppe und Verankerungsaufgabe

Skizze 5-31 Zwei anteriore Mini-Implantate im Bereich der *Sutura palatina mediana* mit Hebelarm, um ein Kippen des Molaren bei Intrusion zu verhindern.

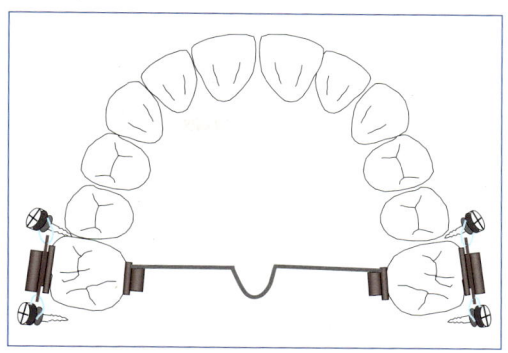

Skizze 5-32 Einsetzen eines Transpalatinalbogens, um ein Kippen der Molaren bei Intrusion von kontralateralen Zähnen zu verhindern.

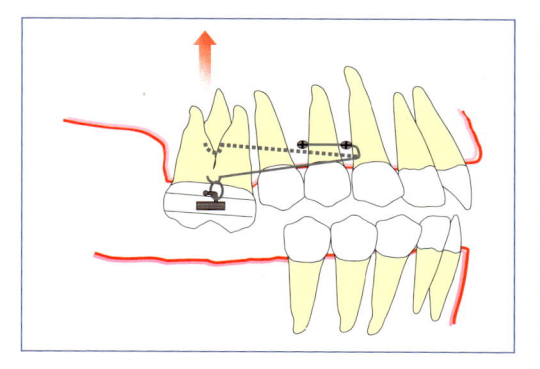

Skizze 5-33 Intrusion des Molaren mit vestibulärer Hebelmechanik mittels TMA-Bogen, da distales Knochen- und mesiales Platzangebot zu gering sind.

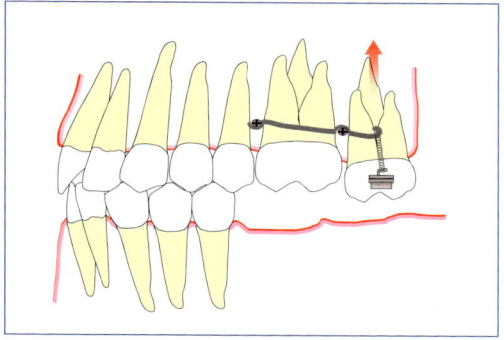

Skizze 5-34 Intrusion des Molaren mit vestibulärer Hebelmechanik mit Stahlbogen und elastischem Element.

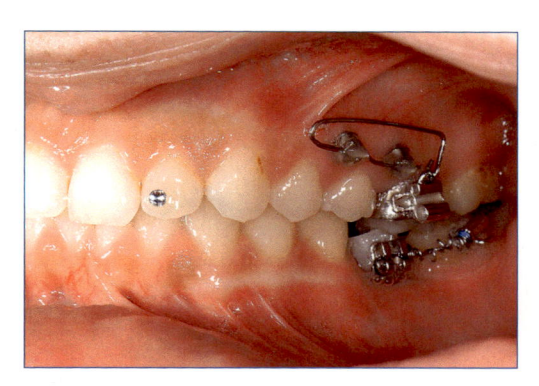

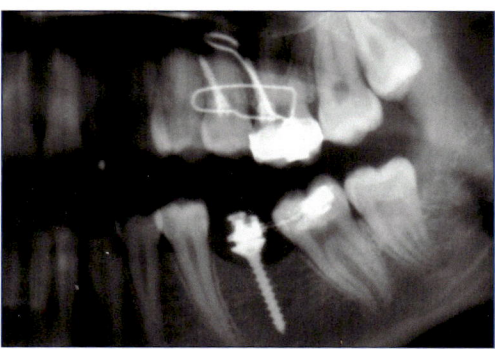

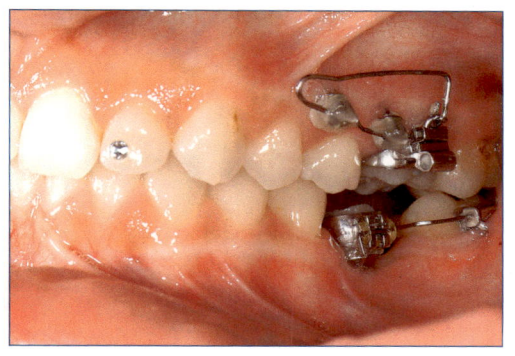

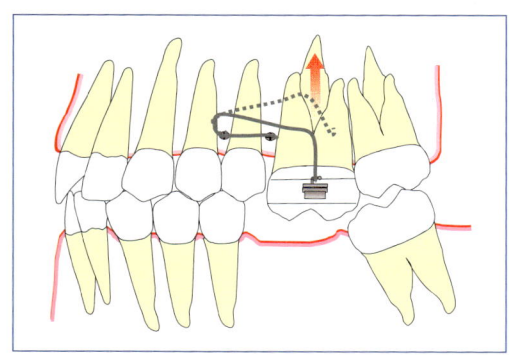

Skizze 5-35, Fall 35 Intrusion von 26: distales Platzangebot zu gering (OPG bei Behandlungsbeginn), daher vestibuläre Hebelmechanik mit TMA-Bogen. Zu Fall 35: Im Unterkiefer Aufrichtung von Zahn 37 mit Druckfeder und 16 x 22 NiTi-Teilbogen, der anterior auf einem Mini-Implantat-getragenen Bracket/Band einligiert ist (siehe auch Skizze 5-37)[1].

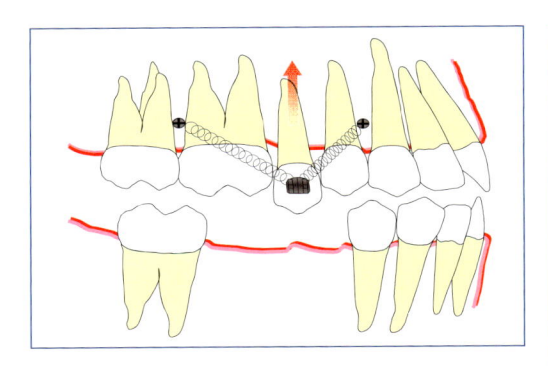

Skizze 5-36 Vestibuläre Mechanik zur Mini-Implantat verankerten Intrusion.

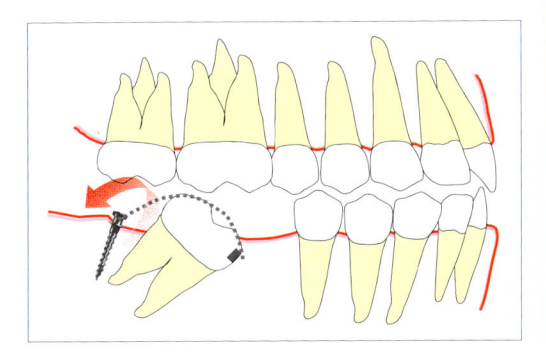

Skizze 5-38 Molaren-Aufrichtung mittels distalständig inseriertem Mini-Implantat und elastischer Kette.

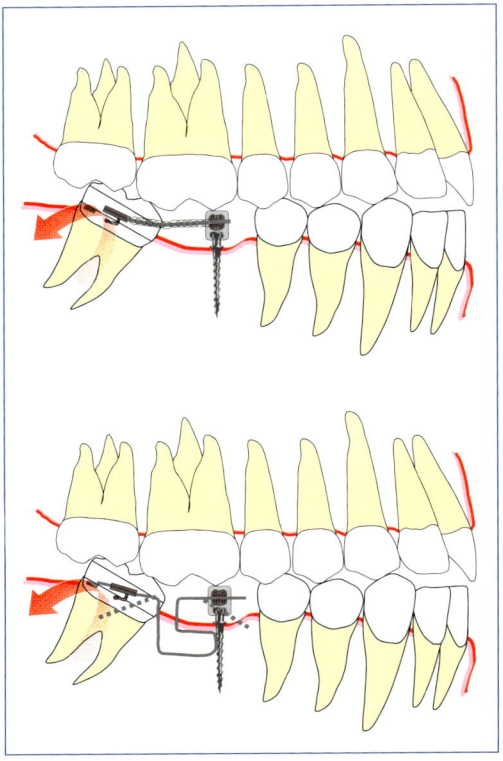

Skizze 5-37 Aufrichtung von gekippten Molaren mithilfe einer Mini-Implantat-Verankerung und Komposit verankertem Band/Bracket: Mechanik durch eine Druckfeder auf einem Teilbogen (Skizze oben) und mittels TMA-Feder (Skizze unten). Siehe auch Fall 35.

5.2.3.3 Aufrichtung gekippter Molaren

Die Aufrichtung von gekippten Molaren ist mithilfe einer Mini-Implantat-Verankerung auch ohne komplette Bebänderung aller Zähne möglich. Idealerweise kann in vielen Fällen auf zusätzliche Verankerungszähne gänzlich verzichtet und eine rein skelettal abgestützte Molaren-Aufrichtung durchgeführt werden. Die Mechanik kann zum Beispiel durch eine Druckfeder auf einem Teilbogen erfolgen (Skizze 5-37, Fall 35). Durch den koronalen, exzentrischen Kraftansatz erfährt der Molar ein aufrichtendes Drehmoment. Wird das Mini-Implantat senkrecht mittig in den Alveolarfortsatz gesetzt, gestaltet sich das Einligieren eines Teilbogens zur Aufrichtung schwierig. Hier empfiehlt es sich, ein kleines kieferorthopädisches Band oder ein Bracket auf dem Kopf des Mini-Implantates mittels Adhäsiv zu befestigen. Je nach gewünschtem Kräftesystem kann auch eine TMA-Feder als Aufrichtemechanik gewählt werden. Ist jedoch zwischen dem aufzurichtenden Zahn und dem Zahn mesial davon zu wenig Platz (Molar stark gekippt und/oder aufgewandert) für eine Mini-Implantat-Insertion, kann distalständig inseriert und eine Aufrichtung mittels elastischer Kette erreicht werden (Skizze 5-38). Von Nachteil ist jedoch die oft dicke bewegliche Schleimhaut distal der Unterkiefer-Molaren. Problematisch ist weiterhin, dass die elastische Kette verrutschen und aufgrund mechanischer Beanspruchung (Kauen) reißen kann.

Ist zu wenig Platz vor dem aufzurichtenden Molaren, empfiehlt sich eine Implantation interradikulär der Prämolaren. Um eine Drehmoment-Belastung des Implantates zu vermeiden, benötigt man entweder zwei Implantate oder ein Implantat, das mit einer zusätzlichen dentalen Verankerungseinheit gekoppelt wird. Ist genügend Platz für zwei Implantate vorhanden, kann man diese mittels Teilbogen verblocken und eine direkte Verankerung etablieren (Skizze 5-39, Fall 39). Wird z. B. wegen geringen Platzangebotes nur ein Mini-Implantat eingesetzt, empfiehlt

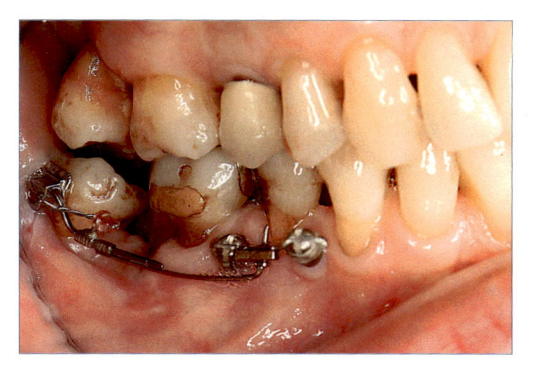

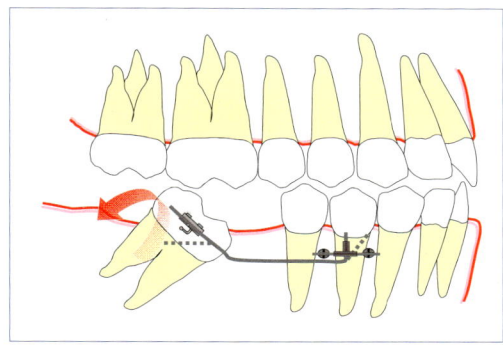

5.2 Klinische Lösungen je nach Zahngruppe und Verankerungsaufgabe

Skizze 5-39, Fall 39 Verankerung durch interradikuläre Insertion von zwei Mini-Implantaten im Prämolarenbereich. Die Molaren-Aufrichtung erfolgt durch eine TMA- und NiTi-Feder, welche über ein Kreuzröhrchen und einen Stahlteilbogen mit den Implantaten verbunden ist (Foto Dr. Müller-Hartwich, Berlin).

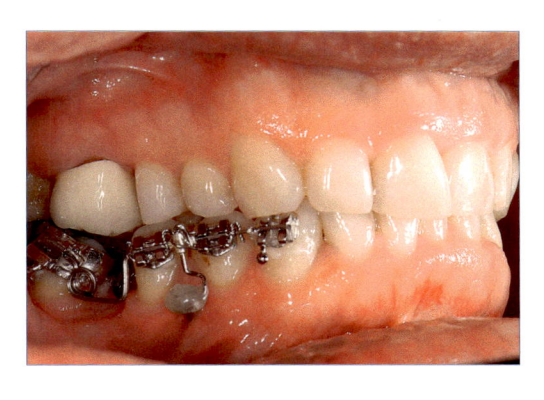

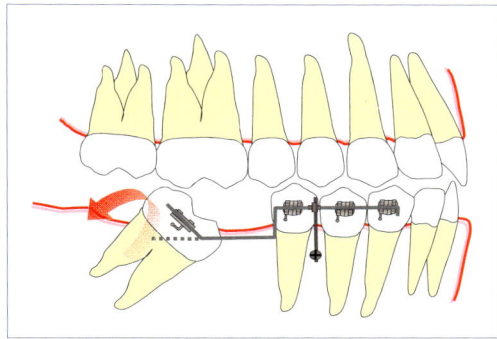

Skizze 5-40, Fall 40 Bildung einer implanto-dentalen Verankerungseinheit zur Aufrichtung von 47.

sich durch Integration von Prämolaren die Bildung einer implanto-dentalen Verankerungseinheit (Skizze 5-40 und 5-41, Fall 40).

5.2.3.4 Mesialisierung von Seitenzähnen
Bei der Molaren-Mesialisierung ist insbesondere im Unterkiefer eine suffiziente Verankerung für die erfolgreiche Therapie wichtig. Hier gibt es zwei häufige Diagnosen, warum eine Mesialisierung von Molaren angestrebt wird: Nach Extraktion der ersten Molaren und bei Aplasie von Prämolaren. Insbesondere bei einer Angle-Klasse-I oder -II ist eine maximale Verankerung des anterioren Zahnsegmentes oft erstrebenswert.

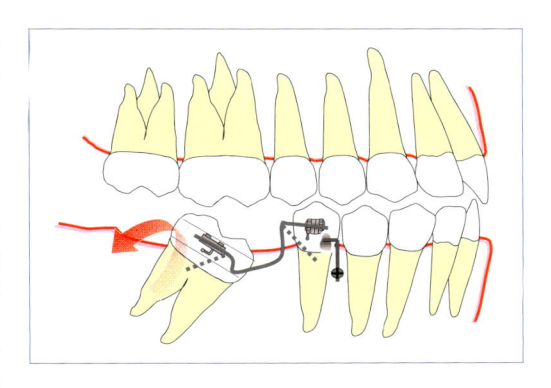

Skizze 5-41 Bildung einer implanto-dentalen Verankerungseinheit zur Molaren-Aufrichtung. Das Mini-Implantat verankert den Prämolaren über einen Stahlteilbogen und eine Komposit-Klebeverbindung.

Direkte Verankerung:
Im Bereich der Prämolaren wird vestibulär im Alveolarfortsatz ein Mini-Implantat eingebracht. Durch eine NiTi-Zugfeder oder eine elastische Kette wird eine mesialisierende Kraft auf die Molaren ausgeübt. Ein Power-Hook am Molaren kann die Friktion etwas reduzieren (Skizze 5-42, Abb. 5-2). Beachtet werden sollte, dass die Friktion im Molaren-Röhrchen zur Me-

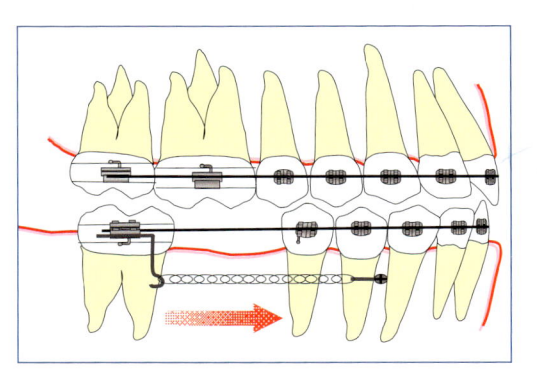

Skizze 5-42 Direkte Verankerung zur Molaren-Mesialisierung durch ein Mini-Implantat im Prämolarenbereich. Durch NiTi-Zugfeder/elastische Kette wird eine mesialisierende Kraft auf die Molaren ausgeübt. Ein Power-Hook am Molaren kann die Friktion reduzieren.

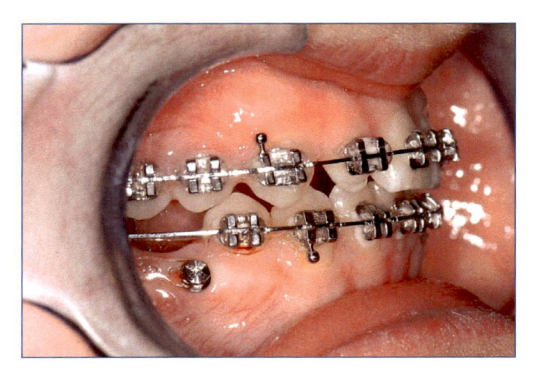

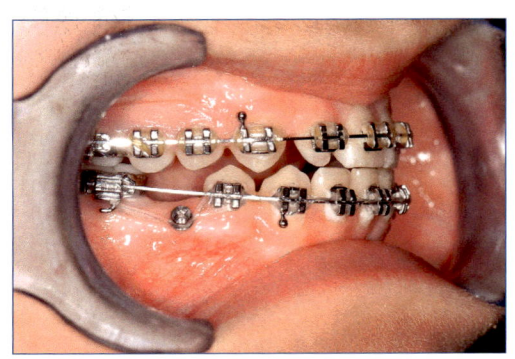

Kapitel 5 Anwendungsgebiete von Mini-Implantaten

Skizze 5-43, Fall 43 Friktion im Molaren-Röhrchen kann zur Mesialisierung des Hauptbogens und damit auch zu einer oft unerwünschten Protrusion der Frontzähne führen.

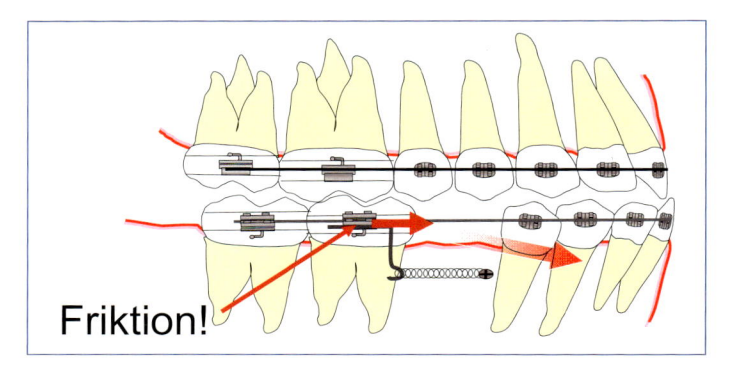

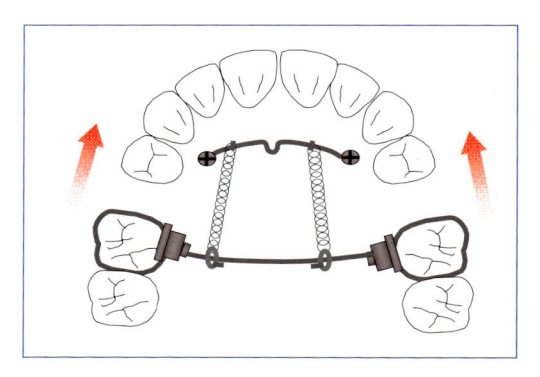

Skizze 5-44 Molaren-Mesialisierung im Oberkiefer durch zwei Transpalatinalbögen, Verankerungs-Mini-Implantate im Gaumen sowie Zugelemente.

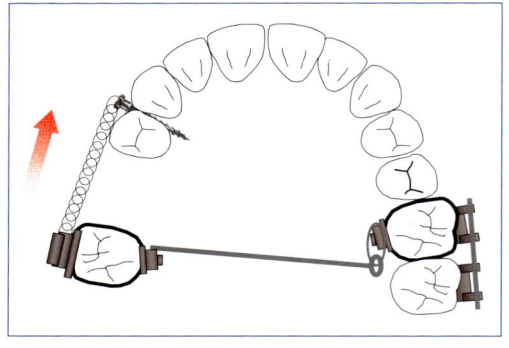

Skizze 5-45 Einseitige Molaren-Mesialisierung. Zur Rotationskontrolle wird ein Transpalatinalbogen verwendet (Hinge-Mechanik). Statt Bebänderung der Zähne 26 und 27 ist auch die Variante mit Mini-Implantat-Verankerung im zweiten Quadranten möglich.

sialisierung des Hauptbogens und damit auch zu einer Protrusion der Frontzähne führen kann (Skizze 5-43, Fall 43). Um diesem Effekt entgegenzuwirken, sollte eine Drahtligatur vom Mini-Implantat nach anterior (z. B. Häckchen des Eckzahn-Brackets) eingebunden werden.

Im Oberkiefer kann auch der Gaumen als Insertionsregion für Verankerungs-Mini-Implantate genutzt werden (Skizze 5-44). Ist die einseitige Mesialisierung bei minimaler Bebänderung gewünscht, kann zur Rotationskontrolle auch ein Transpalatinalbogen verwendet werden (Hinge-Mechanik) (Skizze 5-45).

Indirekte Verankerung:

Auch über indirekte Verankerungsmechaniken können Molaren mesialisiert werden. Die Verbindung von Mini-Implantat und Verankerungsdentition kann über einen Teilbogen mit Kreuzröhrchen (Skizze 5-46) oder durch Fixierung mit einem Adhäsiv (Skizze 5-47) erfolgen.

Skizze 5-46 Indirekte Verankerung zur Molaren-Mesialisierung. Die Verbindung von Mini-Implantat und Verankerungsdentition erfolgt über einen Stahlteilbogen mit Kreuzröhrchen.

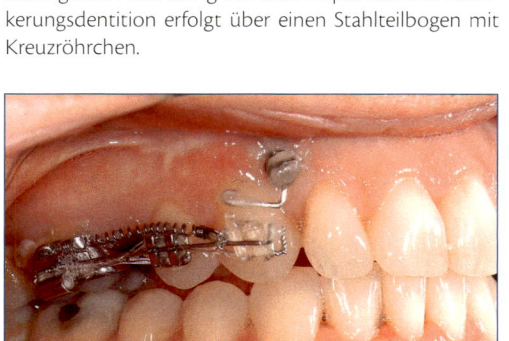

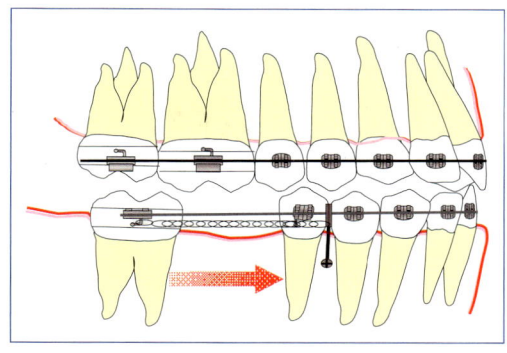

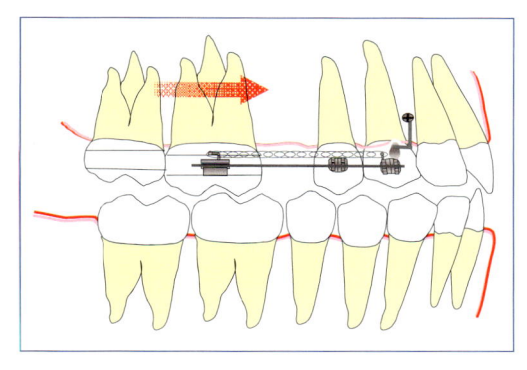

Skizze 5-47, Fall 47 Indirekte Verankerung zur Molaren-Mesialisierung. Die Verbindung von Mini-Implantat und Verankerungsdentition erfolgt über einen Stahlteilbogen und Komposit-Klebeverbindung.

Noch stabiler ist die Verankerung mit zwei Mini-Implantaten (Skizze 5-48, Fall 48). Siehe auch Verankerung der Front in der horizontalen Ebene (Kapitel 5.2.1.1, Skizze 5-1).

5.2.3.5 Distalisierung von Seitenzähnen

Die Distalisierung von Molaren ist mit Mini-Implantaten auch ohne Patienten-Compliance möglich. Sie stellt jedoch aufgrund ungünstiger anatomischer Gegebenheiten in der retromolaren Region eine erhöhte Anforderung an die Mechanik: Im Oberkiefer sind hier die schlechte Knochenqualität sowie die dicke Gingiva, im Unterkiefer die beengten Platzverhältnisse und die bewegliche Schleimhaut dafür verantwortlich, dass eine Distalisierung mittels einfacher Zugmechanik mit distalständig angebrachten Mini-Implantaten oft nicht möglich ist. Eine Lösung besteht darin, das Mini-Implantat weiter anterior einzusetzen und mit einer Druckmechanik zu arbeiten. Mittels Druckfeder, Röhrchen und Drahtligatur kann so ein Seitenzahn distalisiert werden (Skizze 5-49). Soll die Distalisierung rein implantatverankert sein, darf das Röhrchen nicht auf dem Bogen festgeklemmt sein oder an ein Bracket stoßen (siehe oben: direkte versus indirekte Verankerung). Bei gewünschter niedriger Implantatbelastung kann jedoch durch Festklemmen des Röhrchens eine kombiniert implanto-dentale Verankerung erreicht werden. Alternativ dazu kann die Drahtligatur auch direkt am Bracket angebracht werden (Skizze 5-50). Soll neben der Distalisierung auch eine Derotation erfolgen, kann eine vestibuläre Druckmechanik mit einem anterior angebrachten Mini-Implantat auch ohne Bebänderung weiterer Zähne zu dem gewünschten Therapieziel führen (Skizze 5-51, Fall 51). So können Lücken für retinierte Zähne geöffnet oder z. B. eine bessere Pfeilerverteilung vor Brückenversorgung erreicht werden. Soll hingegen die gesamte Seitenzahnreihe distalisiert werden, beispielsweise wegen eines Frontengstandes, muss das Implantat nach erfolgter Molaren-Distalisierung umgesetzt werden, da es ansonsten die weitere Bewegung von Prämolaren behindert. Man hat also den Nachteil einer fraktionierten Vorgehensweise (Skizze 5-52 bis 5-54).

Im Oberkiefer kann man die schlechte Knochenqualität und die damit verbundene Gefahr der Implantatwanderung oft durch einen Verbund von zwei Mini-Implantaten in Belastungsrichtung kompensieren (Skizze 5-55, Fall 55). Hier ist kein Umsetzen des Implantates notwendig. Auch bei Insertion eines Mini-Implantates palatinal ist das Umsetzen manchmal nicht er-

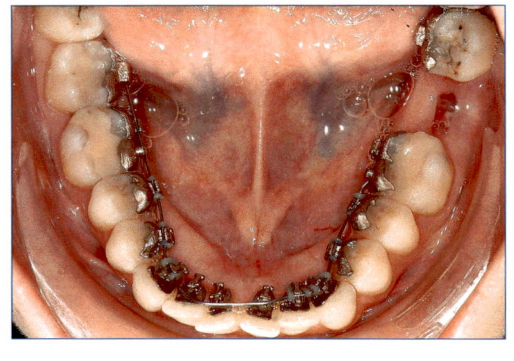

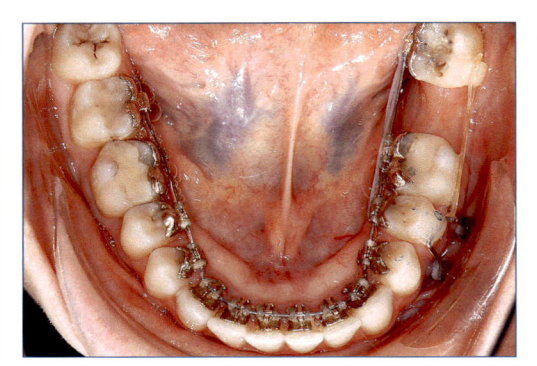

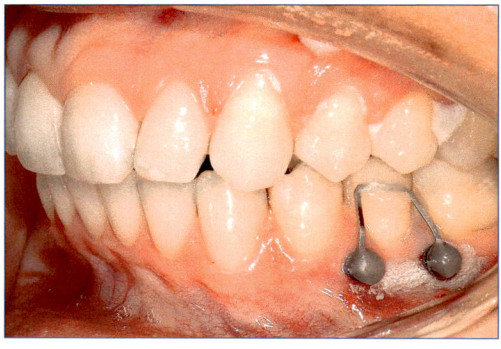

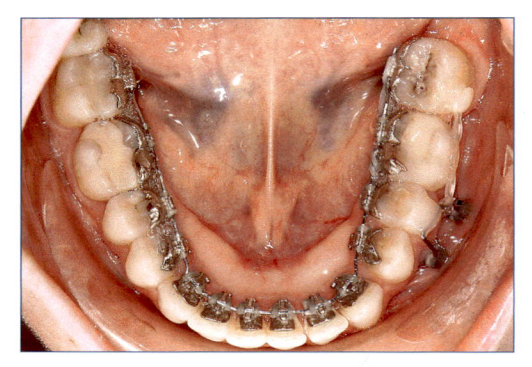

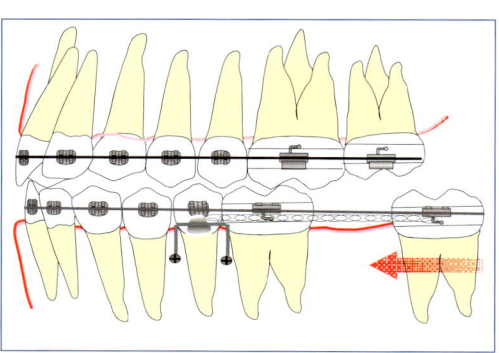

Skizze 5-48, Fall 48 Indirekte Verankerung zur Molaren-Mesialisierung. Die Verankerung mit zwei Mini-Implantaten und einem Stahlteilbogen und Komposit-Klebeverbindung ist sehr stabil (Fotos Dr. D. Wiechmann, Bad Essen/Hannover).

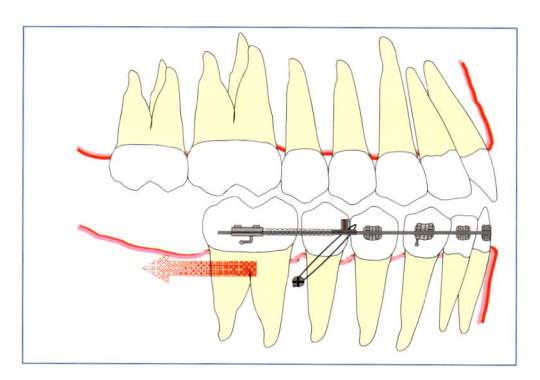

Skizze 5-49 Distalisierung eines Molaren mittels Druckfeder, Röhrchen und Drahtligatur (siehe auch Abb. 5-5). Ist das Röhrchen auf dem Bogen festgeklemmt, wird die Dentition in die Verankerung integriert (indirekte Verankerung).

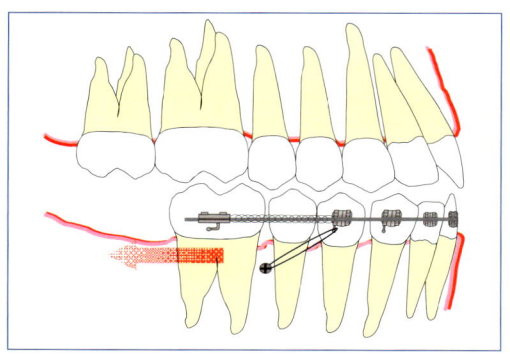

Skizze 5-50 Distalisierung eines Molaren mittels Druckfeder (indirekte Verankerung). Die Drahtligatur zum Mini-Implantat verankert den Prämolaren gegen eine Mesialwanderung.

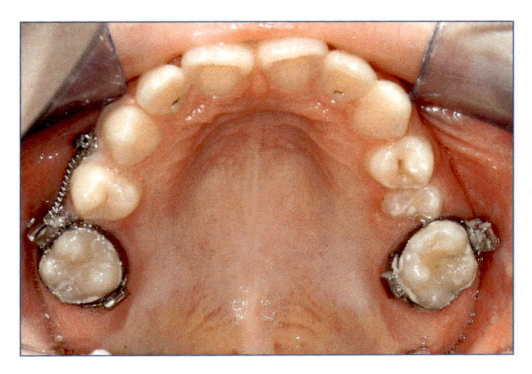

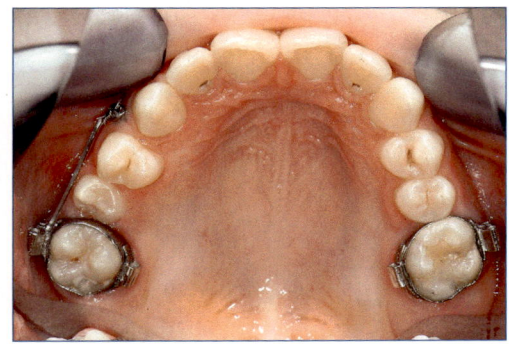

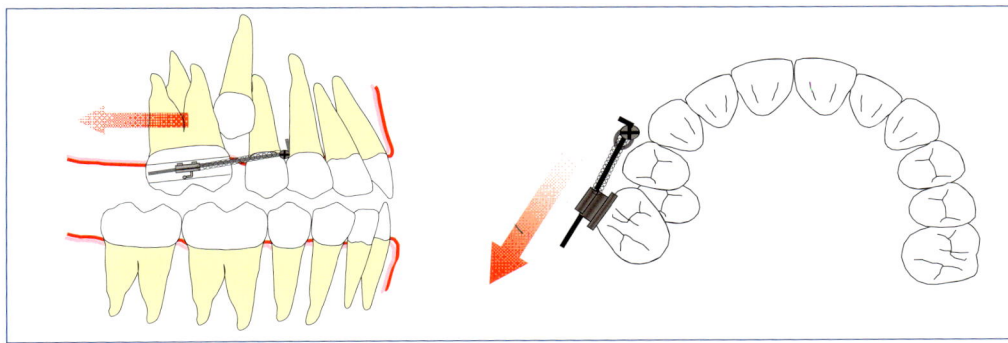

5.2 Klinische Lösungen je nach Zahngruppe und Verankerungsaufgabe

Skizze 5-51, Fall 51 Distalisierung und Derotation von 16 mittels 16 × 22 NiTi-Teilbogen und Druckfeder mit anterior inseriertem Mini-Implantat[2].

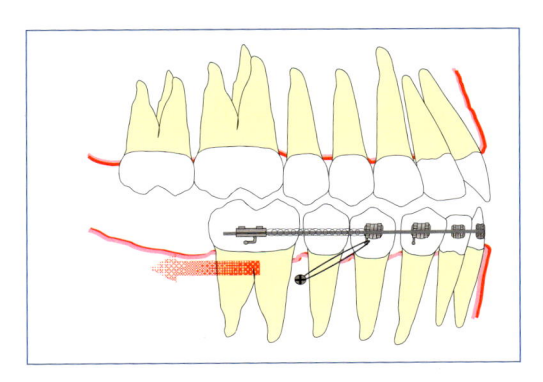

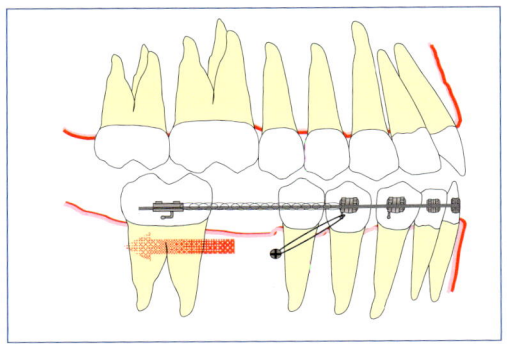

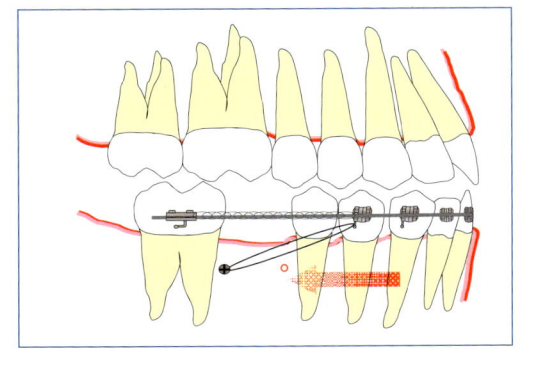

Skizze 5-52 bis 5-54 Die gesamte Seitenzahnreihe wird fraktioniert distalisiert. Dafür muss das Implantat nach erfolgter Molaren-Distalisierung umgesetzt werden, da es ansonsten die weitere Bewegung der Prämolaren behindert.

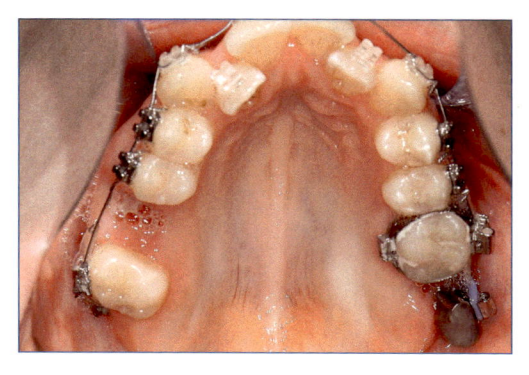

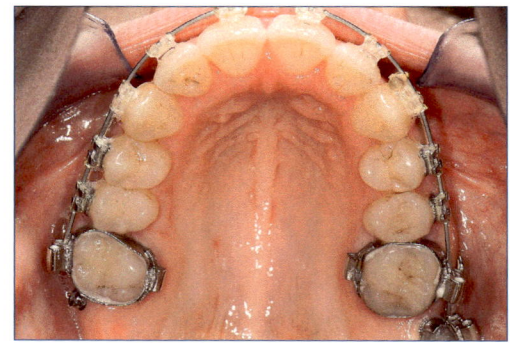

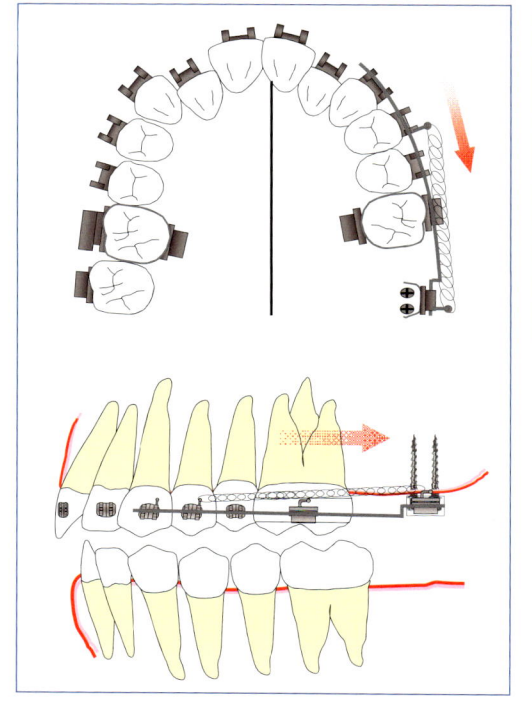

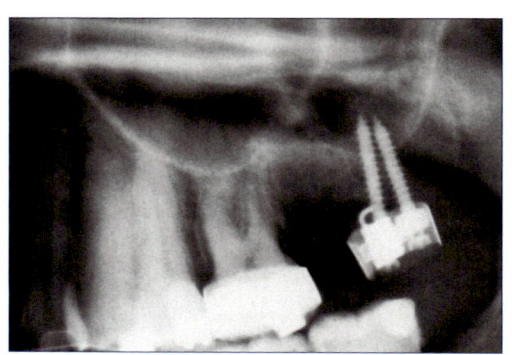

Skizze 5-55, Fall 55 Distalisierung von Molaren durch eine Verblockung von zwei Mini-Implantaten in Belastungsrichtung mittels eines halben Molarenbandes und Komposit

forderlich, da das Knochenangebot interradikulär etwas größer ist. Auch Kombinationen von mehreren Implantaten und verschiedenen Mechaniken sind möglich (Skizze 5-56, Fall 56).

Zur Verringerung unerwünschter Nebenwirkungen können Power-Hooks (gegen Kippung) bzw. auch zwei Mini-Implantate (vestibulär und palatinal gegen Rotation) eingesetzt werden. Dies ist insbesondere sinnvoll, wenn nur die zu bewegenden Zähne bebändert werden sollen (Skizze 5-57).

Zur Distalisierung von Molaren im Oberkiefer bietet sich auch der Gaumen als Insertionsregion an. Als Vorteil müssen hier die gute Knochenqualität ohne Risiko der Zahnverletzung gepaart mit der befestigten Schleimhaut genannt werden. Um das Risiko einer Implantatkippung bzw. -verlust zu verringern, sollte auch hier eine Verblockung von zwei Mini-Implantaten in Belastungsrichtung, also in sagittaler Richtung bei gewünschter Distalisierung, erfolgen. Als Mechaniken können hier implantatgestützte Modifikationen der herkömmlichen palatinalen Distalisierungsapparaturen wie Keles-Slider (Skizze 5-58, Fall 58), *Nance*-Apparatur (Skizze 5-59, Fall 59) oder die Düsseldorfer Distal-Helix (Skizze 5-60, Fall 60) angewendet werden.

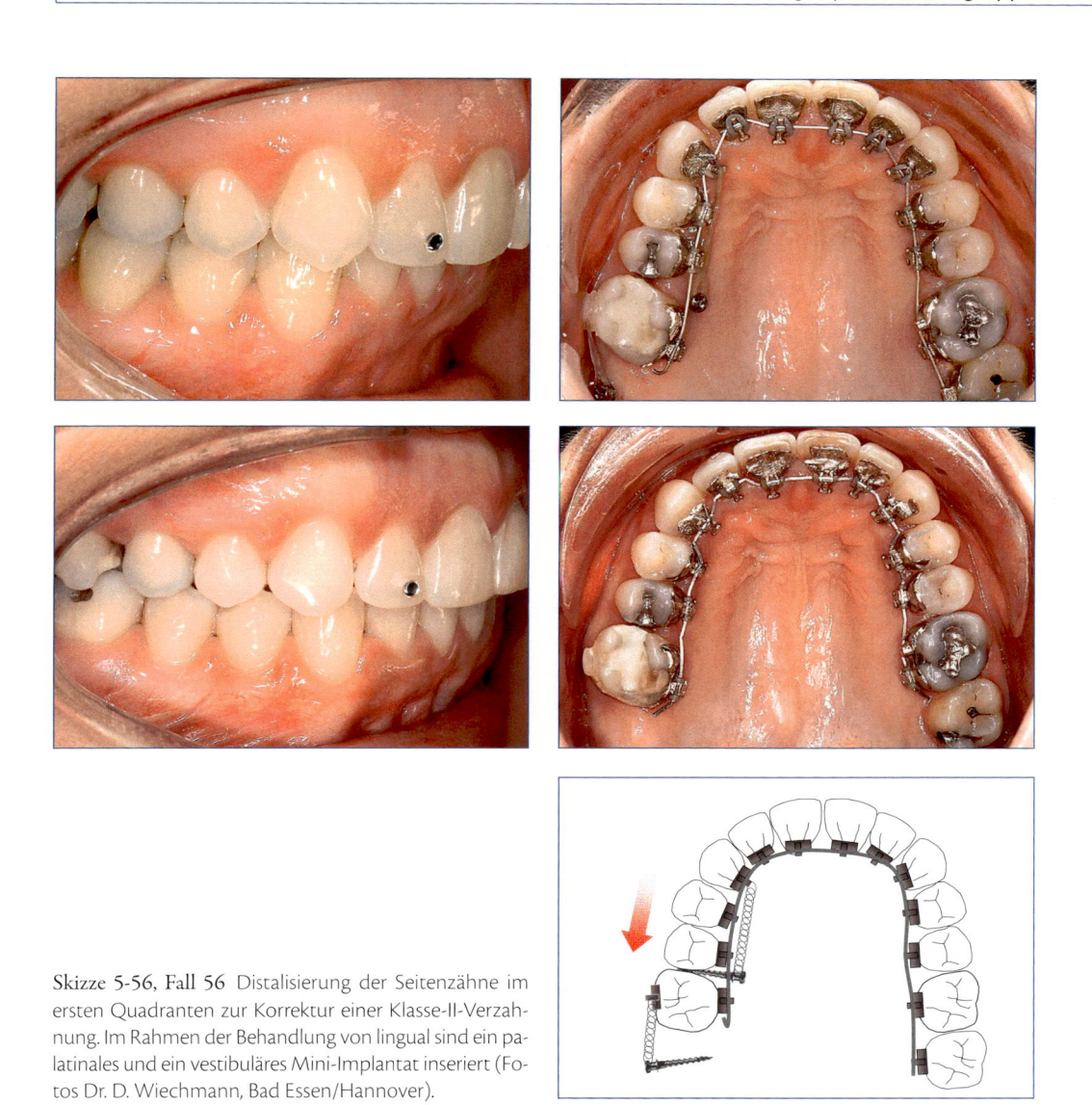

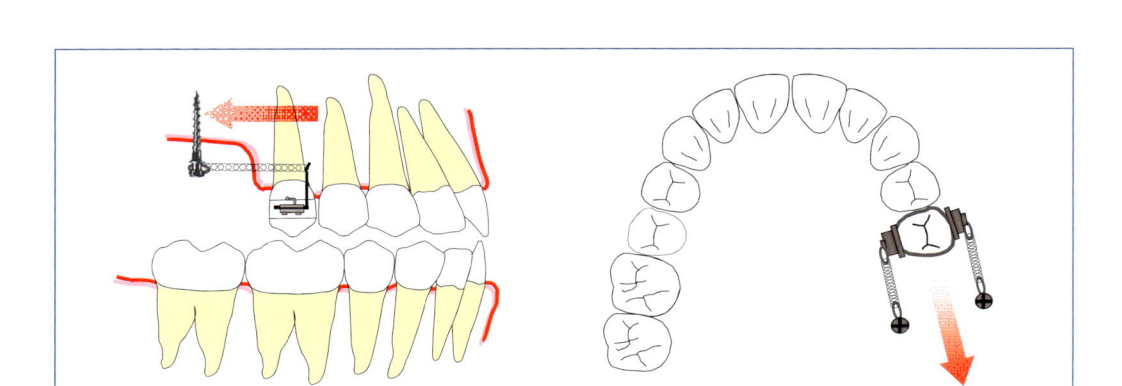

5.2 Klinische Lösungen je nach Zahngruppe und Verankerungsaufgabe

Skizze 5-56, Fall 56 Distalisierung der Seitenzähne im ersten Quadranten zur Korrektur einer Klasse-II-Verzahnung. Im Rahmen der Behandlung von lingual sind ein palatinales und ein vestibuläres Mini-Implantat inseriert (Fotos Dr. D. Wiechmann, Bad Essen/Hannover).

Skizze 5-57 Distalisierung eines zweiten Prämolaren zur Pfeilerverteilung vor Eingliederung einer Brückenversorgung. Zur Verringerung unerwünschter Nebenwirkungen werden zwei Mini-Implantate bzw. Power-Hooks eingesetzt.

Skizze 5-58, Fall 58 Distalisierung von Molaren im Oberkiefer mittels Keles-Slider nach *Wilmes* (anterior Spider Screw mit Abutment, HDC, Italien). Zwei Mini-Implantate sind in Belastungsrichtung miteinander verblockt, um ein Kippen nach anterior zu vermeiden.

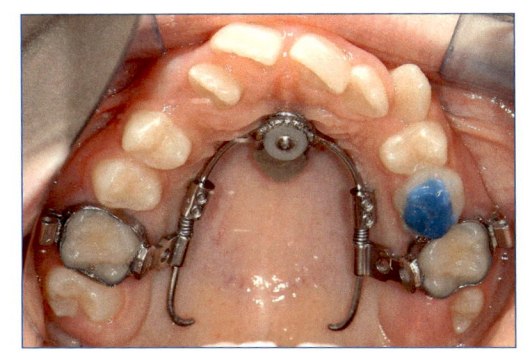

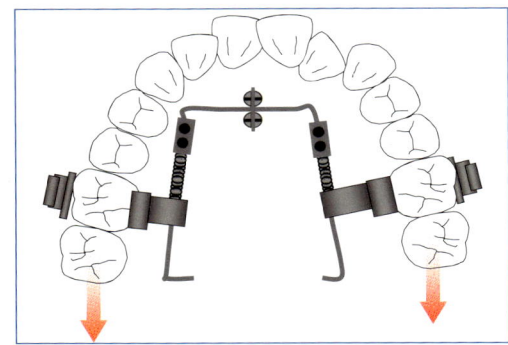

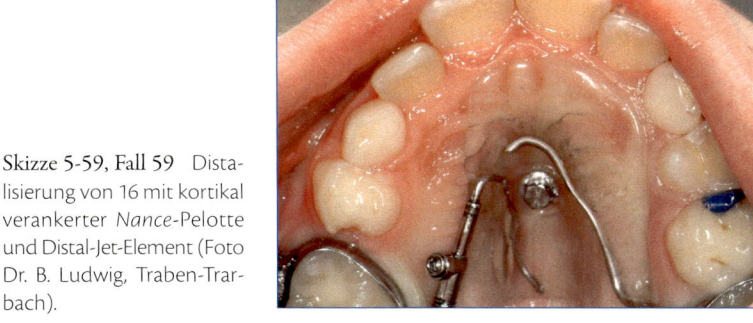

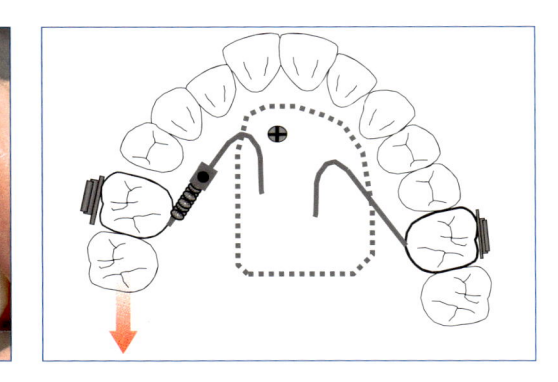

Skizze 5-59, Fall 59 Distalisierung von 16 mit kortikal verankerter *Nance*-Pelotte und Distal-Jet-Element (Foto Dr. B. Ludwig, Traben-Trarbach).

5.2.4 Zahnbogenkoordination

5.2.4.1 Gaumennaht-Expansion

Eine Mini-Implantat-Verankerung kann auch hilfreich sein bei der Koordination von unterem und oberem Zahnbogen. Bei skelettalem transversalem Defizit im Oberkiefer ist die rasche Gaumennaht-Erweiterung (GNE) indiziert. Manchmal sind jedoch die erforderlichen dentalen Verankerungsmöglichkeiten nicht ausreichend. Ein häufiger Grund hierfür ist das Dentitionsalter. Sind die Milchzähne im Bereich der Stützzone während der späten Wechselgebissphase II bereits gelockert, fehlt anterior eine suffiziente Verankerungsmöglichkeit zur Erzielung einer gleichmäßigen GNE. Insbesondere wenn eine gleichzeitige Protraktion der Maxilla mittels *Delaire*-Maske geplant ist, ist es oft nicht empfehlenswert, bis zum vollständigen Durchbruch und abgeschlossenen Wurzelwachstum der Prämolaren abzuwarten. Hier gibt es die Möglichkeit, die Sechsjahresmolaren für den posterioren Bereich und zwei Mini-Implantate für den anterioren Bereich als Verankerung für die Hyrax-Apparatur zu rekrutieren (Düsseldorfer Hybrid-Hyrax, Skizze 5-61, Fall 61).

Aber auch bei reduzierter Zahnzahl, z. B. nach Verlust der Sechsjahresmolaren, können Mini-Implantate Zähne als Verankerungseinheiten ersetzen. Aufgrund der bekannten schlechten Knochenqualität im posterioren Oberkiefer sollte hier in Erwägung gezogen werden, zwei Mini-Implantate in Belastungsrichtung, in diesem Fall also in transversaler Richtung, hintereinander zu setzen und miteinander zu verblocken (Skizze 5-62).

5.2.4.2 Transversale Zahnbewegungen

Insbesondere die isolierte unilaterale Zahnbogenkompression stellt bezüglich der gewünschten maximalen Verankerung durch die kontralaterale Seite eine Herausforderung dar. Oftmals kommt es trotz Verankerungsbiegungen (palatinaler Wurzeltorque) zu unerwünschten Nebenwirkungen. Im Bereich der *Sutura palatina* eingesetzte Mini-Implantate können hier als Verankerung dienen (Skizze 5-63). Aber auch eine beidseitige Kompression kann mit Mini-Implantat-Verankerung erreicht werden (Skizze 5-64). Als Vorteil gegenüber der herkömmlichen Verankerung gilt in diesem Fall auch noch eine intrusive Kraftkomponente, was insbeson-

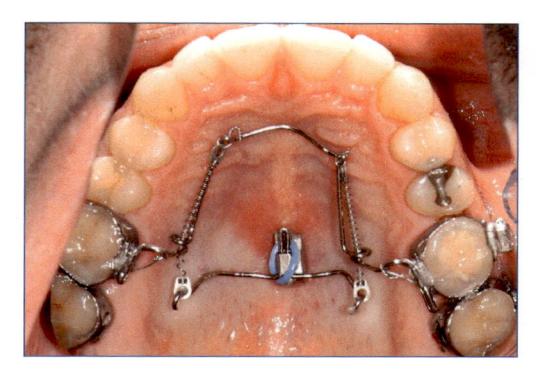

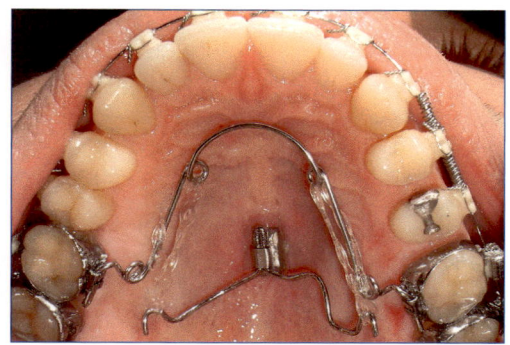

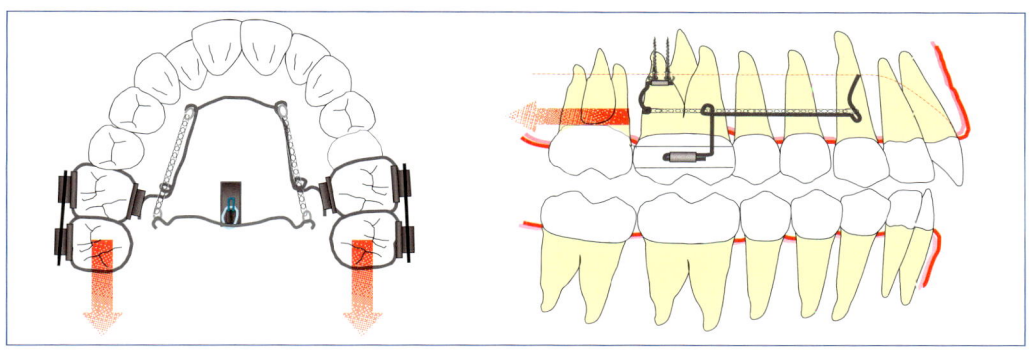

5.2 Klinische Lösungen je nach Zahngruppe und Verankerungsaufgabe

Skizze 5-60, Fall 60 Distalisierung von Molaren im Oberkiefer mittels Distal-Helix: Zwei mediane Mini-Implantate sind zur Kippmeidung in Belastungsrichtung mit einem halben Molarenband und Komposit miteinander verblockt. Auf dem aufgeschweißten MIA-Schloss ist ein Transpaltinalbogen eingesteckt, an dem beidseitige Zugelemente eine Quadhelix samt Molaren distalisieren. Im klinischen Beispiel zur Korrektur einer Klasse-II-Verzahnung.

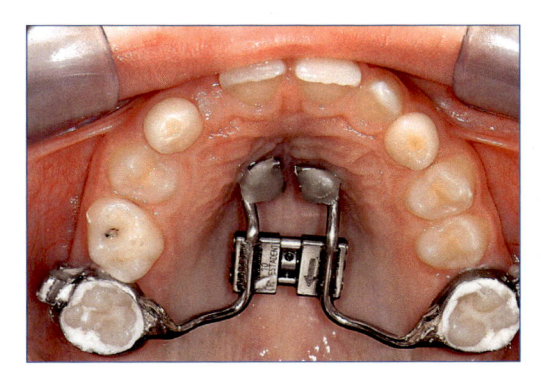

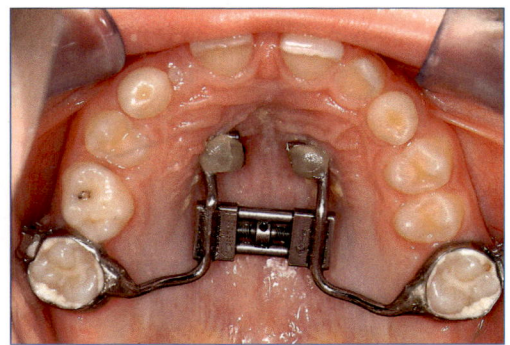

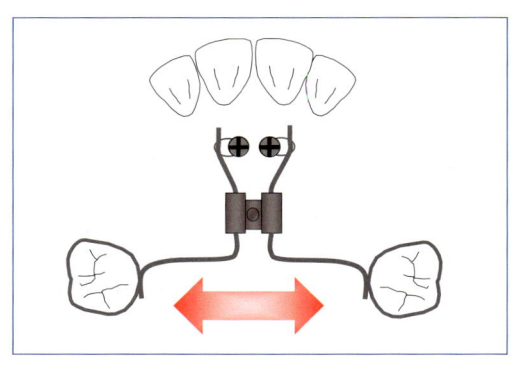

Skizze 5-61, Fall 61 Gaumennaht-Expansion mittels Düsseldorfer Hybrid-Hyrax: Als Verankerung dienen posterior die Sechsjahresmolaren und anterior zwei Mini-Implantate.

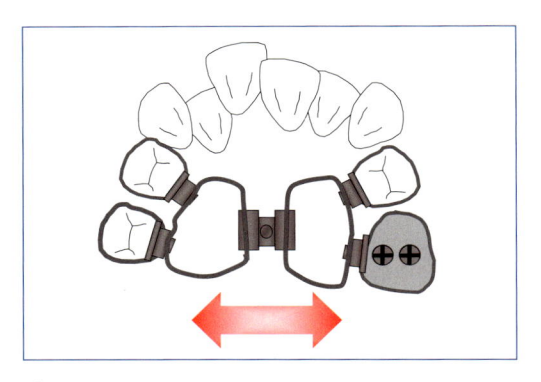

Skizze 5-62 Gaumennaht-Expansion bei reduzierter Zahnzahl: Durch Molarenband und Komposit in Belastungsrichtung miteinander verblockte Mini-Implantate ersetzen Zähne als Verankerungseinheiten.

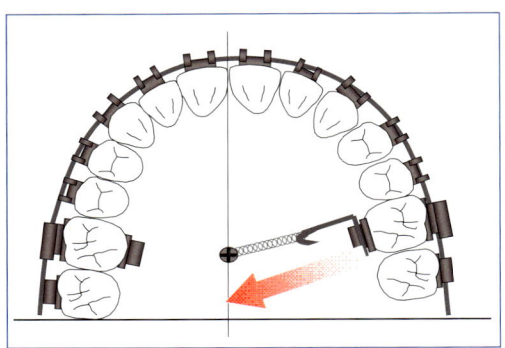

Skizze 5-63 Unilaterale Zahnbogenkompression mittels medianem Mini-Implantat, Teilbogen und Zugelement.

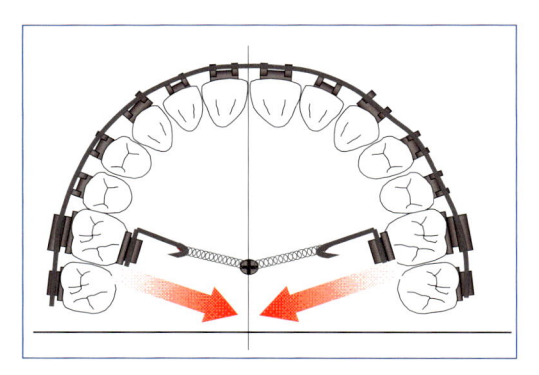

Skizze 5-64 Beidseitige Zahnbogenkompression mittels medianem Mini-Implantat, Teilbögen und Zugelementen.

dere bei Überstellung eines Scherenbisses wichtig sein kann. Auch möglich ist die Medialbewegung einzelner Zähne (Skizze 5-65, Fall 65). Wie schon erwähnt, kann dann insbesondere bei den zweiten Molaren die Insertion von zwei Mini-Implantaten erforderlich sein, um die gewünschte Kraftrichtung bei gleichzeitiger Vermeidung eines Drehmomentes auf die Implantate zu erreichen. Theoretisch ist als Insertionsort auch der Alveolarfortsatz von palatinal möglich. Nachteilig ist jedoch eine recht kurze Strecke zwischen Zahn und Implantatkopf, welche sich für die Funktion eines elastischen Elementes eher ungünstig auswirkt (Skizze 5-66). Ist beim Scherenbiss auch der untere Molar lingual geneigt, kann eine intrusiv und vestibulär gerichtete Kraftkomponente durch eine Mini-Implantat-Verankerung erzeugt werden.

Prinzipiell wäre auch die Überstellung eines Kreuzbisses nach dem gleichen Schema (Implantatpositionen: Oberkiefer vestibulär, Unterkiefer lingual) möglich.

5.2.4.3 Sagittale und vertikale Korrekturen der Zahnbögen

Werden intermaxilläre Gummizüge getragen, entstehen in der Regel große intermittierende Kräfte. Bisherige Erfahrungen haben gezeigt, dass Mini-Implantate bei gleichmäßiger kleiner Belastung die beste Prognose haben. Dementsprechend sollten die Implantate eine möglichst große Dimension haben sowie der Belastungszeitraum kurz sein, falls sie intermaxilläre Gummizüge verankern sollen. Eine routinemäßige Korrektur der Klasse II bei Jugendlichen

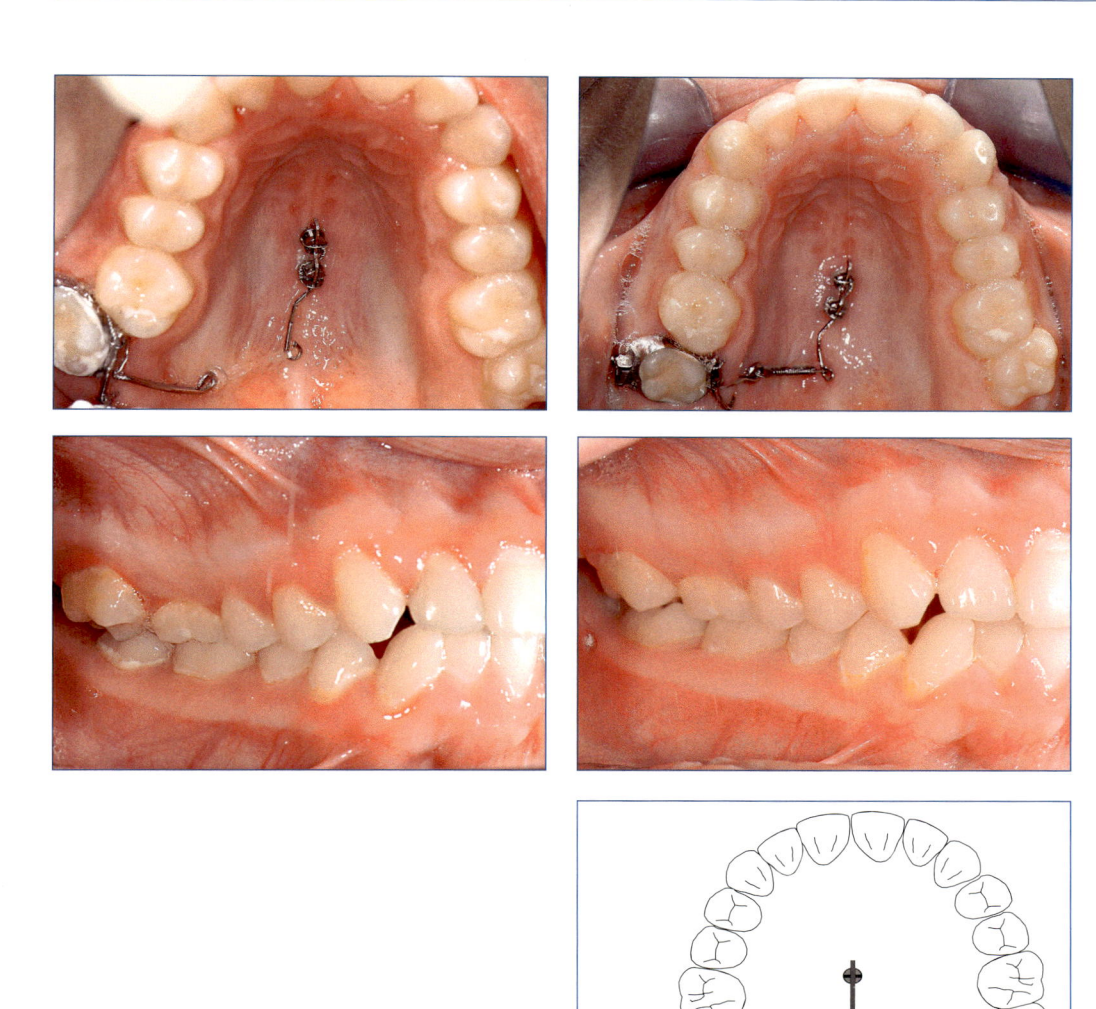

5.2 Klinische Lösungen je nach Zahngruppe und Verankerungsaufgabe

Skizze 5-65, Fall 65 Überstellung des Scherenbisses 17 zu 47 mittels Mini-Implantat verankerter Hebelmechanik mit Stahlteilbögen und Zugelementen.

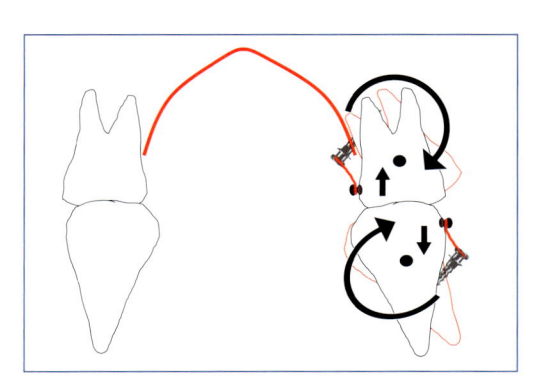

Skizze 5-66 Überstellung eines Scherenbisses mittels Mini-Implantat-Verankerung; Implantatpositionen: Oberkiefer palatinal, Unterkiefer vestibulär. Vorteilhaft ist die intrusive Kraftkomponente.

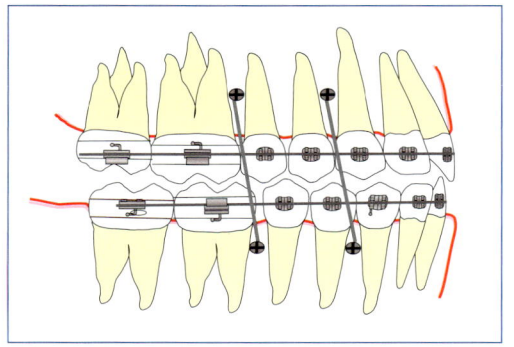

Skizze 5-67 Intermaxilläre Stabilisierung nach Dysgnathie-Operation mittels Mini-Implantaten.

Skizze 5-68, Fall 68 Koordination der Zahnbögen bei Bebänderung nur eines Kiefers. In diesem Fall erfolgte eine Mesialisierung der Oberkiefer-Seitenzähne bei Aplasie der seitlichen Schneidezähne (Foto Dr. B. Ludwig, Traben-Trarbach).

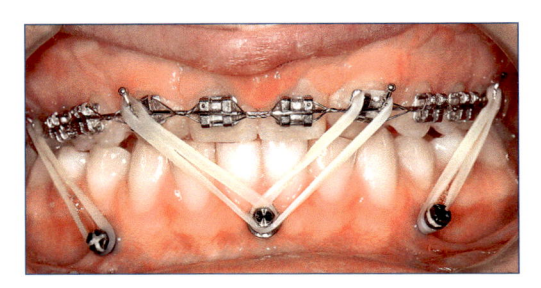

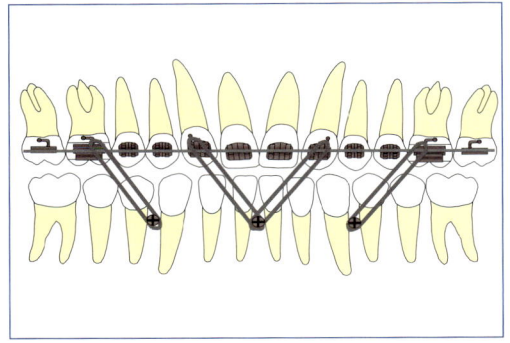

mit Mini-Implantat verankerten Gummizügen erscheint aus heutiger Sicht unsicher. Realisierbar sind kurzzeitige Behandlungsaufgaben wie eine intermaxilläre Stabilisierung nach Dysgnathie-Operation. Indiziert kann dies sein, wenn nicht beide Kiefer komplett bebändert sind und/oder die Dentition nicht belastet werden soll (Skizze 5-67). Auch die Koordination der Zahnbögen bei Bebänderung nur eines Kiefers ist eine mögliche Indikation (Skizze 5-68, Fall 68).

5.3 Literatur

1. Wilmes B, Drescher D. Verankerung mit Miniimplantaten bei präprothetischer kieferorthopädischer Therapie. Kieferorthopädie 2006;3:203–208.
2. Wilmes B, Rademacher C, Olthoff G, Drescher D. Parameters affecting primary stability of orthodontic mini-implants. J Orofac Orthop 2006;67:162–74.

Bettina Glasl · Björn Ludwig · Thomas Lietz

Risikopotenzial und Lösungsstrategien

Kortikale Verankerungstechniken nutzen den umgebenden Knochen als Ansatzpunkt und greifen damit in ein in sich abgeschlossenes und intaktes System ein. Im Gegensatz zu chirurgischen Maßnahmen, die häufig kurativ oder im weiteren Sinne Struktur verbessernd sind, besteht aus kieferorthopädischen Gründen keine primäre oder unabdingbare Notwendigkeit zur Penetration knöcherner Strukturen. Die Zielsetzung liegt vielmehr in der Sicherung und Optimierung von Behandlungsabläufen. Behandler und Patient entscheiden sich für den, wenn auch nur minimalinvasiven Eingriff somit aus bewussten Beweggründen. Motivation sind persönliche Wünsche und Vorstellungen, die auf Komfort, schnelle Umsetzung und planbaren Erfolg gründen. Besonders in der Erwachsenenbehandlung sind diese Faktoren ausschlaggebend.

Der Einsatz von Minischrauben weist aufgrund der geringen Dimension und der einfachen Insertion nur geringe Risiken bei optimalem Nutzen auf. Dennoch handelt es sich um ein chirurgisch determiniertes Vorgehen, das im Grunde die aus der prothetischen Implantologie bekannten Risiken und Komplikationen in sich bergen kann.

Minischrauben können in allen zahnmedizinischen Praxen jeder Fachrichtung inseriert werden. Zahnärzte und Oralchirurgen sind mit vergleichbaren Behandlungsabläufen vertraut und werden sich in der Regel nur in systemspezifische Einzelheiten einarbeiten müssen. Kieferorthopäden hatten in ihrer Ausbildung eventuell weniger Kontakt mit chirurgischen Techniken und sollten sich vorab die Kenntnisse aus dem großen Erfahrungsbereich der Implantologen zu eigen machen.

Wenn Risiken, Komplikationen und deren Ursachen bekannt und beurteilbar sind, können sie sicher vermieden werden. Dazu ist eine Unterteilung in die verschiedenen therapeutischen und technischen Teilschritte hilfreich. Es zeigt sich, dass sich viele Faktoren überschneiden und zu unterschiedlichen Zeitpunkten den Erfolg und das Risiko der Behandlungsmethode beeinflussen. So kann zum Beispiel die vorzeitige Schraubenlockerung vom Behandler, vom Schraubensystem, aber auch vom Patienten abhängig sein. Als Ursache kommen präoperative Faktoren (z. B. Wahl des Insertionsortes), intraoperative Faktoren (z. B. Insertionstrauma) und postoperative Faktoren (z. B. Fehlbelastung) infrage.

Jede medizinische Maßnahme, insbesondere wenn sie invasiv ist, birgt mehr oder weniger große Risiken. Im Interesse des Patienten sollte das Risiko, gemessen am Behandlungserfolg, nur minimal sein. Um diese Zielstellung realisieren zu können, müssen die möglichen Ursachen für Risiken, Probleme sowie Strategien zu ihrer Vermeidung bzw. Verringerung bekannt sein. In diesem Kapitel werden alle wesentlichen Punkte möglicher Risiken und Fehler mit den entsprechenden Lösungsansätzen aufgezeigt. Da Wirkung und Nebenwirkung genauso wie mechanische Aktion und Reaktion untrennbar voneinander abhängen, werden einige in den vorherigen Kapiteln aufgeführte Aspekte und Effekte unter Verweis auf das jeweils innewohnende Risikopotenzial nochmals aufgearbeitet. Dieses Kapitel verkörpert in diesem Sinne eine Zusammenfassung und einen Gesamtüberblick über den Einsatz von Minischrauben als kortikale Verankerung.

6.1 Physikalisch-technische Kriterien

Die Wahl des Systems ist der erste und grundlegende Schritt für eine routinemäßige Etablierung in der praktischen Anwendung. Physikalische und technische Parameter bestimmen die Auswahl. Die Produktpalette auf dem Markt ist, wie in Kapitel 3 aufgezeigt, umfangreich und umfasst eine große Bandbreite verschiedener, teils grundlegend unterschiedlicher Ansätze. Siehe auch Tabelle 3-10. Die Entscheidung wird einmal im Vorfeld getroffen und legt das Behandlungskonzept der Praxis fest.

In Zusammenfassung der detaillierten System- und Produktbeschreibungen in Kapitel 3 werden die wichtigsten Parameter, die auf das Risikopotenzial Einfluss nehmen, nochmals wiedergegeben.

Die mechanische Wertigkeit einer Schraube hängt vom Material, dem Verhältnis der Funktionskomponenten zueinander und dem Gewindedesign in Bezug auf Durchmesser, Form und Steigung ab. Diese technischen Faktoren beeinflussen das jeweilige Produkt hinsichtlich Primärstabilität, Belastungsgrenzen und Überlebensrate.

Die meisten Minischrauben bestehen aus der Titanlegierung TiAl6V4. Im Vergleich zu reinem Titan bietet diese Legierung günstigere mechanische Werte in den Bereichen Festigkeit, Dehnungsverhalten und Verschleißbeständigkeit, siehe Tabelle 3-1. Die Dehngrenze ist bei der Titanlegierung deutlich höher, wodurch sich auch filigrane Teilstrukturen, wie die Gewindegänge, stabil ausarbeiten lassen[42,43]. Dadurch wird der Gefahr einer Materialermüdung während der Insertion und der nachfolgenden aktiven Nutzung entgegengewirkt.

Zurzeit wird eine einzige Minischraube aus Edelstahl angeboten. Stahl zeigt sich resistenter gegen Materialversagen als reines Titan[7]. Stahllegierungen sind biotolerierte Werkstoffe, d. h. sie führen im Knochenlager zu einer Distanzosteogenese[19]. Dies bedeutet, zwischen der Schraube und dem Knochen besteht kein direkter Kontakt. Der Spalt ist durch Bindegewebe ausgefüllt. Laut Angaben des Herstellers Leone (Florenz, Italien) lässt sich diese Schraube durch Einkapselung nach der Behandlung leichter entfernen.

Bei Minischrauben mit geringem Schaftdurchmesser (Stärke des Schraubenstamms ohne Gewindeschicht) ist der Widerstand gegen Materialermüdung und Verwindung herabgesetzt. Bei der Angabe des Durchmessers ist auf die Definition des Messweges zu achten. Herstellerangaben können sich auf die kompletten diametralen Außenmaße oder auf den gewindefreien Schraubenschaft (Kerndurchmesser) beziehen.

Der Durchtritt durch die Kortikalis stellt bei der Insertion die größte Belastung auf den Schraubenkorpus dar. Schrauben mit einem Außendurchmesser von kleiner als 1,5 mm versagen bei Torsion und Biegebeanspruchung wesentlich früher.[9] Gleichzeitig sind die mechanische Verankerung im Knochen und damit der klinische Erfolg weniger zuverlässlich[51]. Bei Schrauben mit einem Kerndurchmesser von 1,2 mm und geringer ist es daher empfehlenswert, zur Reduktion der Werkstoffbelastung zumindest die Kortikalis vorzubohren.

Minischrauben erzielen ihre Stabilität nach der Insertion primär durch mechanische Verankerung im anliegenden Knochen. Die Verankerungskapazität wird von der dem Knochen anliegenden Gesamtoberfläche[30], der Länge und dem Durchmesser der Schraube beeinflusst. Die Länge und der Durchmesser stehen in Beziehung zueinander. Bei reduzierter Länge kann der Durchmesser entsprechend klein sein und umgekehrt. Generell ist der Durchmesser, nicht die Schraubenlänge, entscheidend für einen optimalen Halt im Knochen[20].

Bei der Insertion wird über die Entfaltung der Gewindewirkung der umgebende Knochen verdrängt und komprimiert. Die Form des Schraubenschaftes spielt dabei eine wesentliche Rolle.

Zylindrische Grundkörper führen zu einer gleichmäßigen knöchernen Kompression über die gesamte Länge des Gewindeweges. Das Drehmoment bleibt dadurch auf einem konstanten Niveau.

Konische Formen zeigen während der Insertion steigende Eindrehmomente, da sie über die Konuswirkung die knöchernen Strukturen unterschiedlich beanspruchen. Am Ende der Eindrehstrecke bewirken sie eine vermehrte Quetschung des Gewebes und rufen damit eine designspezifische Drehmomentspitze hervor. Konischen Schrauben kommt ein Vorzug in anatomisch engen Bereichen (z. B. interradikulär) zugute[7]. Der Sinn eines konischen Schraubenstammes liegt in der aus der Prothetik bekannten Klemmpassung zu korrespondierenden Flächen bei Endkontakt. Dieser Effekt wirkt sich positiv auf die Primärstabilität aus. Im Ge-

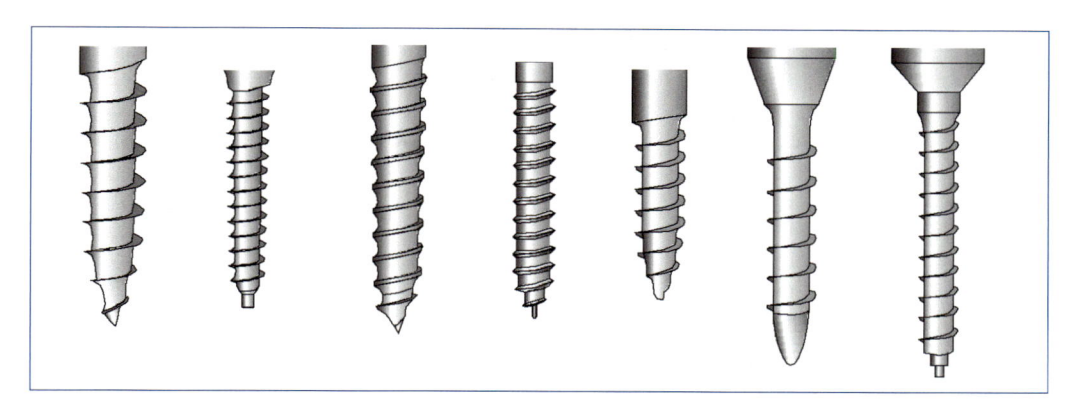

Abb. 6-1 Schraubenformen mit konstruktiven Unterschieden in Länge, Durchmesser und Gewindedesign.

gensatz zu glattflächigen prothetischen Konuskonstruktionen sind bei Schrauben aber die Gewindegänge zwischengeschaltet. Bei Krafteinwirkung in Ausdrehrichtung könnte sich dieses Design durch die Konizität theoretisch schneller und stärker aus seiner Verankerung lockern. Zylindrische Stammformen tolerieren daher höhere Belastungen als konische.

Abbildung 6-1 zeigt nochmals in schematischer Form für die skelettale Verankerung konzipierte Schraubenkörper, die konstruktiv deutlich voneinander abweichen und damit unterschiedliche mechanische Wertigkeiten vertreten.

6.2 Der Patient

6.2.1 Anamnestische Kriterien

Standardisiert sollten alle aus der Chirurgie als grundsätzliches Risiko eingestuften allgemeinmedizinischen Vorerkrankungen abgefragt werden.

Vorrangig setzen systemische, metabolische und hämatologische Grunderkrankungen, Infektionskrankheiten, medikamentöse Verabreichungen und Allergien therapeutische Grenzen[25].

Systemische Grunderkrankungen

Systemische Grunderkrankungen können sich auf den Knochenmetabolismus und auf das Regenerationspotenzial auswirken. Dabei besteht die Gefahr einer periimplantären Infektion und eines vorzeitigen Schraubenverlustes. Zugleich ist eine allgemeine Gefährdung des Patienten zu bedenken. Bei Patienten mit durchgemachter Endokarditis kann eine artifiziell induzierte Bakteriämie lebensbedrohliche Ausmaße annehmen. Alle therapeutischen Maßnahmen, die zur Eröffnung der Blutbahn führen, erfordern daher eine angemessene und mit dem behandelnden Internisten abgestimmte antibiotische Prophylaxe[15,47].

Bei Frauen sind eventuelle osteoporotische Prozesse zu berücksichtigen. Laut internationalen Berechnungen sind bis zu 15% aller Frauen betroffen, in entsprechendem Alter steigt die Prävalenz auf Werte von 30% bis zu 65%[37]. Die Knochendichte nimmt durch Weitung der Markräume und Veränderungen in der Mikroarchitektur progredient ab. Die Stärke und Widerstandskraft der Kortikalis reduziert sich[41]. Obwohl eine Osteoporose zu einer erhöhten Resorption des Alveolarknochens führen kann, zeigen Studien, dass die Implantatüberlebensrate dadurch wenig beeinflusst zu sein scheint[3,22].

Aus forensischen Gründen sollte dennoch eine grundlegende Aufklärung erfolgen.

Metabolische Grunderkrankungen

Diabetes mellitus ist durch den heutigen Lebensstandard keine seltene und spät auftretende Stoffwechselstörung mehr. Auch bei Jugendlichen manifestiert sich das Krankheitsbild zunehmend. In verschiedenen Studien erwies sich, dass Patienten mit einem gut eingestellten Diabetes gegenüber gesunden Patienten eine leicht verringerte Überlebensrate von Implantaten zeigten[53].

Allerdings ergeben sich vor und bei der Insertion Einschränkungen, die mit dem Hausarzt abgesprochen werden müssen[21,54]. Auch bei balancierten Werten ist eine erhöhte Gefahr von Infektionen gegeben. Wundheilung und Knochenmetabolismus sind durch vaskuläre Deformationen in Form von Mikroangiopathien und Arteriosklerose herabgesetzt. Heute werden diese Veränderungen als Grundbestandteil des Krankheitsbildes eingestuft.

Bei Anwendung von Lokalanästhetika sollte auf Adrenalinzusätze verzichtet werden. Eine Behandlung nach gewohnter Nahrungsaufnahme ist als günstig zu bewerten, da Stresssituationen vor chirurgischen Maßnahmen eine mögliche Stoffwechselentgleisung fördern.

Patienten mit Diabetes leiden oft unter Mundtrockenheit und neurologischen Beschwerden, die sich im oralen Bereich in Form von Juckreiz, Brennen, Taubheit und Schmerzen manifestieren können. Bei Behandlung mit festsitzenden Apparaturen jeglicher Art ist über mögliche Sensibilitätsstörungen und eine generelle Neigung zu Irritationen oder Druckstellen aufzuklären.

Hämatologische Grunderkrankungen

Hämorrhagische Diathesen verursachen eine erhöhte Blutungsbereitschaft; sie können vaskulär, thrombozytär oder plasmatisch bedingt sein. Vaskuläre und thrombozytäre Formen zeigen nach oberflächlichen Verletzungen eine verstärkte und verlängerte Blutung sowie eine Veranlagung zur Ausbildung von Hämatomen.

Plasmatische Blutgerinnungsstörungen führen durch den Mangel verschiedener Gerinnungsfaktoren zu anhaltenden Blutungen, die zu Notfallsituationen führen könnten[32,66].

Systemisch wirksame Medikamente

Vor allem bei Patienten, die einer Dauermedikation bedürfen, ist auf systemische Effekte, Neben- und Wechselwirkungen zu achten[17]. Patienten, die Pharmaka auf Phenytoin- oder Nifedepin-Basis einnehmen, entwickeln häufig eine periimplantäre Hyperplasie der Schleimhaut, die infolge einer sekundären Entzündung zum Verlust von Implantaten führen kann[11,64].

Besondere Vorsicht ist bei Patienten geboten, die Antikoagulantien[69], wie z. B. Aspirin® einnehmen, da hierbei ein erhöhtes Risiko für postoperative Nachblutungen besteht. Eine regelgerechte Blutgerinnung ist erst mehrere Tage nach Absetzen der Medikation zu erwarten. Auch Ibuprofen verlängert die Prothrombinzeit und hemmt die Thrombozytenaggregation. Bei langfristiger antibiotischer Therapie kann die Bildung von Gerinnungsfaktoren durch eine vorübergehende Beeinträchtigung des Vitamin-K-Haushaltes reduziert sein[66].

Allergien

In der zahnmedizinischen Anamnese geben Patienten meist Unverträglichkeiten und Allergien gegen bestimmte Analgetika, Antibiotika, lokalanästhetische Präparate und dentale Werkstoffe an. Allergie ist vonseiten der Patienten ein weitläufig gefasster Begriff. Nicht selten werden auftretende Missempfindungen als manifeste allergische Reaktionen bewertet. Echte Allergien zeigen mindestens eines der klassischen allergisch bedingten Symptome. Der Behandler sollte gezielt nach sicheren Anzeichen, wie Schwellungen, Exanthemen, Urtikaria, Konjunktivitis, Rhinorhoe, Kurzatmigkeit und thorakaler Beklemmung fragen[66].

Bei der Insertion von Minischrauben sind auftretende allergische Reaktionen zu einem hohen Anteil lokalanästhetischen Präparaten zuzuschreiben[36]. Articain, Prilocain und Lidocain verursachen nur selten Überempfindlichkeiten. Bei Procain und Tetracain sind allergische Reaktionen vom Soforttyp beschrieben, die während des hepatischen Abbaus des Wirkstoffes auftreten.

Vermehrt finden sich Unverträglichkeiten zugesetzter Konservierungs- und Stabilisierungsstoffe, die bei Disposition heftige körperliche Reaktionen bis zu Schockzuständen auslösen können[46].

Das Risiko einer Allergisierung durch das Schraubenmaterial wird allgemein als gering eingeschätzt[62]. Titan und Titanlegierungen zeichnen sich durch ihre hohe Korrosionsbeständigkeit und damit durch die exzellente Biokompatibilität aus. Bei Kontakt mit Sauerstoff und Gewebeflüssigkeiten bildet sich eine passivierende Oxidschicht aus. Selbst bei mechanischer Beschädigung regeneriert sich die oberflächliche Korrosionsbarriere durch die Affinität zu Sauerstoff und Stickstoff innerhalb von Millisekunden. Korrosionsphänomene werden dagegen bei Einwirken saurer, fluoridhaltiger Prophylaxeprodukte beobachtet[70]. Obwohl sich Titanionen generell nur zu sehr geringen Anteilen lösen, konnten diese Ionen experimentell und in vivo im Organismus und im umgebenden Knochen nachgewiesen werden. Eine gültige medizinische Bewertung ist bis dato noch nicht absehbar, jedoch sprechen die jahrzehn-

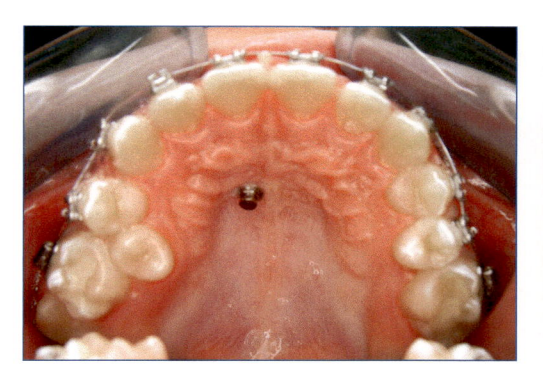

Abb. 6-2a Paramediane Schraubenlage unter Umgehung der Sutur.

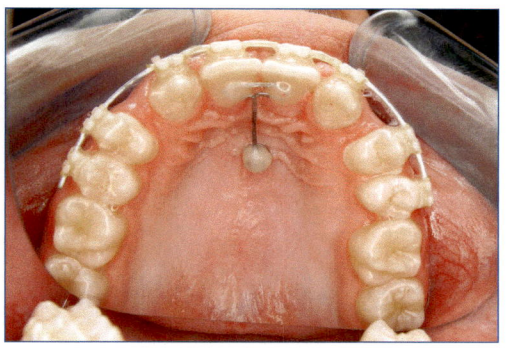

Abb. 6-2b Mediane Position der Schraube.

Abb. 6-2 Palatinale Insertion von Minischrauben bei wachsenden Patienten.

telangen positiven klinischen Erfahrungen der Implantologie für Unbedenklichkeit[6].

Lebensgewohnheiten

Gerne verschwiegene oder bagatellisierte Lebensgewohnheiten können grundsätzlich den Erfolg der Behandlung schmälern oder gar verhindern.

Studien aus der Implantologie[2,44] belegen, dass Rauchen ein ernst zu nehmender Risikofaktor bei der Entstehung postoperativer Probleme ist und einen entscheidenden Einfluss auf die Wundheilung hat. Bei Rauchern nimmt die Resorptionsrate des zirkumferenten Knochens im Bereich des Implantats zu[31].

Mechanische Manipulationen, wie beispielsweise das Spiel der Zunge oder der Finger mit der Schraube, können bei kontinuierlicher Einwirkung eine primär stabile Schraube lockern und damit zu einem vorzeitigen Schraubenverlust führen.

Wie bei jeder konventionellen kieferorthopädischen Behandlung ist im Vorfeld auf eine adäquate Mundhygiene zu achten. Der Patient sollte speziell bei einer Lage weitab von den Zahnreihen darauf hingewiesen werden, auch den Bereich des Schraubenkopfes zu reinigen.

Wachstumshemmung

Bei Jugendlichen werden bei palatinaler Insertion Auswirkungen auf das Wachstums- und Entwicklungspotenzial diskutiert (Abb. 6-2).

Verschiedene Studien bei Kindern mit ektodermaler Dysplasie zeigen, dass Implantate zu keiner sagittalen und transversalen Wachstumshemmung des Alveolarknochens beitragen[18,65]. Trotzdem sollte zur Vermeidung möglicher Wachstumshemmungen das skelettale Alter berücksichtigt und gegebenenfalls eine paramediane Positionierung gewählt werden[67].

6.2.2 Morphologische Kriterien

Liegen keine allgemeinen Kontraindikationen vor, werden die intraoralen Gegebenheiten überprüft (siehe Kapitel 5).

Günstige Bedingungen bestehen generell bei straffer keratinisierter Gingiva[4] und in morphologisch gut strukturierter Kompakta (Abb. 6-3)[50,53].

Die Güte der Verankerung hängt direkt von der Qualität und dem Angebot an knöcherner Unterstützung ab und wird durch die umgebenden Lagebeziehungen limitiert. Die knöcherne Architektur der jeweiligen Kieferabschnitte ist jedem Behandler aus der Anatomie bekannt. Dennoch können sich individuelle Schwankungen ergeben, die nicht ausschließlich auf die Auswirkungen bestimmter Vorerkrankungen zurückzuführen sind. Die Auswertung röntgenologischer Unterlagen sollte durch die Einbeziehung der Schädel- und Gesichtsmorphologie ergänzt werden. Die Bestimmung der skelettalen Kieferrelation gibt Auskunft über die zu erwartenden knöchernen Verhältnisse. So finden sich bei einer skelettalen Klasse III mit mandibulärer Prognathie häufig kompakte, gut dimensionierte Knochenareale im Bereich des frontalen Unterkiefers und weite interradikuläre Septen im Seitenzahngebiet. Zugleich kann auf eine generell stärker entwickelte Kortikalis

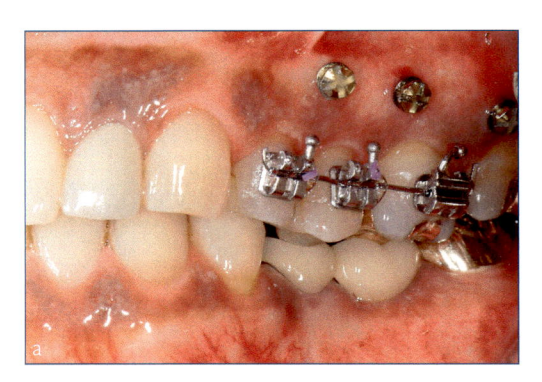

Abb. 6-3 Ideale Schraubenposition mit guter knöcherner Unterstützung in sicherem Abstand zu angrenzenden Strukturen.

geschlossen werden. Eine skelettale Klasse II lässt im Unterkiefer gegenläufige Voraussetzungen erwarten. Bei einer Klasse II/2 werden sich im Oberkiefer in Bezug auf Knochenangebot und Insertionsgebiete günstigere Verhältnisse in Richtung der apikalen Basis finden lassen.

Die Schraubenposition ist durch Modellanalyse und klinische Begutachtung des Übergangs zwischen beweglicher und unbeweglicher Schleimhaut und des Verlaufs der *Jugae alveolariae* besser festzulegen als durch vorrangige Auswertung eines zweidimensionalen Röntgenbildes. Dabei haben sich bis auf die Lingualseite des Unterkiefers[5] und die Region um den Tuber alle Kieferbereiche für die Insertion von Minischrauben bewährt. Generell ist die Insertion im Oberkiefer aufgrund der Knochenstruktur und insbesondere der dünnen Kortikalis einfacher als im Unterkiefer. Die günstigsten anatomischen Zonen sind die interradikulären Septen (besonders mesial der ersten Molaren) und die knöchernen Strukturen des harten Gaumens. Der Tuberbereich hat eine besonders dünne Kortikalis und bietet damit nur wenig Verankerungsqualität[8,59].

Nach einer aktuellen Studie von *Park*[58] konnte im Oberkiefer durch eine Insertionstechnik mit Vorbohrung in allen untersuchten Fällen eine therapeutisch nutzbare Stabilität erzielt werden. Dagegen gingen nach einer Studie von *Berens* et al.[5] alle im lingualen Unterkiefer gesetzten Schrauben durch primäre oder baldige sekundäre Stabilitätsdefizite verloren.

In der Nähe von Zahnfollikeln und Milchzähnen ist die Knochenstruktur meist aufgelockert. Auch nach Extraktionen sollte der Knochen für die Regeneration ausreichend Zeit haben, bevor in diesem Bereich eine Minischraube inseriert wird.

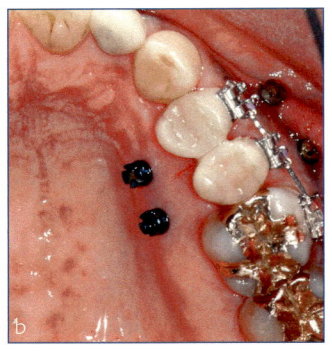

6.3 Iatrogenes Risikopotenzial

Wie bei allen medizinischen Eingriffen weist jeder chirurgische Teilschritt ein gewisses, aber i. d. R. durch entsprechende Planung und vorbereitende Maßnahmen vermeidbares Risikopotenzial auf. Das Auftreten von Risiken ist in eine prä-, intra- und postoperative Phase gegliedert. Die entsprechenden Faktoren sind pro Teilbereich dargestellt.

6.3.1 Präoperative Faktoren

Die Insertion muss nach hygienischen Richtlinien durchgeführt werden, wie sie für andere chirurgische Eingriffe Standard ist. Die zur Anwendung kommenden Schraubensysteme sollten auch im Hinblick auf hygienische Lieferformen (Verpackungs- und Versandverfahren) ausgewählt werden. Einige Hersteller bieten ihre Minischrauben (wahlweise) steril verpackt bzw. in sterilisierbaren Boxen an, in denen auch das Zubehör hygienisch aufbereitet werden kann. Steril gelieferte Minischrauben zeigen eine hohe Sicherheit hinsichtlich der Oberflächenreinheit, insbesondere im Bereich des Gewindes. Eine kontaminierte Schraube könnte als mögliche Ursache für einen vorzeitigen Verlust infrage kommen. Sterilität und eine partikel- und endotoxinfreie Oberfläche sind Voraussetzung für eine nutzbare knöcherne Integration.

Alle invasiv verwendeten Instrumente (z. B. Pilotbohrer, Schleimhautstanze) und Materialien (z. B. Minischrauben) müssen vor dem Einsatz desinfiziert, gereinigt und sterilisiert werden. Um diese Forderung zu erfüllen, kann auf bereits durch den Hersteller sterilisierte (Einmal-) Produkte zurückgegriffen oder aber die Aufbereitung in der Praxis durchgeführt werden (siehe dazu auch Kapitel 3.5.1). Dabei sind die

Abb. 6-4 Anatomische Nachbarschaftsbeziehungen zu Nerven- und Gefäßbahnen.

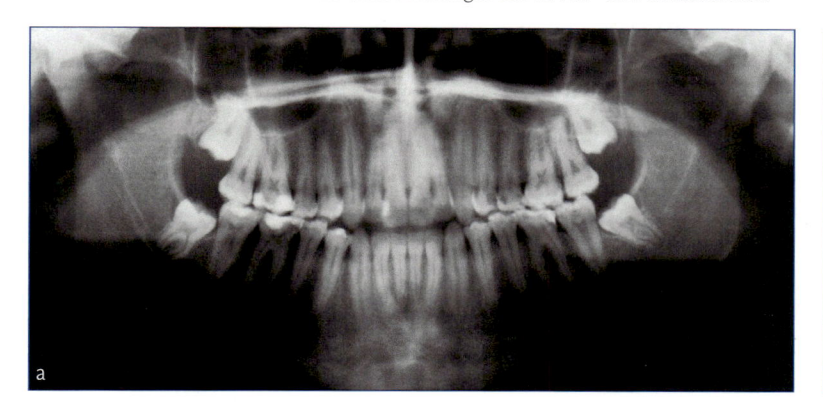

Abb. 6-4a Röntgenologische Darstellung des Mandibularkanals mit Austritt des Gefäß-Nerven-Bündels am *Foramen mentale* (apikal der Wurzelspitzen zwischen den unteren Prämolaren). In der Regel beträgt der Abstand zum Mandibularkanal unter den Molaren 1 bis 2 mm und im Bereich der Prämolaren etwa 2 bis 3 mm. Da der Kanalverlauf individuell sehr variabel sein kann und in Einzelfällen auch interradikuläre Verläufe zu beobachten sind, empfiehlt sich im Unterkiefer die Auswertung orientierender Röntgenaufnahmen.

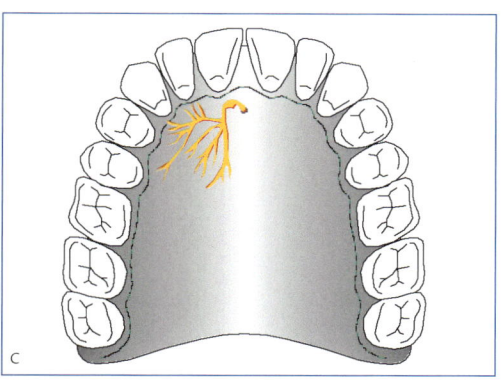

Abb. 6-4c Verlauf des Gefäß-Nerven-Bündels am *Foramen incisivum*.

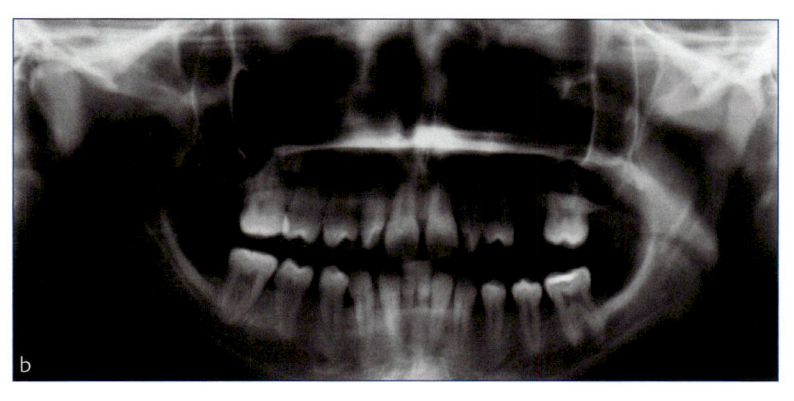

Abb. 6-4b Unerwartet hoher Kanalverlauf in veränderten knöchernen Strukturen infolge atrophischer Vorgänge. Die Lage des Gefäß-Nerven-Bündels muss durch den direkten Einfluss der Umgebung als relativ eingestuft werden.

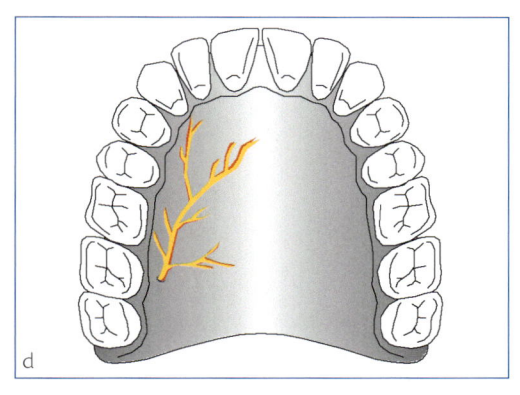

Abb. 6-4d Verlauf des Gefäß-Nerven-Bündels am *Foramen palatinum*.

jeweils gültigen lokalen Hygienevorschriften zu beachten. Zum Beispiel sind dies in Deutschland die RKI-Richtlinien (Robert-Koch-Institut).

6.3.2 Intraoperative Faktoren

Orthodontische Verankerungsschrauben werden bis auf wenige Ausnahmen monokortikal eingesetzt. Sie variieren bei den verschiedenen Systemen in ihrer Länge zwischen 4 und 12 mm und im Durchmesser zwischen 1,2 und 2,3 mm.

In Nachbarschaft zu möglichen Insertionsorten im Oberkiefer liegen der *Nervus palatinus major*, der *Nervus nasopalatinus* (*Nervus incisivus*) und die *Arteria palatina major*. Im Unterkiefer könnte es eventuell Probleme geben mit dem *Nervus alveolaris inferior*, dem *Nervus mentalis*, der *Arteria alveolaris inferior* und der *Arteria mentalis* (Abb. 6-4). Das Gefahrenpotenzial für die Schädigung des *Nervus alveolaris inferior* ist im bezahnten Gebiss und bei normalen Kieferkammverhältnissen als sehr gering einzuschätzen. Ähnliches gilt für die *Arteria palatina*, auch wenn einige Autoren[33,73] Nerv- und Gefäßverletzungen bei dentalen Implantaten als gefährliche bis lebensbedrohliche Komplikationen beschrieben haben.

Bei stark pneumatisierten Kieferhöhlen und bei fortgeschrittenen Resorptionen des Alveolarfortsatzes ist eine Perforation des *Sinus maxillaris* (Abb. 6-5) möglich. Das Risiko einer Kie-

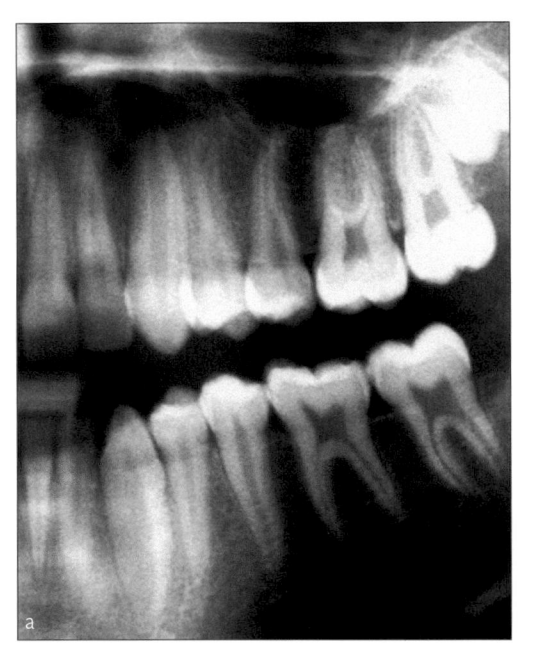

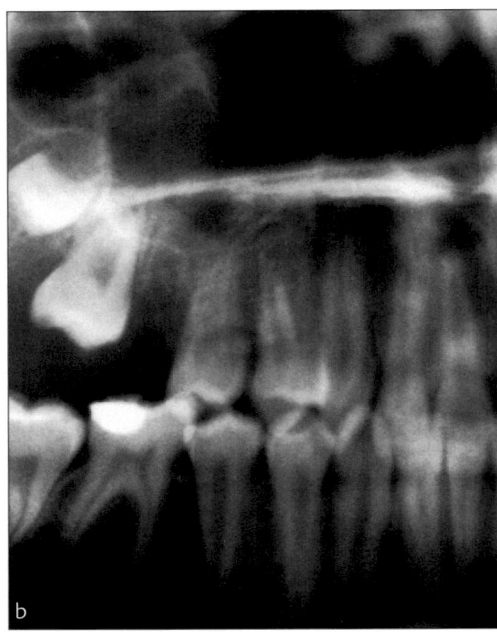

Abb. 6-5a und 6-5b Röntgenologisch gering ausgedehnte Kieferhöhlen und gutes Knochenangebot der benachbarten Strukturen.

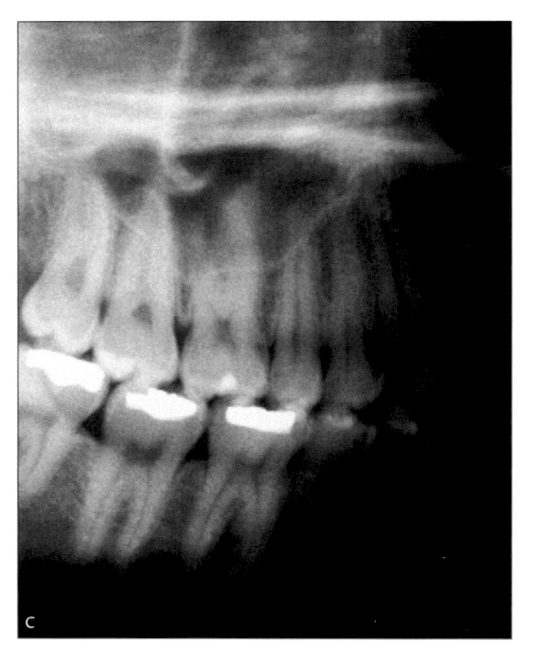

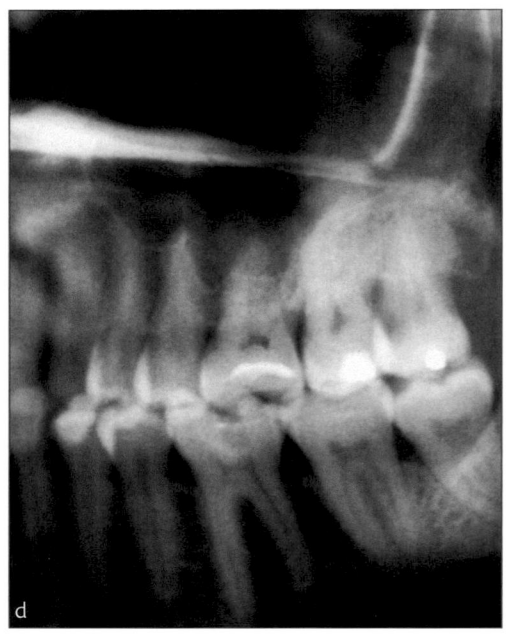

Abb. 6-5 Orthopantomogramm-Ausschnitte aus dem Bereich der Kieferhöhlen.

Abb. 6-5c und 6-5d Röntgenologische Darstellung tiefer Kieferhöhlen-Ausläufer.

ferhöhlen- oder Nasenbodenperforation kann durch genaue radiologische Diagnostik mithilfe des Panoramabildes oder gegebenenfalls mittels Computertomografie eingegrenzt werden.

Komplikationen nach Perforationen der Kieferhöhle mit nachfolgenden eitrigen Sinusitiden oder Fistelbildungen wurden in der Literatur[26] bisher nur bei dentalen Implantaten beschrieben. Nasenbodenperforationen sind bei dentalen Implantaten in der Literatur erwähnt, scheinen aber ohne Schwierigkeiten zu verlaufen[72].

Im interradikulären Bereich müssen die Lagebeziehungen zu benachbarten Wurzeln und Zahnfollikeln überprüft werden[59]. Zur präoperativen Absicherung empfehlen einige Herstel-

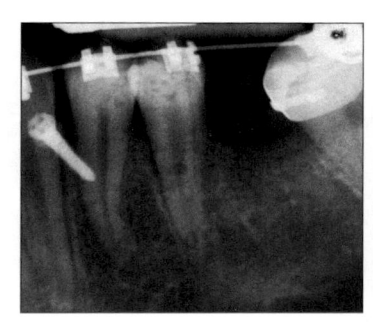

Abb. 6-6a Die orthoaxiale Einzelzahnaufnahme lässt die Vermutung einer Hartgewebeverletzung zu.

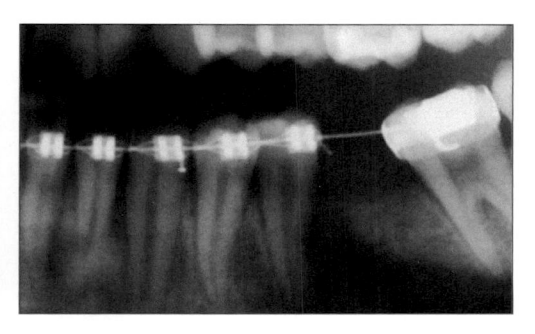

Abb. 6-6b Orthopantomogramm desselben Patienten nach Entfernung der Schraube. Diese Projektion zeigt, dass die Schraube im Parodontalspalt lag, das Hartgewebe aber nicht verletzt wurde.

Abb. 6-6 Approximale Insertion einer Minischraube.

ler eine radiologische Diagnostik über röntgensichtbare Positionierungshilfen[9,40]. Allerdings können projektionsbedingte vertikale und horizontale Verzerrungen zu Fehleinschätzungen der intraossären Lagebeziehungen führen, siehe Kapitel 3, Abb. 3-15[48,63].

Bei der manuellen Insertion selbstbohrender Minischrauben kann im Sinne einer besseren Strahlenhygiene auf prä- und postoperative Röntgenbilder verzichtet werden, da das Risiko einer Gewebeverletzung durch die taktile Vermittlung gering ist. Kritischer ist die Verwendung selbstschneidender Schrauben, die eine Vorbohrung benötigen. Eine Verletzung des Zahnes ist durch die Zwischenschaltung des Winkelstücks nicht fühlbar. Beide Schraubenvarianten (selbstbohrend und selbstschneidend) bergen grundsätzlich die Gefahr einer unbeabsichtigten Richtungsänderung während der Einbringung: bei selbstbohrenden Systemen kann der Kraftansatzpunkt durch die Härte der zu durchdringenden Kortikalis schwer zu halten sein, bei selbstschneidenden Systemen darf die Winkelführung des Pilotbohrers während der Bohrung nicht abweichen. Siehe dazu auch Kapitel 3.3.4.

Die Insertion einer Minischraube kann meist unter oberflächlicher Anästhesie erfolgen, da nur Gingiva und Periost schmerzsensibel reagieren. Die Sensibilität des Parodonts bleibt erhalten und kann über die unbeeinflusste Schmerzleitung Rückmeldungen über die Eindrehrichtung bringen. Ein postoperatives Röntgenbild ist aufgrund des Aufnahmeverfahrens begrenzt aussagekräftig (Abb. 6-6).

Schädigt die Schraube bei der Insertion benachbarte Zahnhartsubstanzen, werden die verletzten Areale durch körpereigene Reparaturmechanismen mit parodontalem Gewebe ausgekleidet[38]. In einer tierexperimentellen Studie betrug die Regenerationszeit nach provozierter Wurzelschädigung 18 Wochen[1].

Intraoperative Komplikationen im Prozessablauf sind mit einer traumatischen Insertion gleichzusetzen und können durch eine sinnvolle, erprobte Technik und den Einsatz von geeignetem Zubehör gesteuert werden.

Bei einer Pilotbohrung ist eine Umdrehungszahl von maximal 1500 Umin^{-1}, optimal 800 Umin^{-1}, einzustellen und mit Wasserkühlung zu arbeiten. Es muss kontinuierlich (d. h. in einem Zug) und geradlinig vorgebohrt werden. Traumatische Insertionen durch hochfrequente Bohrungen, unzureichende Kühlung des Arbeitsfeldes, intermittierende Bewegungen oder eine Korrektur der Achsenrichtung führen zu einer Weitung des knöchernen Schraubenlagers. Dies wiederum hat Einfluss auf die Primärstabilität und kann die Kraftabsorption der Schraube unter orthodontischer Belastung schwächen[50].

6.3.3 Postoperative Faktoren

Die Minischraube tritt zwangsläufig durch die Gingiva. Das Spektrum der Inzisionstechniken reicht von der direkten Insertion der Schraube durch die Gingiva, über das Ausstanzen der Schleimhaut bis hin zur Präparation eines Mukosalappens. Inwieweit sich die Varianten des Gingivamanagements auf mögliche postoperative Komplikationen auswirken, ist vergleichend nicht belegt.

Bei direktem Eindrehen durch intaktes Gewebe entstehen unscharfe Wundränder und lokale Quetschungen, die die Abheilung beeinflussen könnten. Zugleich ist eine Verschlep-

Abb. 6-7 Umgebendes Weichgewebe.

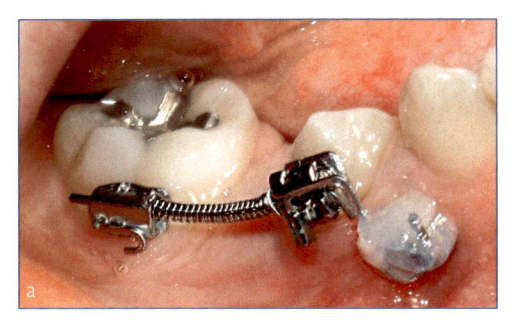

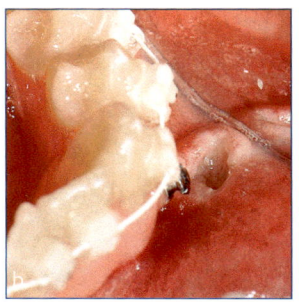

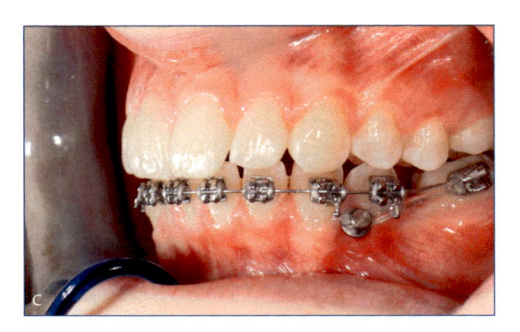

Abb. 6-7a Schraubenposition in der Nähe eines Bandansatzes. Komfortverlust für den Patienten; Abdeckung durch Protektionswachs.
Abb. 6-7b Mechanische Verletzung der Gingiva durch gegenüberliegenden Schraubenkopf.
Abb. 6-7c Ideale Insertionslage.

pung von Basalzellen in die Tiefe des Knochenlagers möglich. Epitheliales Gewebe neigt zu schneller Proliferation. Der für den Halt des Implantates nötige Knochenkontakt könnte dadurch zumindest partiell unterbrochen werden. Berichte über Einschränkungen durch diese theoretisch gegebenen Aspekte liegen nicht vor. Dieses weniger aufwändige Verfahren darf bis auf Weiteres als biologisch akzeptabel betrachtet werden.

Das Ausstanzen der Schleimhaut führt zu scharfen Wundrändern, die schnell regenerieren. In Abhängigkeit vom Schraubendesign kann sich die Schleimhaut im Bereich der Perforation primär dicht an die Schraube anlagern und so diesen Bereich sofort abdichten. Minischrauben, die über einen glatten Halsbereich verfügen, reduzieren vermutlich die Gefahr einer periimplantären Entzündung.

Die Inzision der Schleimhaut mit Lappenbildung ermöglicht die Darstellung des Knochens im Bereich der Insertionsstelle. Die Wunde ist durch entsprechende Nähte zu versorgen. Eine primäre Anlagerung der Schleimhaut an die Schraube zur Abdichtung der Insertionsstelle ist nicht unbedingt gegeben. Die Nähte können zu weiteren, aus der chirurgischen Zahnheilkunde bekannten Komplikationen und postoperativen Beschwerden führen. In Anbetracht der geringen Dimension der Minischrauben ist der Vorteil dieses Verfahrens nicht ausschlaggebend.

Auch die Auswahl zwischen selbstschneidenden und selbstbohrenden Systemen wirkt sich auf die knöcherne Umgebung aus.

Selbstschneidende Minischrauben setzen eine zur Länge und zum Durchmesser der Schraube sowie zur Knochenqualität korrespondierende Pilotbohrung voraus. Da nach Vorbohrung das zu verdrängende Knochenvolumen gering ist, bilden sich bei der nachfolgenden Insertion geringere Spannungen innerhalb des Knochens aus.

Selbstbohrende Minischrauben sind für eine Insertion ohne Vorbohrung konzipiert. Dadurch ist die zu verdrängende Knochenmasse relativ hoch. Die Bauweise der Schraube, die Stärke der Kortikalis und die Härte des Knochens setzen hier gewisse Grenzen.

Die Insertion von selbstbohrenden Schrauben muss in der Regel mit einem höheren Drehmoment erfolgen. Bei selbstschneidenden Schrauben, bei denen die Tiefe der Pilotbohrung mit der Länge der Schraube in Einklang steht, sind die notwendigen Eindrehmomente geringer[71].

In der Praxis haben sich beide Insertionstechniken bewährt. Die Methode ohne Vorbohrung ist unblutiger und fügt sich mehr in das Bild kieferorthopädischer Behandlungen.

Neben postoperativen Beschwerden werden Weichgewebsirritationen (Abb. 6-7) als mögliche Nebenwirkung angeführt[9,34].

Vor allem bei tiefer Insertionsposition unterhalb der mukogingivalen Grenze lagert sich der Schraubenkopf in umliegende Strukturen ein. Dies kann zu schmerzhafter Reizung und entzündlichen Schleimhautproliferationen führen. Der Schraubenkopf ist, falls überhaupt, nur unzureichend und unter umfangreicher und unangenehmer Manipulation zugänglich.

Die erschwerte Hygienefähigkeit begünstigt bei zusätzlicher bakterieller Infektion die Ausbildung einer typischen Perimukositis mit nachfolgender Periimplantitis, wodurch ein frühzeitiger Verlust der Schraube gefördert werden kann.

Abb. 6-8 Drehmomentkurven bezogen auf die eingedrehte Schraubenlänge.

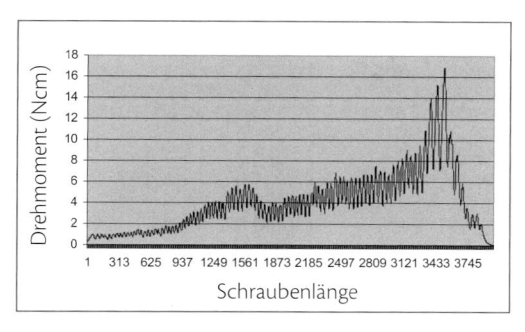

Abb. 6-8a Erfahrener Behandler: Schraubenfraktur am Ende der Eindrehtiefe durch bewusstes Überdrehen.

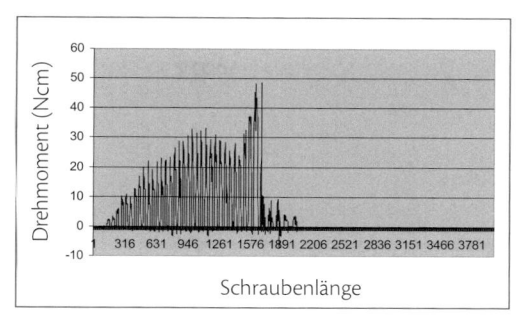

Abb. 6-8b Anfänger: Schraubenfraktur bei halber Eindrehtiefe. Man beachte die unharmonischen Bewegungsabläufe mit teils starken Drehmomentanstiegen.

In Nähe von Bändern kann es zu mechanisch provozierten Läsionen kommen, die das Funktionsspiel beim Sprechen, Kauen und Schlucken stören und den Komfort beeinträchtigen.

6.4 Anwendungsbedingte Faktoren

Anwendungsbedingte Komplikationen hängen in erster Linie von der Routine und Erfahrung des Behandlers ab. Sie gründen in Fehlern bei der Planung und Durchführung und können eine intraoperative Schraubenfraktur, mangelnde Primärstabilität oder eine Lockerung während der aktiven Phase zur Folge haben.

Das Risiko eines Materialversagens besteht beim Setzen und Entfernen der Schraube. Im Gegensatz zur Bruchsimulation in homogenen Prüfkörpern unter standardisierten Laborparametern mit konstanter Drehzahl, Anpresskraft und Eindrehgeschwindigkeit gibt es bei der klinischen Anwendung keine definierte Bruchgrenze. Spontane Frakturen stehen in Zusammenhang mit klinischen Gegebenheiten (Knochenqualität und anatomisch möglicher Einbringwinkel) und der Insertionstechnik des Behandlers (appliziertes Drehmoment, Konstanz und Schwankungen im Drehmoment). Die Bruchgrenze der einzelnen Minischrauben unterscheidet sich produktbezogen um bis zu 45%. In Abhängigkeit von Situation und Anwender bricht eine baugleiche Schraube bei unterschiedlichen Drehmomenten[74]. In einer klinischen Studie konnten *Motoyoshi* et al.[52] zeigen, dass Eindrehmomente zwischen 5 und 10 Ncm zu den geringsten Verlusten führten. Höhere oder niedrigere Drehmomente zeigten signifikant höhere Verlustraten.

Ist die Schraube in ihrer maximalen Länge eingebracht, kann es bei weiterer Kraftapplikation zum Materialbruch oder zum Verlust der Verankerung kommen. Die Schraube greift mit ihrem Gewinde nicht mehr im Knochen und dreht durch. Abbildung 6-8a verdeutlicht den Drehmomentanstieg bei Erreichen der maximalen Eindringtiefe und den Abfall bei mechanischer Überbelastung mit anschließender Fraktur oder Schraubenlockerung.

Die Daten verweisen auf den Einfluss individueller, teils routineabhängiger Applikationstechniken. Zur Vermeidung von Belastungsspitzen (Abb. 6-8b) ist es wichtig, eine Insertionstechnik zu trainieren, die bei effektiver Dosierung der Anpresskraft mit harmonischen und kontinuierlichen Umdrehungen ausgeübt wird.

Erfahrene Anwender arbeiten mit geringem und gleichmäßigem Drehmoment unter flüssigen, durchgehenden Bewegungen (Abb. 6-9a). Sie können dynamische Veränderungen, wie bei Kontakt mit benachbarten Strukturen, wahrnehmen. Die Richtung der mechanischen Einwirkung auf eine proximale Struktur entscheidet über das Ausmaß einer möglichen Schädigung. Bei selbstbohrenden Systemen und manueller Insertion ist ein frontales Auftreffen auf eine Zahnwurzel über eine Erhöhung des aufzuwendenden Eindrehmoments deutlich zu fühlen und somit korrigierbar (Abb. 6-9b). Trifft die Schraube den Zahn tangential, erhöht sich das Drehmoment nur knapp an die taktil erfassbare Grenze (Abb. 6-9c). Bei ungünstiger Konstellation kann die Drehmomentveränderung kaum spürbar sein[74].

Abb. 6-9 Drehmomentkurven bezogen auf die eingedrehte Schraubenlänge.

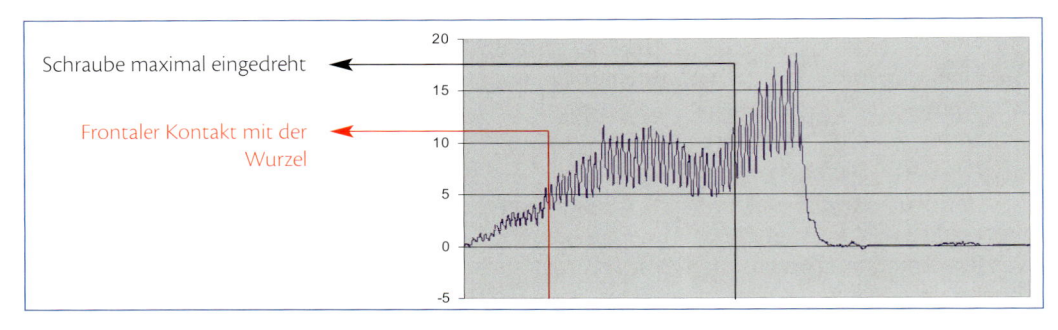

Abb. 6-9a Drehmoment beim Eindrehen in reinen Knochen.

Abb. 6-9b Drehmoment bei frontalem Kontakt mit einer Zahnwurzel.

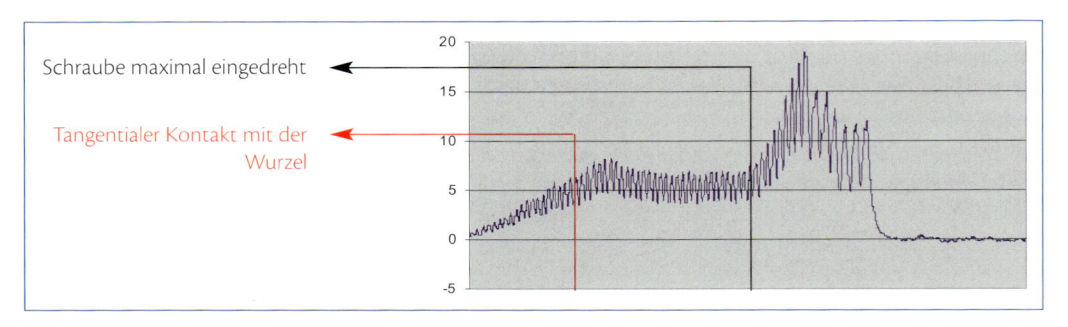

Abb. 6-9c Drehmoment bei tangentialem Kontakt mit einer Zahnwurzel.

Die Vorteile einer maschinellen Insertion liegen in der Übertragung einer gleichmäßigen Drehzahl bei konstantem Drehmoment. Diese Methode gewährleistet eine ideale mechanische Belastung der Schraube und bietet reproduzierbare Grundbedingungen. Nachteilig ist der Verlust des haptischen Gefühls für Schraube und Knochen.

Bei der Wahl des Insertionsortes sind selbstverständlich auch biomechanische Aspekte von entscheidender Bedeutung. Ohne die Lage der Minischraube während der Behandlung wechseln zu müssen, ist die Position so zu wählen, dass die gewünschten Zahnbewegungen möglichst vollständig durchzuführen sind. Die Schraube darf sich nicht in der Bewegungsrichtung der Zähne befinden. Aktive orthodontische Elemente (z. B. Federn) müssen die beabsichtigte Wirkung entfalten können. Planungsfehler werden sich anfangs nicht gänzlich vermeiden lassen, minimieren sich aber mit zunehmender theoretischer und praktischer Erfahrung.

6.5 Systembezogene Faktoren

Bis dato finden sich keine grundlegenden und umfassenden Studien, die im Sinne einer Basiserkenntnis interpretiert werden können. Die Literatur liefert vor allem Erfahrungsberichte, Fallstudien und technische Beschreibungen[23,24,28]. Fallpräsentationen behandeln oft spektakuläre

Lösungen, die das Potenzial und die enorme Vielseitigkeit der kortikalen Verankerung verdeutlichen[10,35,57].

Gegenstand wissenschaftlicher Forschung sind weitere Daten zu Einheilzeit und -modus, Positionsstabilität, Kraftapplikation und Nutzungsspielraum.

Einheilmodus

In der Literatur werden zwei Philosophien vertreten: die Sofortbelastung mit orthodontischen Kräften[13,28,51] oder Einhaltung einer Einheilzeit (von mindestens zwei Wochen und länger)[12,45]. Die schnelle Anwendbarkeit stellt einen klaren Vorteil gegenüber der orthodontischen Implantatverankerung mit Einheilzeiten von zwei Monaten bis zu einem Jahr dar[68]. Eine sofortige Belastung kann sich durch stärkere Induktion osseoaktiver Prozesse positiv auf die Überlebensdauer auswirken[9,49]. Im Laufe der aktiven Beanspruchung etabliert sich ein gewisser Anteil an Knochen-Implantat-Kontakt. Nach *Melsen* und *Costa*[49] ist ein Grad zwischen 10 und 58% zu erreichen. Im Unterkiefer werden die Schrauben von dichtem Knochen umschlossen, im Oberkiefer von großmaschigeren trabekulären Strukturen. Allgemein baut sich im Unterkiefer eine flächigere und innige Anlagerung auf, was durch das günstigere Verhältnis von kortikalem zu trabekulärem Knochen erklärt wird. Bereits ein Kontaktbereich von 5% soll orthodontischen Kräften standhalten[16].

Eine Wartezeit von zwei Wochen zielt vor allem auf die gingivale Abheilung und beginnende ossäre Regeneration durch Fasergewebe. Sekundäre Kraftapplikation führt zur Ausbildung von unreifem Geflechtknochen, in dem die Schraube mechanisch retiniert werden kann[16,45]. Es konnte jedoch auch beobachtet werden, dass in einigen Fällen trotz vorheriger Warteperiode bei Belastung eine Umwandlung in Granulationsgewebe auftritt[55].

Nach vorläufigem Stand wird die biomechanische Wertigkeit durch Sofortbelastung oder aber Nutzung nach erfolgter Einheilung nicht signifikant verbessert. In beiden Fällen kann eine vergleichbare Erfolgsrate nachgewiesen werden[14,56,61].

Selbst bei einsetzender mäßiger Lockerung können therapeutische Maßnahmen meist in gewünschtem Umfang umgesetzt werden, ohne dass ein Austausch der Schraube nötig wird[49].

Positionsstabilität

Unter klinischem Blickwinkel sind Minischrauben lagestabil. Es gibt Hinweise von *Liou* et al.[45] auf Positionsveränderungen. In Abhängigkeit von der Nutzung der Minischraube und der Knochenstruktur ist unter Belastung ein geringgradiges Abdriften jedoch nicht auszuschließen. Bei Veränderung der Position erfolgt in erster Linie eine kippende Translation in Kraftrichtung[45]. Nach klinischer Erfahrung ist der mechanische Knochenverbund aber ausreichend und bietet die erforderliche Belastungsstabilität[55,56]. Insofern ist die Forderung von *Liou* et al., in anatomisch sehr engen Regionen einen Sicherheitsabstand zu benachbarten Strukturen einzuplanen, in Anbetracht der möglichen Insertionsorte teilweise schwierig bzw. unrealistisch. Endgültige Daten sind in der Literatur bisher nicht verfügbar. Das zeigt sich auch daran, dass die erforderliche Mindestknochenstärke für eine stabile Verankerung von Minischrauben noch sehr unterschiedlich bewertet wird. Die Angaben reichen von 0.5 bis 2 mm[29,45,59]. Alle Untersuchungen können ihre klinischen Erfolge belegen. Damit können indirekt Rückschlüsse auf die Lagestabilität und eine eventuell nötige Wahrung von Sicherheitsabständen getroffen werden.

Kraftapplikation und zeitliche Nutzungsphase

Die in der Literatur[13,28,45,51] angegebenen Kräfte schwanken in einem breiten Bereich von 30 bis 500g. Es scheint, dass die applizierten Kräfte keinen Einfluss auf die Erfolgsrate und die Überlebensdauer haben.

Die zeitliche Nutzungsphase variiert nach verschiedenen Angaben zwischen drei und mehr als 12 Monaten[55]. Dabei wird die Insertionsdauer nicht durch das Versagen der Verankerung bestimmt, sondern durch das erreichte Behandlungsziel.

Heilung nach Entfernung der Schraube

Das Entfernen von Minischrauben ist unproblematisch und durch einfaches Ausdrehen möglich. Dazu wird das Eindrehwerkzeug in gegenläufiger Richtung bewegt. Die Schraube ist von dem Instrument sicher gefasst und kann dadurch nicht frei in die Mundhöhle abgleiten. Die Abheilung der Wunde erfolgt nach der Entfernung der Minischraube unproblematisch.

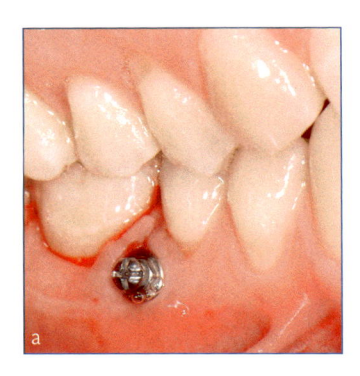

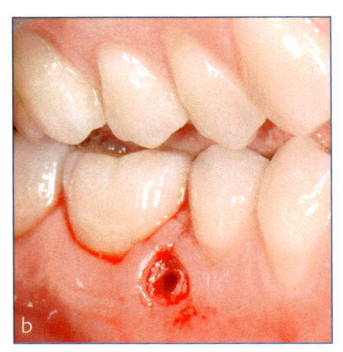

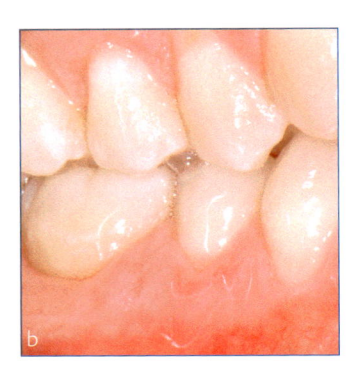

Abb. 6-10a-c Heilung der Durchtrittsstelle nach Entfernung der Minischraube.

Die Eintrittsstelle verschließt sich durch epitheliale Regeneration innerhalb kurzer Zeit (Abb. 6-10).

Erfolgsraten

Die Erfolgsrate kieferorthopädischer Minischrauben wird in der internationalen Literatur unterschiedlich beurteilt. In Abhängigkeit von der intraoralen Lokalisation, dem jeweiligen Belastungsmodus und produktbezogen liegen die Überlebensraten in einem Bereich von 0 bis 100%[5,24,52,55]. Gleichzeitig ist das Ergebnis wie bei vielen medizinischen Eingriffen von den bereits aufgeführten individuellen Gegebenheiten und den Fähigkeiten des Anwenders abhängig. Die verfügbaren Studien behandeln sehr unterschiedliche Ausgangssituationen und Indikationen. Die Angaben zum Erfolg können aber als allgemeiner Trend interpretiert werden. Schließt man anatomisch ungünstige Regionen aus, kann mit einer effektiven Erfolgsquote zwischen 85 und 95% gerechnet werden[12,55]. Da Minischrauben im Bedarfsfall und ohne größere Umstände jederzeit neu gesetzt werden können, ist eine einmalige Verlustwahrscheinlichkeit von durchschnittlich 10% vertretbar. Durch Auswahl geeigneter Fälle und Situationen lässt sich der Erfolg auf nahezu 100% steigern[55].

6.6 Literatur

1. Asscherickx K, Vannet BV, Wehrbein H, Sabzevar MM. Root repair after injury from mini-screw. Clin Oral Implants Res 2005;16:575–578.
2. Bain CA. Smoking and implant failure – Benefits of a smoking cessation protocol. Int J Oral Maxillofac Implants 1996;11:756–759.
3. Becker W, Hujoel PP, Becker BE, Willingham H. Osteoporosis and implant failure: an exploratory case-control study. J Periodontol 2000;71:625–631.
4. Berens A, Wiechmann D. Mini- und Mikroschrauben als skelettale Verankerung in der Kieferorthopädie. Optimierung des klinischen Vorgehens. Kieferorthop 2006;20:167–174.
5. Berens A, Wiechmann D, Rüdiger J. Erfolgsraten von Mini- und Mikroschrauben zur skelettalen Verankerung in der Kieferorthopädie. IOK 2005;37:283–287.
6. Bras da Silva M. Osseointegration bei dentalen Implantaten – eine Literaturübersicht und -auswertung. Inaugural-Dissertation 2003, Universität Frankfurt am Main.
7. Carano A, Lonardo P, Velo S, Incorvati C. Mechanical properties of three different commercially available miniscrews for skeletal anchorage. Prog Orthod 2005;6:82–97.
8. Carano A, Velo S, Incorvati C, Poggio P. Clinical applications of the Mini-Screw-Anchorage-System (M.A.S.) in the maxillary alveolar bone. Prog Orthod 2004;5:212–235.
9. Carano A, Velo S, Leone P, Siciliani G. Clinical applications of the Miniscrew Anchorage System. J Clin Orthod 2005;39:9–24.
10. Chang YJ, Lee HS, Chun YS. Microscrew anchorage for molar intrusion. J Clin Orthod 2004;38:325–330.
11. Chee WW, Jansen CE. Phenytoin hyperplasia occurring in relation to titanium implants: a clinical report. Int J Oral Maxillofac Implants 1994;9:107–109.
12. Cheng S, Tseng I, Lee J, Kok S. A prospective study of the risk factors associated with failure of mini-implants used for orthodontic anchorage: a preliminary report. Int J Oral Maxillofac Implants 2004;19:100–106.
13. Costa A, Raffaini M, Melsen B. Miniscrews as orthodontic anchorage: A preliminary report. Int J Adult Orthod Orthognath Surg 1998;13:201–209.
14. Daimaruya T, Nagasaka H, Umemori M, Sugawara J, Mitani H. The influences of molar intrusion on the inferior alveolar neurovascular bundle and root using the skeletal anchorage system in dogs. Angle Orthod 2001;71:60–70.
15. Dajani AS, Taubert KA, Wilson W, Bolger AF, Bayer A, Ferrieri P, Gewitz MH, Shulman ST, Nouri S, Newburger JW, Hutto C, Pallasch TJ, Gage TW, Levison ME, Peter G, Zuccaro G, Jr. Prevention of bacterial endocarditis: recommendations by the American Heart Association. Clin Infect Dis 1997;25:1448–1458.

16. Deguchi T, Takano-Yamamoto T, Kanomi R, Hartsfield JK, Jr., Roberts WE, Garetto LP. The use of small titanium screws for orthodontic anchorage. J Dent Res 2003;82:377–381.
17. Ebert M, Kirch W. Der multimedikamentierte Patient und Folgen für die Zahnmedizin. Zahnärztl Mitt 1999;89:2706–2712.
18. Escobar V, Epker BN. Alveolar bone growth in response to endosteal implants in two patients with ectodermal dysplasia. Int J Oral Maxillofac Surg 1998;27:445–447.
19. Fallschlüssel G. Die verschiedenen Implantat-Knochen-Übergangszonen bei enossalen Implantaten. Quintessenz 1985;10:1813–1820.
20. Favero L, Brollo P, Bressan E. Orthodontic anchorage with specific fixtures: related study analysis. Am J Orthod Dentofacial Orthop 2002;122:84–94.
21. Firatli E. The relationship between clinical periodontal status and insulin-dependent diabetes mellitus. Results after 5 years. J Periodontol 1997;68:136–140.
22. Friberg B. Treatment with dental implants in patients with severe osteoporosis: a case report. Int J Periodontics Restorative Dent 1994;14:348–353.
23. Fritz U, Diedrich P, Kinzinger G, Al-Said M. The anchorage quality of mini-implants towards translatory and extrusive forces. J Orofac Orthop 2003;64:293–304.
24. Fritz U, Ehmer A, Diedrich P. Klinische Eignung von Mikrotitanschrauben zur orthodontischen Verankerung – erste Erfahrungen. J Orofac Orthop 2004;65:410–418.
25. Gaa U. Allgemeinmedizinische Erkrankungen: Konsequenzen für den Zahnarzt. Phillip J 1998;3:78–80.
26. Galindo P, Sanchez-Fernandez E, Avila G, Cutando A, Fernandez JE. Migration of implants into the maxillary sinus: two clinical cases. Int J Oral Maxillofac Implants 2005;20:291–295.
27. Geis-Gerstorfer J. Titan und Titan-Legierungen. Zahnärztl Mitt 2003;7:828–832.
28. Gelgor IE, Buyukyilmaz T, Karaman AI, Dolanmaz D, Kalayci A. Intraosseous screw-supported upper molar distalization. Angle Orthod 2004;74:838–850.
29. Huang LH, Shotwell JL, Wang HL. Dental implants for orthodontic anchorage. Am J Orthod Dentofacial Orthop 2005;127:713–722.
30. Huja SS, Katona TR, Moore BK, Roberts WE. Microhardness and anisotropy of the vital osseous interface and endosseous implant supporting bone. J Orthop Res 1998;16:54–60.
31. Johnson GK, Hill M. Cigarette smoking and the periodontal patient. J Periodontol 2004;75:196–209.
32. Johnson WT, Leary JM. Management of dental patients with bleeding disorders: review and update. Oral Surg Oral Med Oral Pathol 1988;66:297–303.
33. Kalpidis CD, Setayesh RM. Hemorrhaging associated with endosseous implant placement in the anterior mandible: a review of the literature. J Periodontol 2004;75:631–645.
34. Kanomi R. Mini-implant for orthodontic anchorage. J Clin Orthod 1997;31:763–767.
35. Kawakami M, Miyawaki S, Noguchi H, Kirita T. Screw-type implants used as anchorage for lingual orthodontic mechanics: a case of bimaxillary protrusion with second premolar extraction. Angle Orthod 2004;74:715–719.
36. Kimmel K. Schmerzausschaltung keine routinemäßige Nebensache. Zahnärztl Mitt 2001;91:20–26.
37. Klingenberg B. Knochenanalyse durch Quantitativen Ultraschall am Calcaneus. Ein Vergleich zweier neuer Geräte mit der etablierten Knochendichtenmessung durch Duale Röntgenabsorptiometrie und deren diskrimitiver Wert hinsichtlich osteoporotischer Wirbelfrakturen. Inaugural-Dissertation 2005, Freie Universität Berlin.
38. Kube A. Zur Frage des Regenerationspotentials der Zahnhartsubstanzen. Inaugural-Dissertation 2003, Freie Universität Berlin.
39. Kubik S. Anatomische Grundlagen der Implantologie. Dent Rev 1984;1:11ff.
40. Kyung HM, Park HS, Bae SM, Sung JH, Kim IB. Development of orthodontic micro-implants for intraoral anchorage. J Clin Orthod 2003;37:321–328.
41. Lane JM, Russell L, Khan SN. Osteoporosis. Clin Orthop Relat Res 2000:139–150.
42. Lehmann B. Eine Implantatsuprakonstruktion aus einer modernen Titanlegierung. Quintessenz Zahntech 2003;29:46–55.
43. Lenz E, Lenz U. Eine Studie zum Einsatz einer Titan-Aluminium-Niob-Legierung in der Zahnärztlichen Prothetik. Quintessenz Zahntech 2002;28:122–134.
44. Lindquist LW, Carlsson GE, Jemt T. Association between marginal bone loss around osseointegrated mandibular implants and smoking habits: a 10-year follow-up study. J Dent Res 1997;76:1667–1674.
45. Liou EJ, Pai BC, Lin JC. Do miniscrews remain stationary under orthodontic forces? Am J Orthod Dentofacial Orthop 2004;126:42–47.
46. Maier K. Untersuchungen zur Wirksamkeit und Verträglichkeit von Lokalanästhetika für die Lokalanästhesie und Tumeszenzlokalanästhesie. Inaugural-Dissertation 2003, Universität Freiburg.
47. Martin MV, Butterworth ML, Longman LP. Infective endocarditis and the dental practitioner: a review of 53 cases involving litigation. Br Dent J 1997;182:465–468.
48. McKee IW, Williamson PC, Lam EW, Heo G, Glover KE, Major PW. The accuracy of 4 panoramic units in the projection of mesiodistal tooth angulations. Am J Orthod Dentofacial Orthop 2002;121:166–175.
49. Melsen B, Costa A. Immediate loading of implants used for orthodontic anchorage. Clin Orthod Res 2000;3:23–28.
50. Meredith N. Assessment of implant stability as a prognostic determinant. Int J Prosthodont 1998;11:491–501.
51. Miyawaki S, Koyama I, Inoue M, Mishima K, Sugahara T, Takano-Yamamoto T. Factors associated with the stability of titanium screws placed in the posterior region for orthodontic anchorage. Am J Orthod Dentofacial Orthop 2003;124:373–378.

52. Motoyoshi M, Hirabayashi M, Uemura M, Shimizu N. Recommended placement torque when tightening an orthodontic mini-implant. Clin Oral Implants Res 2006;17:109–114.
53. Moy PK, Medina D, Shetty V, Aghaloo TL. Dental implant failure rates and associated risk factors. Int J Oral Maxillofac Implants 2005;20:569–577.
54. Ofilada E, Pecho O, Moron M, Lagravere M. Implant vs screw loading protocols in orthodontics – a systemic review. J Phillip Dent Assoc 1995;47:27–31.
55. Ohashi E, Pecho OE, Moron M, Lagravere MO. Implant vs screw loading protocols in orthodontics. Angle Orthod 2006;76:721–727.
56. Ohmae M, Saito S, Morohashi T, Seki K, Qu H, Kanomi R, Yamasaki KI, Okano T, Yamada S, Shibasaki Y. A clinical and histological evaluation of titanium mini-implants as anchors for orthodontic intrusion in the beagle dog. Am J Orthod Dentofacial Orthop 2001;119:489–497.
57. Paik CH, Woo YJ, Boyd RL. Treatment of an adult patient with vertical maxillary excess using miniscrew fixation. J Clin Orthod 2003;37:423–428.
58. Park HS, Kwon OW, Sung JH. Uprighting second molars with micro-implant anchorage. J Clin Orthod 2004;38:100–103.
59. Poggio PM, Incorvati C, Velo S, Carano A. „Safe zones": a guide for miniscrew positioning in the maxillary and mandibular arch. Angle Orthod 2006;76:191–197.
60. Reich R. Untersuchungen zum Verlauf des Canalis mandibularis. Dtsch Zahnärztl Z 1980;35:972–975.
61. Romanos GE, Toh CG, Siar CH, Swaminathan D. Histologic and histomorphometric evaluation of peri-implant bone subjected to immediate loading: an experimental study with Macaca fascicularis. Int J Oral Maxillofac Implants 2002;17:44–51.
62. Schliephake H, Reiss G, Urban R, Neukam FW, Guckel S. Metal release from titanium fixtures during placement in the mandible: an experimental study. Int J Oral Maxillofac Implants 1993;8:502–511.
63. Schnelle MA, Beck FM, Jaynes RM, Huja SS. A radiographic evaluation of the availability of bone for placement of miniscrews. Angle Orthod 2004;74:832–837.
64. Silverstein LH, Koch JP, Lefkove MD, Garnick JJ, Singh B, Steflik DE. Nifedipine-induced gingival enlargement around dental implants: a clinical report. J Oral Implantol 1995;21:116–120.
65. Smith RA, Vargervik K, Kearns G, Bosch C, Koumjian J. Placement of an endosseous implant in a growing child with ectodermal dysplasia. Oral Surg Oral Med Oral Pathol 1993;75:669–673.
66. Tafazoli-Lari A. Der Risikopatient in der zahnärztlichen Praxis. Inaugural-Dissertation 2002, Technische Universität München.
67. Tosun T, Keles A, Erverdi N. Method for the placement of palatal implants. Int J Oral Maxillofac Implants 2002;17:95–100.
68. Trisi P, Rebaudi A. Progressive bone adaptation of titanium implants during and after orthodontic load in humans. Int J Periodontics Restorative Dent 2002;22:31–43.
69. Weibert RT. Oral anticoagulant therapy in patients undergoing dental surgery. Clin Pharm 1992;11:857–864.
70. Wikidal M, Geis-Gerstorfer J. In-vitro Bürstversuche zur Wirkung fluoridhaltiger Präparate auf Legierungsoberflächen. Dtsch Zahnärztl Z 1999;54:171–175.
71. Wilmes B, Rademacher C, Olthoff G, Drescher D. Einfluss der Insertionsparameter auf die Primärstabilität orthodontischer Mini-Implantate. J Orofac Orthop 2006;67:162–174.
72. Wood MR, Vermilyea SG. A review of selected dental literature on evidence-based treatment planning for dental implants: report of the Committee on Research in Fixed Prosthodontics of the Academy of Fixed Prosthodontics. J Prosthet Dent 2004;92:447–462.
73. Worthington P. Injury to the inferior alveolar nerve during implant placement: a formula for protection of the patient and clinician. Int J Oral Maxillofac Implants 2004;19:731–734.
74. Zipprich H, Ludwig B, Lindel I, Glasl B. Untersuchung zum Risikopotential kieferorthopädischer Verankerungsschrauben. J Orofac Orthop 2007;eingereicht.

Bernhard Böhm

7 Integration in die Praxis

In den vorangegangenen Kapiteln wurden die Auswahl von Minischrauben, die Schritte zur Insertion, die klinischen Einsatzmöglichkeiten sowie die Komplikationen und Risiken aufgezeigt. Dieses Kapitel greift Themen auf, die bei der Integration der Therapie von Minischrauben in die eigene Praxis, zusätzlich zu den schon genannten, zu beachten sind. Dabei ist es unerheblich, ob die gesamte Therapie vom Kieferorthopäden selbst oder nur zu bestimmten Anteilen von ihm durchgeführt wird.

Die hier aufgeführten gesetzlichen Bestimmungen bzw. Verordnungen sind in Deutschland gültig. In anderen Ländern können davon abweichende Vorschriften existieren.

7.1 Voraussetzungen

Die Insertion einer Minischraube ist ein invasiver Eingriff. Nach der Indikationsstellung zur Nutzung einer skelettalen Verankerung im Rahmen der kieferorthopädischen Therapie ist der Patient ausführlich über Möglichkeiten und Risiken der gesamten Behandlung, insbesondere aber über das chirurgische Vorgehen aufzuklären.

Anhand von Röntgenbildern (Abb. 7-1) und Modellen (Abb. 7-2) werden die Position und Ausrichtung der Minischraube geplant. Gleichzeitig ist eine alternative Lokalisation festzulegen, falls sich während der Insertion die geplante Stelle als ungeeignet erweist. Der Kopf der Minischraube soll im Bereich der attached Gingiva liegen und je nach Schraubensystem zur Aufnahme der später geplanten kieferorthopädischen Suprakonstruktion geeignet sein. Unnötige Ausgleichsbiegungen, Bogenartistiken sowie komplizierte Verankerungsmechaniken werden somit von vornherein vermieden. Dies vereinfacht die Behandlung und erhöht den Patientenkomfort. Das Aufstellen einer Checkliste (Tabelle 7-01) erleichtert die Planung und Insertion.

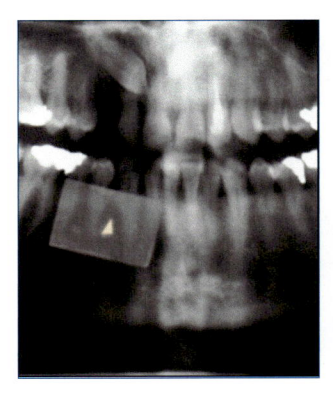

Abb. 7-1 Festlegen des Insertionsortes der Minischraube am OPG.

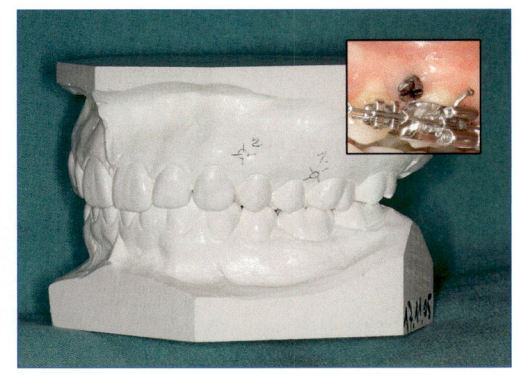

Abb. 7-2 Anzeichnen der Position der Minischraube am Modell.

Tabelle 7-1 Checkliste zur Anwendung einer Minischraube

Checkliste: Anwendung einer Minischraube
• Planung der kieferorthopädischen Behandlung unter Einbeziehung der Minischraube
• Aufklärung des Patienten über Vorgehensweise und Alternativbehandlung
• Aufklärung über die Kosten
• Erstellung der notwendigen Unterlagen: OPG, Modelle (evtl. Modell-Set-up)
• Klinische Planung anhand der erstellten Unterlagen (Insertionsort, Ausrichtung des Schraubenkopfes zur Aufnahme der Suprakonstruktion)
• Markieren des gewünschten Insertionsortes am Modell und Röntgenbild
• Auswahl der Minischraube hinsichtlich Insertionsort, Schraubenlänge und -durchmesser, Suprakonstruktion, Belastung der Schraube, geplante Nutzungsdauer
• Insertion der Minischraube
• Verbindung zwischen Minischraube und kieferorthopädischer Apparatur entsprechend der Planung
• Entfernung der Minischraube

Tabelle 7-2 Instrumentarium zur Schraubeninsertion

Apparative Ausstattung für Schraubeninsertion:
• Oberflächenanästhetikum und/oder Infiltrationsanästhesie
• Minischrauben (Tray mit Schraubensortiment)
• Sonde, Mundspiegel
• Insertionsinstrumente: Ratsche/Schraubendreher
Apparative Ausstattung für Schraubeninsertion:
• Vorbohrer
• Chirurgisches Hand-Winkelstück [800–1500 Umin^{-1}],
• physiologische Kochsalzlösung

7.2 Praxisstruktur zur Insertion von Minischrauben

Die Anwendung von Minischrauben setzt bestimmte Forderungen an die Praxisstruktur voraus. Die apparative, instrumentelle Ausstattung als auch die Hygieneanforderungen müssen für einen solchen Eingriff sichergestellt werden.

Die Insertion einer Minischraube bedingt ein ausreichendes Training sowie Erfahrungen in den biologischen und biomechanischen Grundlagen. Die Kenntnisse und Erfahrungen des Teams sind durch geeignete Fortbildungsmaßnahmen zu vertiefen.

7.2.1 Apparative und instrumentelle Ausstattung

Bei der Insertion von Minischrauben handelt es sich um einen transgingivalen chirurgischen Vorgang. Die Pins kommen mit Speichel, Schleimhaut, Blut und Alveolarknochen in Kontakt. Chirurgische Eingriffe unter sterilen Bedingungen erfordern neben der entsprechenden Ausstattung (Tab. 7-2) chirurgische Händedesinfektion, sterile Operationskleidung, Handschuhe, Abdecktücher und Instrumente entsprechend den Hygienerichtlinien.

Für selbstschneidende Minischrauben ist in jedem Fall eine Pilotbohrung erforderlich. Für selbstbohrende Minischrauben kann eine Pilotbohrung erforderlich sein (siehe Kapitel 3 und 4). Während der Pilotbohrung sollte besonderer Wert auf eine kontinuierliche Zufuhr an steriler physiologischer Kochsalzlösung (mind. 50ml/min) zur Kühlung gelegt werden. Thermische Gewebeschäden infolge von Hitzeentwicklung in der Grenzregion von Knochen und Schraubenoberfläche werden so während der Pilotbohrung erheblich reduziert. Für Pilotbohrungen eignen sich Winkelstücke mit einer Reduktion von 1:20 bis maximal 1:100. Für das maschinelle Ein- und Ausdrehen der Minischrauben eignen sich Winkelstücke mit einer Reduktion von ca. 1:1000. Die Hand- und Winkelstücke sollten sich für einen reibungslosen Eingriff durch geringe Vibration und ruhigen Lauf auszeichnen. Winkelstücke, die ohne Zerlegen gründlich gereinigt werden können, vereinfachen die Hygienemaßnahmen. Nach der Insertion sollte, hauptsächlich aus forensischen Gründen, eine Röntgenkontrollaufnahme (Zahnfilm) angefertigt werden.

7.2.2 Hygieneanforderungen und Gesetzesgrundlage

Das Medizinproduktegesetz (MPG) vom August 2002 regelt die Herstellung, die Zulassung, das Inverkehrbringen, den Umgang mit und die Wiederaufbereitung von Medizinprodukten (MP), um dadurch für Sicherheit, Eignung und Leistung der Medizinprodukte sowie die Gesundheit und den erforderlichen Schutz der Patienten und Anwender zu sorgen.

Die Medizinproduktebetreiberverordnung (MPBetreibV) enthält wesentliche Vorschriften über die Instandhaltung, das Betreiben und Anwenden von Medizinprodukten sowie Vorschriften über sicherheits- und messtechnische Kontrollen. Die nach § 4 Abs. 2 dieser Verordnung bestimmungsgemäße, keimarme und sterile Aufbereitung von Medizinprodukten (für unsteril gelieferte Minischrauben und das Instrumentarium) ist mit geeigneten, validierten Sterilisationsmethoden nachvollziehbar durchzuführen. In Deutschland sind dazu die Empfehlungen der Kommission für Krankenhaushygiene und Infektionsprävention am Robert-Koch-Institut (RKI) „Anforderungen bei der Aufbereitung von MP" zur ordnungsgemäße Aufbereitung zu beachten. Bei Nichtbeachtung trägt der Zahnarzt oder Kieferorthopäde die Beweislast dafür, dass seine Hygienevorkehrungen bei allen Tätigkeiten ebenso hochwertig sind, wie wenn er diese Hygienenormen zugrunde gelegt hätte. In anderen Ländern sind die regionalen Vorschriften zu beachten.

Der Hygieneleitfaden für die Zahnarztpraxis wurde vom Deutschen Arbeitskreis für Hygiene (DAHZ) entworfen und stellt eine schriftliche Zusammenfassung für die Anfertigung eines individuellen Hygieneplans dar. Hierbei soll eine Risikobewertung der verwendeten Medizinprodukte durch jede Praxis vorgenommen werden.

Die Erst- und Wiederverwendung von Medizinprodukten (Hand- und Winkelstücke, Schraubendreher, Pilotbohrer etc.) setzt generell voraus, dass der Hersteller Angaben zu ihrer Aufbereitung zur Verfügung stellt und dass diese Medizinprodukte anhand einer Risikobewertung vor der Aufbereitung als unkritisch, semikritisch oder kritisch eingestuft werden (Tab. 7-3).

Konstruktive und materialtechnische Details der zum Einsatz kommenden Medizinprodukte können erhöhte Anforderungen an die hygienische Aufbereitung stellen. Semikritische und kritische Medizinprodukte werden daher weiter unterteilt in solche Medizinprodukte, bei denen die Aufbereitung ohne besondere Anforderungen (Gruppe A) oder mit erhöhten Anforderungen (Gruppe B) durchgeführt werden muss. Medizinprodukte, die erhöhte Anforderungen an die Aufbereitung stellen, sind unter anderem Medizinprodukte, bei denen:

Tabelle 7-3 Bewertung und Einstufung nach Medizinproduktgruppen durch den Deutschen Arbeitskreis für Hygiene in der Zahnarztpraxis (DAHZ)

Unkritische Medizinprodukte: Medizinprodukte, die lediglich mit intakter Haut in Berührung kommen
Semikritische Medizinprodukte: Medizinprodukte, die mit Schleimhaut oder krankhaft veränderter Haut in Berührung kommen
Kritische Medizinprodukte: Medizinprodukte zur Anwendung zusammen mit Blut, Blutprodukten und anderen sterilen Arzneimitteln; Medizinprodukte, die die Haut oder Schleimhaut durchdringen und dabei in Kontakt mit Blut, inneren Geweben oder Organen kommen, einschließlich Wunden

- die Effektivität der Reinigung nicht durch Inspektion unmittelbar zu beurteilen ist (z. B. lange, enge, insbesondere endständige Lumina, Hohlräume mit nur einer Öffnung, komplexer, schlecht zugänglicher und daher schlecht bespülbarer Oberflächen).
- die Anwendungs- oder Funktionssicherheit beeinflussende Effekte der Aufbereitung einschließlich des Transportes auf das Medizinprodukt und seine Materialeigenschaft nicht auszuschließen sind (z. B. knickempfindliche Oberflächen). Sie erfordern somit einen erhöhten Aufwand bei der technisch-funktionellen Prüfung.
- die Anzahl der Anwendungen oder die Aufbereitungszyklen durch den Hersteller auf eine bestimmte Anzahl begrenzt ist.

Instrumente der Gruppe kritisch B (chirurgische Behandlung) werden nach maschineller oder manueller Aufbereitung – also Desinfektion und Reinigung – verpackt und in einem Dampfsterilisator (Zyklus B, ggf. S) sterilisiert. Hohlkörper (z. B. Hand- und Winkelstücke) können nur sicher von Sterilisatoren des Zyklus B (fraktioniertes Vorvakuum) und Sterilisatoren des Zyklus S bei Vorlage einer entsprechenden Herstellerbescheinigung (detailliertes Leistungsspektrum) aufbereitet werden.

Nach DIN 13060 werden die Dampfsterilisatoren in drei verschiedene Typen (N, S und B) eingeteilt:

- Typ N: Autoklav, Dampfgravitationsverfahren; für feste, massive MP in unverpacktem Zustand geeignet.

- Typ S: Autoklav, Dampfinjektionsverfahren; schriftliche Bestätigung für Leistungsspektrum durch Hersteller notwendig.
- Typ B: Autoklav, fraktioniertes Vorvakuum; für alle hohlen und porösen MP in verpacktem Zustand.

In Zusammenarbeit mit der Bundeszahnärztekammer wurde der derzeit aktuelle Rahmen-Hygieneplan für Zahnarztpraxen erstellt. Grundsätzlich ist für die Aufbereitung von Medizinprodukten thermischen Verfahren in Reinigungs- und Desinfektionsgeräten der Vorzug zu geben. Manuelle Verfahren (Eintauchdesinfektion) sind jedoch auch zugelassen.

Mit der Instandhaltung (Wartung, Inspektion, Instandsetzung und Aufbereitung) von Medizinprodukten dürfen nur Personen beauftragt werden, die aufgrund ihrer Ausbildung und praktischen Tätigkeit über die erforderlichen speziellen Sachkenntnisse verfügen. Nach der Aufbereitung hat jeweils eine dokumentierte Freigabe zur Anwendung bzw. Lagerung zu erfolgen. Nur eine detaillierte Dokumentation macht durchgeführte Prozesse belegbar bzw. forensisch gesehen beweisbar. Veränderte Arbeitsbedingungen, die Einführung neuer Verfahren oder neuer Medizinprodukte in der Praxis erfordern eine fortlaufende Auffrischung der Kenntnisse durch entsprechende Unterweisung.

7.2.3 Hygienevoraussetzungen bei Minischrauben

Die Insertionsinstrumente von Minischrauben sind als Hilfsmittel für invasive Maßnahmen als kritische Medizinprodukte zu bewerten. Bei der Verwendung von Kreuzschlitz- und Innenkantdrehern zur manuellen Insertion werden sie als „Kritisches Medizinprodukt, Gruppe A" eingestuft. Übertragungsinstrumente mit Hohlräumen mit nur einer Öffnung (Ratschensysteme, Schraubendreherklingen mit Außenvielkant) oder Systeme mit Pilotbohrung (Hand- und Winkelstück) unterliegen der Einstufung „Kritisches Medizinprodukt, Gruppe B".

Für die Einhaltung der geforderten Hygienestandards müssen Praxen, die Minischrauben inserieren, über einen Dampfsterilisator der Klasse S/B verfügen. Primär unsterile, fabrikneue Minischrauben sowie die Insertionsinstrumente und Trays müssen nach ihrer mechanischen oder maschinellen Desinfektion und Reinigung nach Angaben der Hersteller in Sterilisiergutverpackungen (z. B. Folienbeutel, Klarsichtsterilisierverpackungen mit Siegelnahtbreite von 8 mm, Container, Dentalkassetten) durch geschultes Personal sterilisiert können. Ferner muss das Datum der Sterilisation auf der Verpackung dokumentiert und vor Gebrauch kontrolliert werden. Die sterilen Minischrauben sowie das chirurgische Besteck für die Insertion müssen in sauberer und trockener Umgebung in Schränken oder Schubladen gelagert werden. Im Falle einer feuchten inneren Verpackung, Beschädigung oder unbeabsichtigten Öffnung der Sterilverpackung darf die Minischraube nicht inseriert bzw. das Instrumentarium nicht verwendet werden.

Nach den aktuellen RKI-Richtlinien betragen die maximalen Lagerfristen für Containerverpackung oder Klarsichtsterilgutverpackung sechs Monate nach Ende der Dampfsterilisation. Steril gelieferte Minischrauben können in Sterilgutlagerverpackungen (z. B. gammasterile, ungeöffnete Blister) maximal bis fünf Jahre nach der Sterilisation verwendet werden. Die entsprechenden Angaben auf dem Etikett zum Ablauf der Sterilität sind zu beachten (siehe Kap. 3, Abb. 3-31). Beim Auspacken der Minischraube ist deren Übereinstimmung mit der Bezeichnung auf der Verpackung (Größe und Typ) zu überprüfen. Sie darf nicht mit Gegenständen in Berührung gebracht werden, welche die Schraubenoberfläche beschädigen könnten.

Im Handel sind steril und unsteril verpackte Minischrauben erhältlich. Steril verpackte Schrauben sind keimfrei, haben keine Partikel, zytotoxische Substanzen (u. a. Endotoxine) und Mikroorganismen auf der Schraubenoberfläche. Dadurch minimiert sich das Infektionsrisiko während des Einbringens. Steril gelieferte Minischrauben vereinfachen die Arbeit bei der Insertion durch eine Verkürzung der potenziell kontaminationsgefährdeten Arbeitsschritte. Unsteril gelieferte Minischrauben erhöhen den präoperativen Zeitaufwand, siehe auch Kapitel 3.5.1 Systeme mit Pilotbohrung erhöhen den intraoperativen Zeitaufwand. Bei ihnen ist auf eine versehentliche Kontamination der Schraube oder der Hilfsinstrumente, insbesondere der Pilotbohrer während der Insertion zu achten.

Eine Missachtung der hygienischen Grundregeln (steriles Arbeitsfeld, „preoperative mouthwash" etc.) und der aseptischen Vorschriften für invasive Eingriffe, aber auch ungeschultes Personal können zu Misserfolgen und forensischen Konsequenzen führen. Jedes Instrument darf nur für seinen bestimmten Einsatz verwendet werden und sollte nach Gebrauch in physiologischer Kochsalzlösung abgelegt werden. Das Eintrocknen von OP-Rückständen (Blut, Sekrete, Gewebereste) wird verhindert. Nach dem Eingriff erfolgt die Vorbereitung der Instrumente zur Desinfektion und Reinigung. Die Bohrer sind mit Desinfektions- und Reinigungsmitteln für rotierende Instrumente zu desinfizieren und spätestens nach 20maligem Einsatz auszutauschen. Instrumente mit stumpfen Schneiden sollten sofort ausgesondert und ersetzt werden. Eignung, Einwirkzeiten und Konzentrationsangaben der Desinfektionslösung sind entsprechend der Gebrauchsanweisung des jeweiligen Herstellers zu beachten. Die Reinigung der Instrumente erfolgt am besten im Ultraschallbad mit Wasser (Raumtemperatur), die Instrumente dürfen sich dabei nicht berühren. Leicht zerlegbares Instrumentarium ist nach der Anwendung einfacher zu reinigen, zu pflegen und zu sterilisieren. Ein Durchspülen des chirurgischen Instrumentariums (Winkelstücke) mit destilliertem Wasser nach dem Eingriff verhindert ein Verstopfen der Kanülen und Schläuche durch ausfallende NaCl- Kristalle der Kühllösung. Generell sind Desinfektions- und Reinigungsmittel sehr gründlich mit Wasser abzuspülen und die Instrumente sorgfältig zu trocknen (z. B. mittels Luftstrom). Die Instrumente sollten nie längere Zeit feucht oder nass liegen oder lagern. Die Funktion aller Instrumente ist zu überprüfen. Anschließend werden alle Hilfsmittel wieder in die dafür vorgesehenen Trays oder Kassetten zurückgelegt und sterilisiert. Detaillierte Informationen zur Instrumentenpflege sollten aus den jeweiligen Unterlagen der Hersteller ersichtlich sein. Hier gibt es jedoch erhebliche Unterschiede in Qualität und Quantität.

7.3 Begleitende Dokumentation des Eingriffs

Auf eine Nachvollziehbarkeit des Eingriffs sowie eine einwandfreie Archivierung der Konformitätsnachweise der Schrauben ist nach dem MPG zu achten. Die Insertion von Minischrauben kann als chirurgischer Vorgang mit möglichen Komplikationen, Risiken und vielleicht sogar Spätfolgen gesehen werden. In der Patientenakte ist die Referenz- und Chargennummer der inserierten Minischraube zu vermerken. Hier erleichtern entsprechende Selbstklebeetiketten (siehe Kap 3, Abb. 3-31) die Arbeit. Es ist ein Operationsprotokoll über den Verlauf der Insertion und eventuell aufgetretene Komplikationen während der Insertion zur forensischen Absicherung notwendig[4,7,8].

Der kieferorthopädische Einsatz von kortikal verankerten Schrauben ist noch ein relativ neues Therapiehilfsmittel. Deshalb gelten rechtlich die Grundsätze einer erhöhten Sorgfaltspflicht bezüglich der Integration in die Behandlung. Besonders zu beachten sind: Indikationsstellung, Aufklärung, Patienteneinwilligung, chirurgischer Eingriff und Nachsorge[6].

Im Sinne der Prävention von Schäden sollten die Bedingungen der Haftpflichtversicherung hinsichtlich der abgedeckten medizinischen Risiken sorgfältig geprüft werden. Sind operative Eingriffe bzw. Implantate inklusive Minischrauben nicht eingeschlossen, ist der Vertrag entsprechend zu erweitern[5]. Je nach Versicherungsgesellschaft reicht dafür eine entsprechende Anzeige an die Versicherung aus. Unter Umständen erhöht sich der Versicherungsbeitrag geringfügig.

Die unterweisende Fortbildung des Behandlers in Form von Workshops oder das genaue Studium von CD-Rom Lehr- und Anschauungsfilmen sollte selbstverständlich sein.

7.4 Patient und Minischrauben

Die Anwendung von Minischrauben bedarf einer sorgfältigen Indikationsstellung. Sie sollten nur bei motivierten, kooperativen Patienten mit guter Mundhygiene erfolgen. Für die Festlegung von Ein- oder Ausschlusskriterien (Kontraindikation) ist immer eine allgemeine Anamnese über den aktuellen Gesundheitszustand notwendig (Tab. 7-4). Bei der Patientenauswahl sind die allgemeinen Kontraindikationen für zahnärztliche/chirurgische Eingriffe zu beachten. Dazu zählen unter anderem: gravierende Allgemeinerkrankungen, medikamentöse Therapien und mögliche negative Einflüsse auf das Allgemeinleiden oder sonstige gesundheitliche Risiken. Ein fachärztliches Konzil kann bei Risikofaktoren weiterhelfen.

Als oralfunktionelle Ausschlusskriterien sind mangelnde Mundhygiene (Abb. 7-4) und Kooperationsbereitschaft zu bezeichnen. Fehlen-

Tabelle 7-4 Risikofaktoren bei der Insertion einer Minischraube

- Verminderte Blutgerinnung wie z. B. Antikoagulans-Therapien, angeborene oder erworbene Gerinnungsstörungen
- Störungen der Wundheilung oder der Knochenregeneration wie z. B. nicht eingestellter Diabetes mellitus, Tabak- und Alkoholabusus, Stoffwechselkrankheiten mit Einfluss auf die Wundheilung und die Knochenregeneration
- Immunsupressive Therapien wie z. B. Chemo- und Strahlentherapie
- Infektionen und Entzündungen im Mundraum wie z. B. Parodontitis, Gingivitis
- Nicht behandelte Parafunktionen wie z. B. Bruxismus
- Mangelnde Mundhygiene
- Mangelnde Bereitschaft zur oralen Gesamtrehabilitation
- Unzureichendes Knochenangebot/Weichgewebsabdeckung

de Compliance, vorhandene Habits, wie Zungenpressen, Parafunktionen oder Nikotinabusus können zum vorzeitigen Verlust der Schrauben beitragen. Daher ist es notwendig, vor der Insertion zusammen mit dem Patienten einen Anamnese-, Aufklärungs- und Einverständnisbogen (siehe Anlage 7-1) auszufüllen.

7.5 Aufklärung und Einverständnis

Ein gutes Vertrauensverhältnis zwischen Arzt und Patient beinhaltet eine regelmäßige Verlaufsaufklärung des Patienten über den Stand der Behandlung. Der genaue Ablauf der Behandlung sollte hierbei mit den einzelnen Behandlungsphasen erläutert werden. Eine möglichst klare Vorstellung des Patienten von den Arbeitsabläufen hilft, die Angst vor dem Eingriff zu verlieren[9].

Vor der Behandlung mit Minischrauben muss der Behandler über Zeitpunkt sowie Art und Weise, Folgen und Kosten des Eingriffs aufklären (Tab. 7-5). Diese Aufklärung hat rechtzeitig und individuell zu erfolgen und muss zumindest stichpunktartig mit Datum und Zeitpunkt dokumentiert werden[1]. Eine Unterschrift von Arzt, Patient und protokollierender Zahnarzthelferin ist anzuraten. Eine alleinige Formularaufklärung ist unzulässig[10,11]. Individuelle, fallspezifische Risiken bzw. ungünstige Strukturvoraussetzungen können klar verständlich am aktuellen, mit Transparentfolie überlagerten Orthopantomogram erklärt, individualisiert eingezeichnet und unter Angabe des Datums dokumentiert werden.

Erst nach erfolgter Aufklärung und schriftlicher Zustimmung des Patienten (siehe Anlage 7-1) darf die Behandlung begonnen werden[3]. Bei Minderjährigen muss die Aufklärung über die Behandlungsmethode und das schriftliche Einverständnis der Erziehungsberechtigten dokumentiert werden[2].

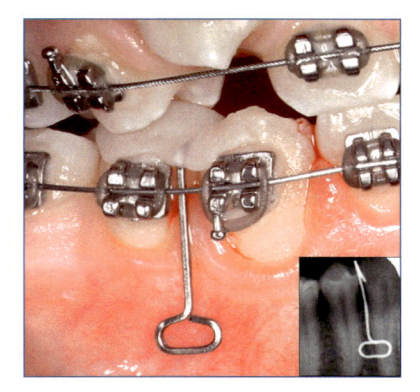

Abb. 7-3 Drahtöse zum Übertragen der geplanten Position auf die klinische Situation.

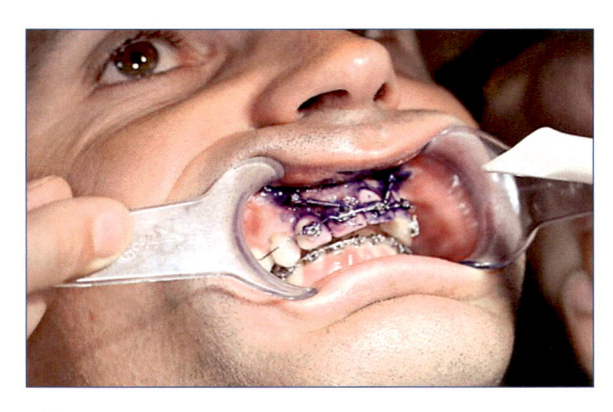

Abb. 7-4 Mangelnde Mundhygiene bei bilateraler Schraubeninsertion in der Oberkieferfront.

7.6 Literatur

1. Bock, JJ, Fuhrmann RAW. Juristische Aspekte der interdisziplinären Kieferorthopädie. Kieferorthopädie 2006;20(2):111–118.
2. Figgener L. Stellungnahme der DGZMK – Die Behandlung von Minderjährigen. Dtsch Zahnarztl Z 1995;50.
3. Figgener L. Aktuelle Rechtssprechung zum zahnärztlichen Haftpflichtrecht. Rheinisches Zahnärzteblatt 1999;(5):17–27.
4. Fuhrmann RAW. Forensische Kieferorthopädie. Konfliktprophylaxe bei Problempatienten. KFO 2002,2(2): 35–36.
5. Fuhrmann RAW: Risikomanagement für den zahnärztlichen Schadensfall. In: Dt. Zahnärztekalender, München: Hansa Verlag, 2007:181–192.
6. Günther H. Implantologie unter arztrechtlichen Gesichtspunkten. Zahnarztl Prax 1982;33:254.
7. Kleinheinz J, Figgener L, Katsch F, Joos U. Die Implantologie im Blickpunkt haftungsrechtlicher Auseinandersetzungen. Z Zahnärztl Implantol 2001; 17:143–147.
8. Oehler K. Der zahnmedizinische Sachverständige. Köln: Deutscher Ärzteverlag, 2004.
9. Rieser S. Gutachterkommissionen und Schlichtungsstellen. Vorsichtige Öffnung hin zu mehr Transparenz. Deutsches Ärzteblatt 2001;98(51):2681–82.
10. Rötzscher Th. Forensische Zahnmedizin. Berlin Heidelberg: Springer-Verlag, 2000.
11. Seifert K. Planungs- und Behandlungsfehler in der Kieferorthopädie. AKFOS Newsletter 1997; (4/3):47–51.

Tabelle 7-5 Inhaltsbeispiele zur Aufklärung mit Dokumentationspflicht

Aufklärungsdokumentation: Inhaltsbeispiele verschiedener Risiken bei der Verwendung von Minischrauben
Vorteile, Nachteile der Behandlung mit Minischrauben
Genauer Ablauf der prä-, intra- und postoperativen Phase

Mögliche Komplikationen und allgemeine Risiken
• Infektionsrisiko
• pathologische Einwirkungen
  – Bakterien/(Endotoxine)
  – Entzündungen
  – Epithelzellen
  – Mukositis/Perimukositis
  – Periimplantitis
• Schraubenverlust

Fehlende Compliance • Mundhygiene, Rauchen • Parafunktionen (Zungendruck, Habit)
Individuelle, fallspezifische Risiken • Zahnwurzelverletzungen • ungenügendes Knochenangebot • Insertion im Bereich der attached Gingiva/Mukosa • Insertion im Bereich von Frenula • Insertion im Bereich von Milchzähnen, Zahnfollikeln • Insertion in Zahnwurzelnähe • Insertion in der Nähe von Extraktionswunden • Insertion in der Nähe von Kieferhöhle/Nasenboden • Insertion in der Nähe von Gefäßen/Nerven • Druckstellen
Darstellung und Abwägen von Behandlungsalternativen • Headgear, Lipbumper • Extraktion, • Approximales Polishing etc.
Kosten (schriftlicher Kostenvoranschlag) und Nachsorgekosten • Offenlegen der Kosten im Vergleich zur Alternativbehandlung, nach erfolgter Aufklärung
Schriftliche Operationseinwilligung nach erfolgter Aufklärung • Freie Willensentscheidung • 24 Stunden Bedenkzeit • evtl. Unterschrift eines/beider Erziehungsberechtigten • Möglichkeit der Fragenbeantwortung laufend vorhanden • Kopie des Aufklärungsbogens mitgeben
Nebenwirkungen:
Als Begleiterscheinung chirurgischer Eingriffe können auftreten: • temporär lokale Schwellungen, Ödeme, Hämatome • vorübergehende Einschränkungen des Empfindungsvermögens • vorübergehende Einschränkungen der Kaufunktion

Einwilligungsformular für die Insertion einer oder mehrerer Minischrauben im Rahmen einer kieferorthopädischen Behandlung bei:

Name des Patienten:_____

Name des aufklärenden Arztes:_____

1. Informationen zum Eingriff

Ablauf des Eingriffes:
- Oberflächenanästhesie
- Infiltrationsanästhesie
- Ausstanzen der Schleimhaut am Insertionsort
- Pilotbohrung
- Insertion von _____ (Anzahl) Minischrauben
- Kopplung der Minischrauben mit der kieferorthopädischen Apparatur
- Entfernen der Minischrauben (nach Ablauf der Behandlung)

Schraubensystem der Firma:

Die durch den vorgesehenen Eingriff bzw. die nachfolgende Therapie möglicherweise auftretenden Probleme sowie mögliche Konsequenzen kamen ausführlich zur Sprache, insbesondere die Möglichkeiten von:

Allgemeinen Nebenwirkungen/Komplikationen:
Schmerzen sind nach dem Eingriff möglich. Sie klingen i. d. R. innerhalb von Stunden ab. Blutungen und Nachblutungen sind extrem selten und können insbesondere bei Patienten mit erhöhter Blutungsneigung (Blutgerinnungsstörungen) auftreten. Bei Allergie oder Überempfindlichkeit (z. B. auf das Anästhesiemittel, Desinfektionsmittel, Latex) können vorübergehend Schwellungen, Juckreiz, Niesen, Hautausschlag, Schwindel und ähnliche leichtere Reaktionen auftreten. Schwerwiegende Komplikationen im Bereich lebenswichtiger Funktionen (Herz, Kreislauf, Atmung, Niere) und Schäden wie z. B. Organversagen, Lähmung sind extrem selten.

Spezielle Nebenwirkungen/Komplikationen:
- Gefahr von Wurzelverletzungen durch die räumliche Nähe der Minischraube zu Zähnen
- Verletzung von Weichteilen im Rahmen der Insertion
- Fraktur, Lockerung oder vorzeitiger Verlust der Minischrauben
- Entzündungen der Weich- und Hartgewebe um die Minischraube
- Individuelle Risiken:
  - _____
  - _____

Verhalten nach dem Eingriff:
- nach dem Eingriff 24h keinen Alkohol trinken, nicht rauchen und keinen Sport treiben
- nicht essen so lange die Anästhesie wirkt
- Im Rahmen der täglichen Zahnpflege ist die Region um die Minischraube entsprechend den Hinweisen des Arztes zu pflegen. In den ersten Tagen nach dem Eingriff kann eine Spülung mit desinfizierenden Produkten notwendig sein. Im Rahmen der Nachsorge sind entsprechende Kontrolluntersuchungen in regelmäßigen Abständen notwendig.
- Bei anhaltender Nachblutung, stärkerer Schwellung, zunehmenden, pochenden Schmerzen oder erst später auftretenden Beschwerden im Insertionsbereich bitte sofort die Ärztin/den Arzt verständigen.

Kosten:
Die Anwendung von Minischrauben zählt nicht zum Leistungskatalog der gesetzlichen Krankenkassen. Auch private Krankenversicherungen und Beihilfestellen erstatten nicht immer alle erbrachten Leistungen und Materialkosten. Über die Kosten der Behandlung wurde ich informiert.

2. Einwilligung

Ich wurde darüber unterrichtet, dass die oben genannten Maßnahmen bei mir durchgeführt werden sollen. Über Art, Zweck und Hergang des Eingriffes sowie über seine wesentlichen Vor- und Nachteile und Risiken, auch im Vergleich zu anderen Methoden der Behandlung und zum Unterlassen des Eingriffes, wurde ich mündlich informiert. Mir ist bekannt, dass sich unter Umständen erst während des Eingriffes eine Erweiterung oder Änderung der geplanten Maßnahme als notwendig herausstellen kann. Ich bin auch auf mögliche körperliche, seelische und berufliche Komplikationen in der Zeit nach dem Eingriff hingewiesen worden.

Meine Fragen wurden beantwortet. Eine Aufklärung über weitere Einzelheiten wünsche ich nicht bzw. erfolgte soweit ich es wünschte. Mir ist bekannt, dass ich die Einwilligung jederzeit widerrufen kann. Ich erkläre mich mit der vorgesehenen Maßnahme, Methode, mit erforderlichen Erweiterungen und Änderungen und einer schriftlichen Erinnerung an notwendige Untersuchungen einverstanden.

Ich versichere, dass ich in der Krankengeschichte (Anamnese) alle mir bekannten Leiden und Beschwerden genannt habe.

Ergänzungen:

Ich habe mir meine Entscheidung gründlich überlegt, ich benötige keine weitere Überlegungsfrist.

❏ **Ich willige ein** in die Insertion von Minischrauben. Mit der Anästhesie, mit eventuell notwendigen Änderungen und Erweiterungen der geplanten Behandlung sowie mit erforderlichen Neben- und Folgeeingriffen bin ich einverstanden.

Falls Sie bestimmte einzelne Maßnahmen ablehnen, bitte bezeichnen:

❏ **Ich willige** in die vorgeschlagene Behandlung **nicht ein**. Ich wurde darüber aufgeklärt, welche Folgen diese Entscheidung haben kann.

_____, den _____
(Ort) (Datum)

_____/ _____
Patient* Arzt, zzgl. Beglaubigung
der Patientenunterschrift

_____
Zahnarzthelfer/in

Bettina Glasl · Björn Ludwig · Thomas Lietz

8

Ausblicke

Die aktuelle Fachliteratur bietet eine Vielzahl an Veröffentlichungen, die innovative Ideen und Optionen schildern. Oft handelt es sich um kasuistische Darstellungen, erste Erfahrungsberichte und alternative Lösungsansätze problematischer Behandlungen. Dabei könnte der Eindruck entstehen, dass die kortikale Verankerung eine Nische im Bereich sehr spezieller, außergewöhnlicher und nicht in der täglichen Routine vorkommender Behandlungsfälle bedient.

Doch jeder Behandler weiß um die technischen Schwachstellen konventioneller orthodontischer Verankerungstechniken. Die Vorteile der Schraubenverankerung lassen sich vor allem dann wirkungsvoll umsetzen, wenn sie als therapeutisches Grundkonzept in die Behandlung integriert sind und als Standard für viele Problemlösungen genutzt werden können. Durch den konsequenten und sinnvollen Einsatz von Minischrauben kann durch die Etablierung in der eigenen Praxis eine wesentliche Steigerung der Verfahrens- und Ergebnisqualität in der Behandlung erreicht werden. Darunter fallen häufig auftretende Aufgaben wie umfangreichere Distalisierungen, Bisslagekorrekturen und transversale Veränderung der Zahnbögen.

Nachfolgend sind bekannte apparative Verfahren dargestellt, die standardisiert unter skelettaler Abstützung angewendet, noch effizienter wirken können. Da keine Zähne mehr zur Verankerung herangezogen werden müssen, kann während der Lösung der Hauptaufgabe zeitgleich die orthoaxiale Ausrichtung im Zahnbogen erfolgen.

8.1 Distalisierung von Molaren

Die effiziente Distalisierung von oberen Molaren gehört zu den Problemen kieferorthopädischer Maßnahmen. Die Palette von für diese Aufgaben zur Verfügung stehenden Apparaturen ist umfangreich. Allen Systemen ist aber eine Abstützung an den Zähnen, die direkt oder indirekt über transpalatinale Verbindungen erfolgen kann, gemeinsam. Die einzigen Geräte, die keine Abstützung an den Zähnen benötigen, sind der Headgear mit den bekannten Compliance-Problemen und der Lipbumper mit seinem abgegrenzten Wirkungsspektrum. Reaktive Kräfte werden bei den nun vorgestellten Konzepten über zwei paramedian im Gaumen inserierte Minischrauben aufgefangen.

8.1.1 Apparaturen mit federnden Komponenten

Bekannte Systeme, wie der Distal-Jet, oder Techniken, wie das Pendulum-Prinzip, werden in ihren Grundzügen genutzt und zusätzlich kortikal verankert. Dadurch bleibt die aktive Behandlung in ihren gewohnten Formen, lediglich die Art der Abstützung ist modifiziert.

Die folgende Variante basiert auf den Erfolgen mit Pendulum-Apparaturen[6] im Sinne einer federnden Distalisierung (Abb. 8-1). In jede Schraube wird eine am Modell vorgebogene Distalisierungsfeder eingesetzt und durch Umbiegung und Abdeckung mit dünnfließendem Adhäsiv oder Autopolymerisat gesichert. Da der Kunststoff nur retentiv haftet, kann er, sollte ein Austausch einer Feder erforderlich sein, durch leichte Kompression entfernt werden (Abb. 8-2). Gleichzeitig gewährleistet die Ummantelung einen guten Komfort des Funktions-

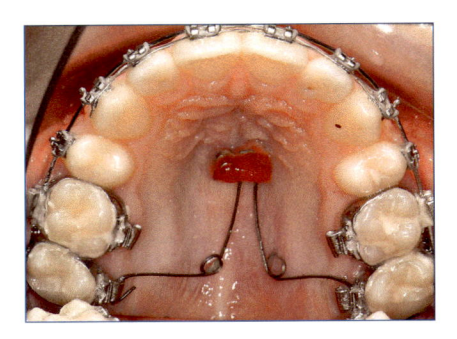

Abb. 8-1 Frisch eingesetzte Apparatur mit bereits abgedeckter Schraubenverankerung. Die Federn wurden zu Beginn der Bewegung an den endständigen Molaren inseriert.

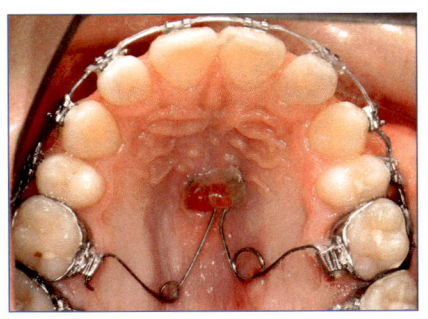

Abb. 8-2 Die Federn sind an den ersten Molaren befestigt. Die linkslaterale Feder musste im Laufe der Bewegung ausgetauscht werden. Dazu wurde die Komposit-Abdeckung mit einem Seitenschneider leicht komprimiert und abgesprengt. Man beachte die beginnende bogenunterstützte Distalführung der übrigen Zähne.

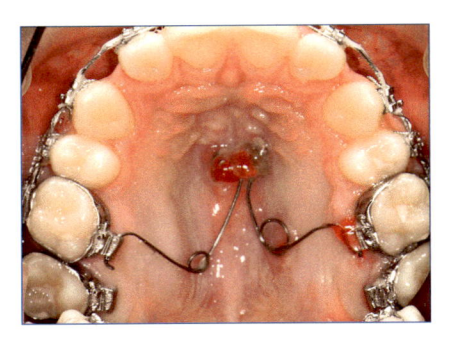

Abb. 8-3 Nach Abschluss der Distalisierung im Seitenzahngebiet; die Federn haben nun die Aufgabe, die Segmente während des anterioren Lückenschlusses in ihrer erreichten Position zu halten.

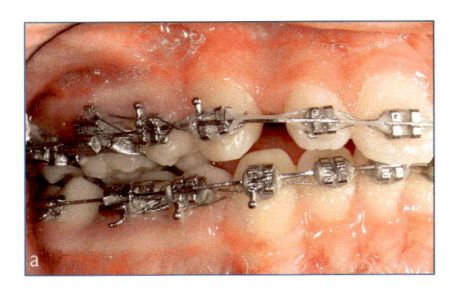

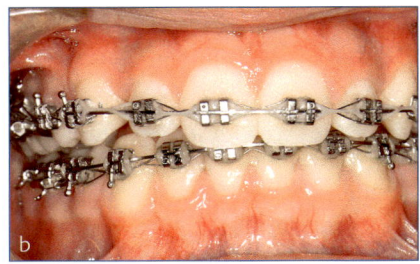

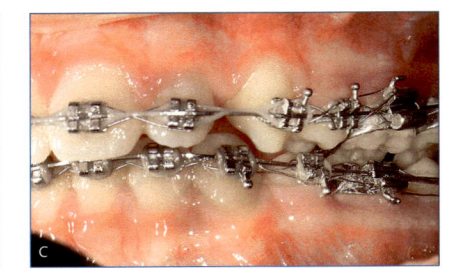

Abb. 8-4a–c Frontal- und Seitenansichten nach Distalisierung der lateralen Segmente.

spiels der Zunge beim Sprechen, Schlucken und der Nahrungsaufnahme.

Der Kopf der Schraube sollte ein Röhrchen (Tube) tragen, durch das die Feder eingeführt wird. Dabei wird die Öffnung des Röhrchens zur leichteren Insertion größer als die Dimension der Feder gewählt. Die Hohlräume sind durch den Kunststoff verschlossen und hygienische Probleme werden vermieden. Zugleich wird die Feder mechanisch stabil in der Schraube verankert.

An den Molarenbändern sind palatinal Röhrchen mit runder Öffnung aufgebracht, durch die die aktivierten Federn eingeführt und durch Umbiegen fixiert werden. Die Molaren sind durch die platzierte Bracket-Apparatur dreidimensional geführt. Ein zusätzlicher Vorteil besteht darin, dass durch die Bogenführung die Nachbarzähne indirekt in den Bewegungsblock einbezogen sind und gleichzeitig nach distal gelenkt werden (Abb. 8-2 und 8-4).

Der Behandler kann sein bevorzugtes Gerät zur Distalisierung frei wählen (Abb. 8-5 und 8-6)[4].

8.1.2 Apparaturen mit kontinuierlicher Kraftapplikation

Durch Apparaturen mit gleichmäßiger Kraftapplikation bewegen sich die Molaren über definierten und konstanten Druck nach distal (Abb. 8-7). Als Grundlage dient ein von *Kevin Walde*[10] entworfenes Gerät, das intraoral über einen Drehmechanismus kontinuierlich aktiviert wird. In seiner ursprünglichen Form ist das Gerät über einen *Nance*-Button am Gaumen und über geklebte Auflagen im Prämolarenbereich abgestützt.

Die erste Sitzung umfasst die paramediane Insertion von zwei Minischrauben, die Anpassung der Molarenbänder und eine Abformung mit Alginat (Abb. 8-8). Die Bänder werden in die Abformung reponiert und auf ihre korrekte Lage überprüft. Im ausgegossenen Gipsmodell stellt sich die Lage der Minischrauben dar. Die konfektionierte Distalschraube wird am Gipsmodell zwischen den Bändern und der Position der Minischrauben

8.1 Distalisierung von Molaren

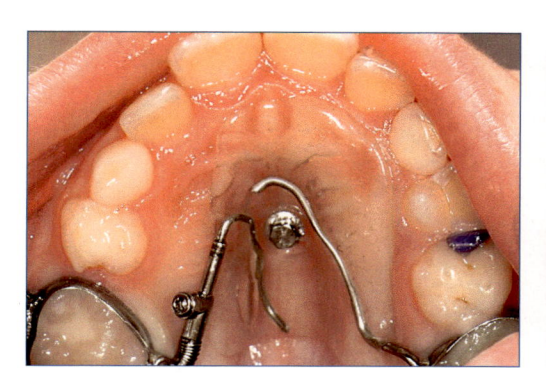

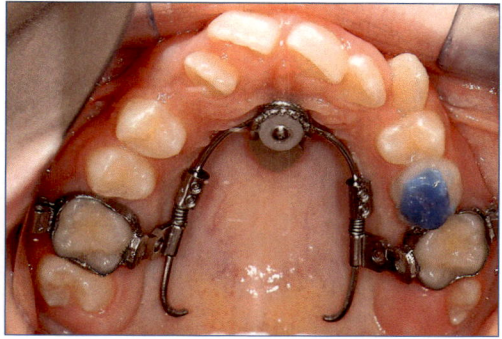

Abb. 8-5 und 8-6 Distalisierung mit einem Distal-Jet. Im linken Bild ist der Distal-Jet in eine Gaumenplatte aus durchsichtigem Kunststoff eingelassen. Im rechten Bild wurde die Apparatur direkt mit der skelettalen Verankerung verbunden.

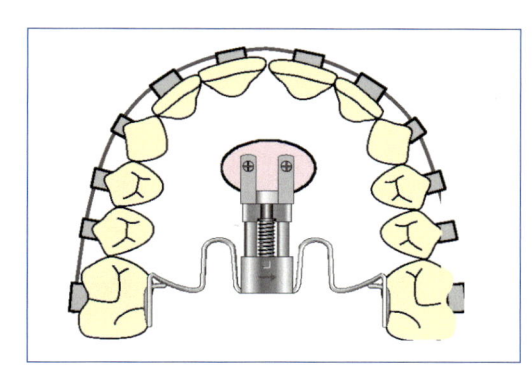

Abb. 8-7 Schematische Darstellung der Apparatur. Die zur Gaumenauflage führenden Stege werden für die kortikale Abstützung zur Aufnahme der Minischrauben durchbohrt. Am Ende der aktiven Phase, d. h. nach erfolgter Distalisation, wird die Apparatur im Sinne eines passiven Transpalatinalbügels genutzt, der die Molaren in ihrer neuen Lage fixiert. Da durch die Insertion der Minischrauben eine Abstützung über die Prämolaren umgangen wurde, können diese gegen die Apparatur als Widerlager nachbewegt werden.

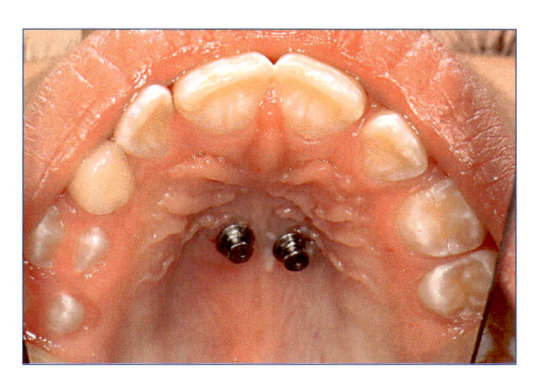

Abb. 8-8 Paramedian inserierte Minischrauben. Die intraorale Aufnahme zeigt die Situation direkt vor der Abformung. Für die Abformung werden die angepassten Bänder nochmals auf ihre korrekte Lage überprüft.

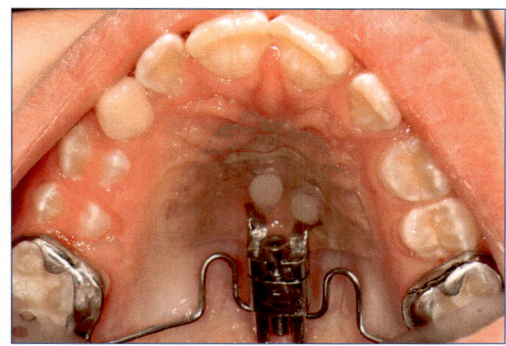

Abb. 8-9 Eingesetzte Apparatur und bereits mit dünnfließendem Adhäsiv verschlossene Kanäle. Die Gaumenplatte ist über die Retentionen der Schraubenköpfe mechanisch verankert.

angepasst. Anschließend erfolgt die Anfertigung des *Nance*-Buttons. Die anterioren Retentionsarme der Schraube und die im Gips dargestellten Schraubenköpfe werden durch das Autopolymerisat, z. B. Orthocryl® eingefasst. Im Rahmen der Ausarbeitung durchbohrt man die Kunststoffplatte im Bereich der Schraubenköpfe.

Die fertige Apparatur findet über die Bohrungen in der Gaumenplatte in ihre intraorale Lage.

Nach der Befestigung der Molarenbänder werden die Bohrkanäle in der Platte mit Adhäsiv verschlossen (Abb. 8-9). Der Patient aktiviert über einen Stellschlüssel die Apparatur selbst. Die Handhabung der Technik ist für den Behandler einfacher, da keine Biegearbeiten erbracht werden müssen. Jedoch besteht eine gewisse Abhängigkeit von der Compliance des Patienten.

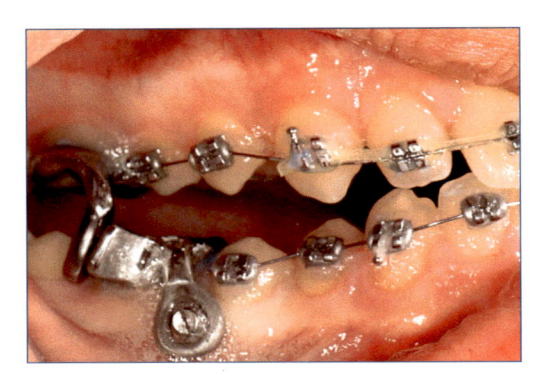

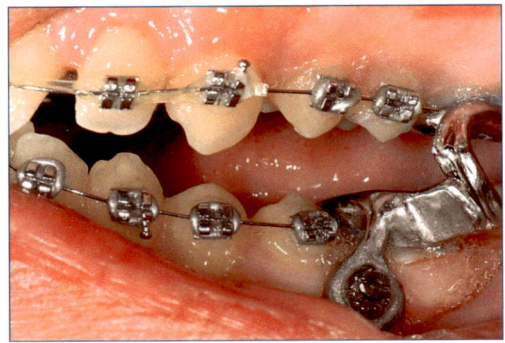

Abb. 8-10 und 8-11 Kortikal verankertes MARA. Die mesial der Molaren platzierten Minischrauben wirken dem protrusiven Effekt entgegen.

8.2 Korrekturen der Bisslage

Die Korrektur der Bisslage mit festsitzender Technik bringt durch die Abstützung im Gegenkiefer die bekannten Nebenwirkungen mit sich. Im Oberkiefer ist eine distalisierende Wirkung auf die Molaren nicht zwingend unerwünscht (siehe Kapitel 2). Der sagittale Schub auf die unteren Frontzähne kann bei der Feineinstellung der frontalen Okklusionsbeziehungen jedoch hinderlich sein. Im Grunde kann jedes auf dem Dentalmarkt erhältliche Produkt mit Minischrauben kombiniert werden[5,7]. Zur Stabilisierung der Frontzähne gegen protrusive Kräfte werden im Bereich der unteren Prämolaren bilateral Schrauben eingebracht.

8.2.1 Modifikation eines MARA (Mandibular Anterior Repositioning Appliance)

Der Patient trägt ein MARA[1] (Abb. 8-10 und 8-11), das der Anwender vorkonfektioniert beziehen und sekundär modifizieren oder in zahntechnischen Laboren in Auftrag geben kann. Direkt an den unteren Molarenbändern ist eine Halterung angebracht, die mesial der Molaren zu liegen kommt. Die runde Öffnung weist einen größeren Durchmesser als der Kopf der zu inserierenden Minischraube auf. Der Behandler zementiert im ersten Schritt die oberen und unteren Bänder und kontrolliert die Wirkung der funktionellen Flächen. Danach wird durch die runde Halterung eine Minischraube eingebracht, wobei die Öffnung als „Bohrschablone" dient. Die Schraubenköpfe werden durch ein dünnfließendes Adhäsiv mit dem Halteelement verbunden.

8.2.2 Kombination mit einer Klasse-II-Apparatur

Im vorliegenden Beispiel (Abb. 8-12) wurde die Therapie mit dem *Herbst*-Scharnier[8,9] zur Vermeidung einer unerwünschten, protrudierenden Wirkung auf die unteren Frontzähne mit einer Minischraube kombiniert. Von den unteren Eckzähnen führt eine Ligatur zum Kopf der Schraube. Diese Methode der passiven Stabilisierung lässt sich auch für andere Apparaturen zur Korrektur der Bisslage, wie Jasper Jumper, Sabbagh Universal Spring u. Ä. anwenden.

8.3. Transversale Erweiterung

Konventionelle Apparaturen für die Erweiterung der Gaumennaht stützen sich zur Kraftübertragung in der Regel auf mehreren Seitenzähnen ab. Im vorliegenden Beispiel (Abb. 8-13 und 8-14) erfolgt die Kraftübertragung in einer Kombination aus dentaler und skelettaler Abstützung. Die Behandlung greift direkt am Zielort an, nämlich an den zu überstellenden Zähnen und bilateral der zu erweiternden Sutur. Die skelettale Verankerung bietet die Möglichkeit, gleichzeitig die Ausformung des Zahnbogens im Bereich der Frontzähne und Prämolaren durchzuführen. In der Literatur sind Fälle beschrieben, bei denen die Erweiterung der Gaumennaht mit einer rein skelettalen Verankerung erfolgte.

8.4 Einzelzahnbewegungen

Einzelzahnbewegungen können gezielt und ohne Auswirkungen auf die übrige Dentition im Verbund mit einer Multibracket-Apparatur durchgeführt werden. Die Bilderserie 8-15 bis 8-20 zeigt einen Behandlungsfall, bei dem auf der rechtslateralen Seite, bedingt durch die okklusale Situation, eine Veränderung in der Position der Molaren unerwünscht ist. Die Distalisierung erfolgte nur durch die direkte Kopplung von Zugelementen zwischen Eckzahn und Minischraube.

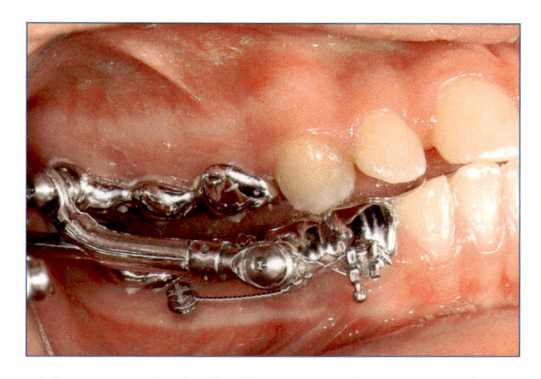

Abb. 8-12 Individuell gefertigtes *Herbst*-Scharnier, kombiniert mit kortikaler Verankerung zur Reduzierung der Nebeneffekte, die konstruktionsbedingt auf die unteren Frontzähne einwirken.

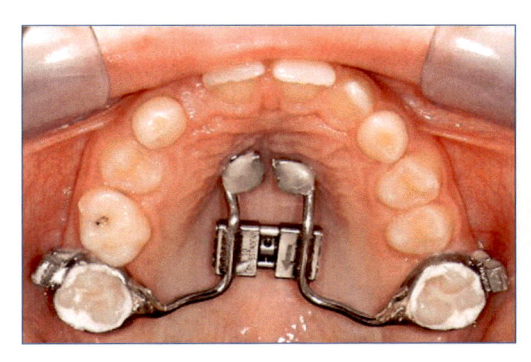

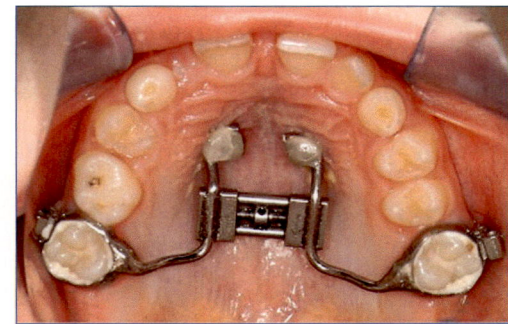

Abb. 8-13 und 8-14 Kortikal verankerte Gaumennahterweiterungsapparatur vor Beginn der aktiven Phase und nach Abschluss der Ausformung (B. Wilmes, Düsseldorf).

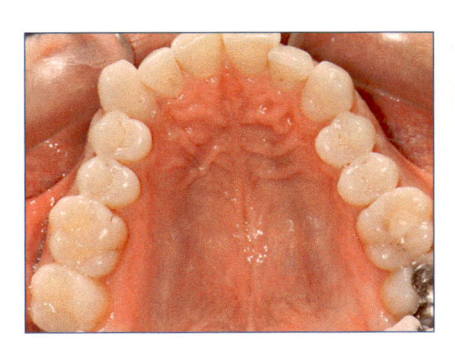

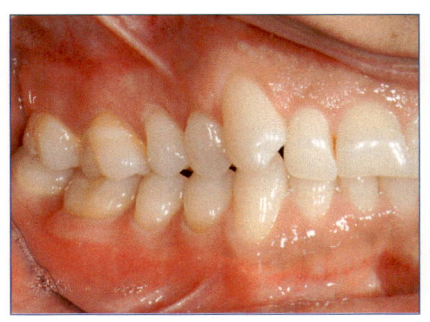

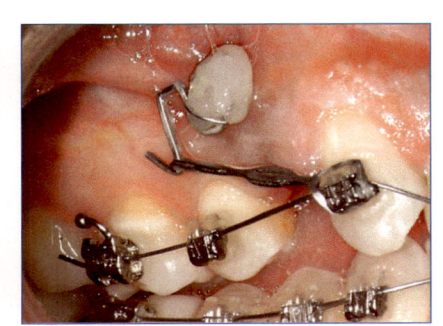

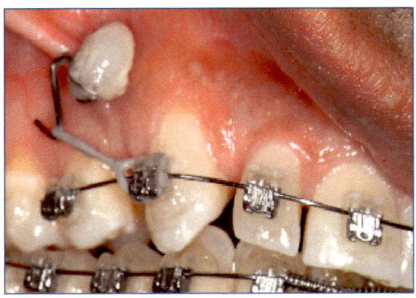

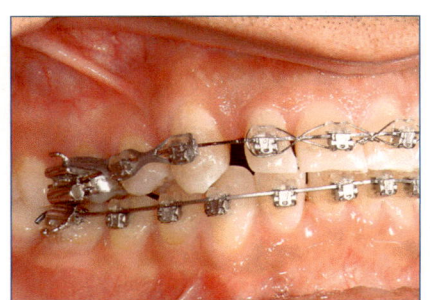

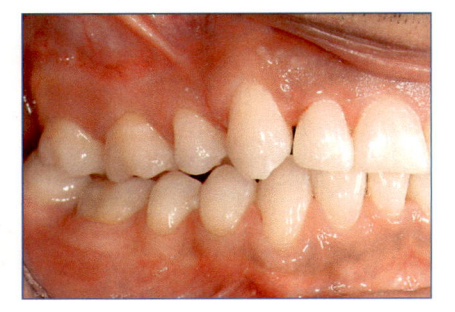

Abb. 8-15 bis 8-20 Chronologische Falldokumentation; zur Korrektur der rechtslateralen Seite wurde ein Prämolar entfernt und die Lücke durch Distalisation des Eckzahnes geschlossen. Die rückläufige Bewegung des Eckzahnes wurde über eine Minischraube geleitet.

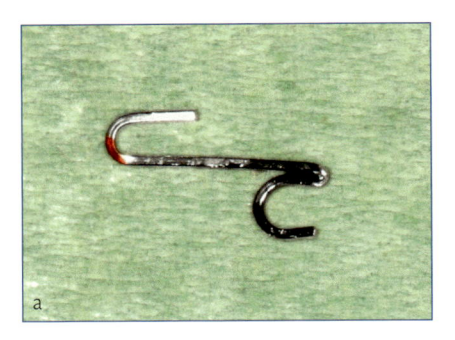

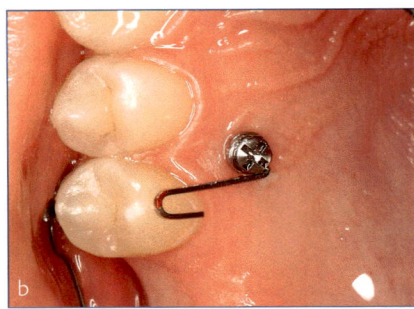

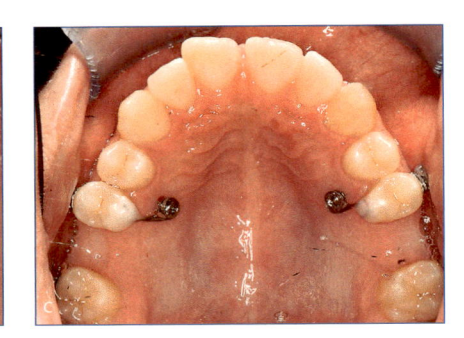

Abb. 8-21a–c Konfektioniertes Hilfselement nach *Winsauer*, Bregenz.

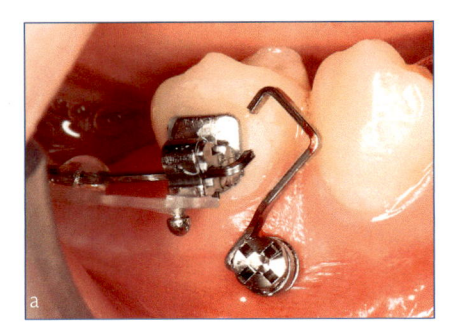

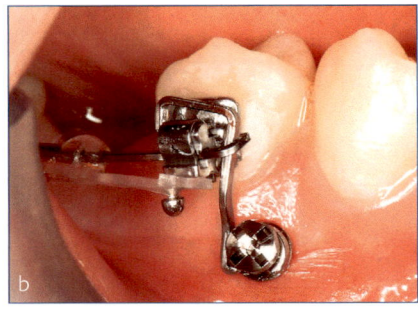

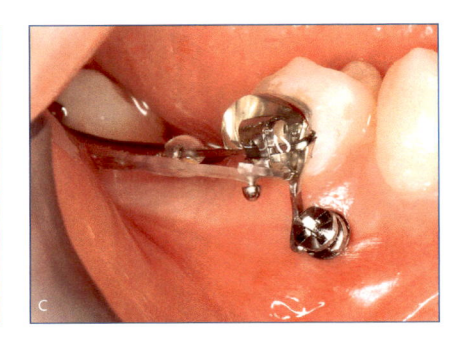

Abb. 8-22a–c Konfektioniertes Hilfselement nach *Winsauer*, Bregenz. Der Clip wird nach dem Einrasten mit einem Adhäsiv fixiert.

8.5 Konfektionierte Hilfselemente

Konfektionierte Hilfsteile können eine schnelle Kopplung zwischen Minischrauben und Zähnen bzw. der kieferorthopädischen Apparatur herstellen. Der Einsatz solcher Elemente reduziert die Zeit am Stuhl. Als Ideenanreiz sind zwei Elemente vorgestellt, die im Sinne einer indirekten Verankerung für den stationären Halt mechanisch beanspruchter Zähne sorgen (Abb. 8-21 und 8-22).

Die aufgezeigten Lösungen sind als Beispiele für das Potenzial der Schraubenverankerung zu verstehen und sollen dem Anwender als Anregungen für eigene Umsetzungen dienen.

8.6 Schlussbetrachtung

Das Problem des Verankerungsverlustes tritt bei vielen konventionellen Therapiemaßnahmen auf (siehe Kapitel 2). Insofern besteht in jeder Praxis ein Bedarf für die skelettale Verankerung, vornehmlich mit Minischrauben. Damit kein falscher Eindruck entsteht, man sollte nicht bei jedem Patienten bzw. immer und überall Minischrauben als Verankerungselement einsetzen. Es gilt nach wie vor der alte medizinische Grundsatz nach einer, bezogen auf die Diagnose und den Umständen des konkreten Falles angemessenen individuellen Therapie. Dies bedeutet, es ist im Einzelfall abzuwägen, mit welchen Therapiemitteln das Behandlungsziel ohne oder reduzierte unerwünschte Nebenwirkungen zu erreichen ist.

Die kortikale Verankerung, insbesondere die mit Minischrauben, hat seit ihren frühen Anfängen in der Mitte des vorigen Jahrhunderts eine rasante Entwicklung genommen und mittlerweile eine beachtliche Verbreitung gefunden. Sie ist vielleicht der fachliche Meilenstein in der modernen Kieferorthopädie der letzten Jahre und wird noch mit vielen Innovationen aufwarten. Minischrauben sind ohne Frage die stille Revolution der Behandlungsmöglichkeiten und sie werden in den nächsten Jahren die kieferorthopädische Therapie nachhaltig verändern. Dennoch ist die Entscheidung über ihren Einsatz immer streng am gewünschten Behandlungserfolg zu orientieren. Wer sich jedoch entschlossen hat Minischrauben in sein persönliches Behandlungsspektrum aufzunehmen und bereit ist anfängliche Schwierigkeiten – die es bei jeder neuen Therapieform gibt – zu überwinden, der wird bald noch mehr Freude an seiner Arbeit haben und sich schon nach kurzer Zeit nicht mehr vorstellen können ohne eine absolute Verankerung zu arbeiten.

Dieses Buch präsentiert den aktuellen wissenschaftlichen Stand und ist als Grundlagenwerk für die erfolgreiche Anwendung von Minischrauben/Mini-Implantaten konzipiert.

8.7 Literatur

1. Bogdan F. The MARA – A non-compliance solution. Clin Impress 2006;15:28–32.
2. Carano A, Testa M. The Distal Jet for upper molar distalization. J Clin Orthod 1996;30:374–380.
3. Eckhart JE, White LW. Class II therapy with the mandibular anterior repositioning appliance. World J Orthod 2003;4:135–144.
4. Keim RG, Berkman C. Intra-arch maxillary molar distalization appliances for class II correction. J Clin Orthod 2004;38:505–510.
5. Kinzinger G, Diedrich P. Bite jumping with the Functional Mandibular Advancer. J Clin Orthod 2005;39:696–700.
6. Kinzinger G, Diedrich P. Pendelapparaturen zur kooperationsunabhängigen Molarendistalisation im Oberkiefer. Inf Orthod Kieferorthop 2002;34:17–34.
7. Kinzinger G, Ostheimer J, Förster F, Kwant PB, Reul H, Diedrich P. Development of a new fixed functional appliance for treatment of skeletal class II malocclusion. First report. J Orofac Orthop 2002;63:384–389.
8. Pancherz H. The Herbst appliance: research-based updated clinical possibilities. World J Orthod 2000;1:17–31.
9. Sanden E, Pancherz H, Hansen K. Complications during Herbst appliance treatment. J Clin Orthod 2004;38:130–133.
10. Walde KC. The simplified molar distalizer. J. Clin Orthod 2003;37:616–619.
11. Winsauer H. Bahnhofstraße 29, A 6900 Bregenz, Austria.

Sachregister

A
Aarhus Mini-Implant   siehe unter Produktname
Abso Anchor   siehe unter Produktname
ACR Screw   siehe unter Produktname
Allergien   124f., 144
American Orthodontics, USA   siehe unter Hersteller
Anamnese   123ff., 141f.
Anästhesie   45, 55, 80, 83, 87, 124, 129, 138, 144f.
 - Lokalanästhesie   124
 - Oberflächenanästhesie   59f., 77, 80, 82, 129, 138, 144
Anchor Plus Screw   siehe unter Produktname
Ancotek-Schraube   siehe unter Produktname
Ankörnen   40, 82, 84
Antibiotika   123f.
Antikoagulantien   124, 142
Arteria alveolaris inferior   127
Arteria mentalis   127
Arteria palatina   127
Aspirationsschutz   76
Aspirin   124
Aufrichten der Zähne   26, 107ff.
Ausstanzen der Gingiva   38f., 45, 50, 59f., 82, 129f.
Auxiliary Slot zur Kopplung   91f., 104f.

B
Bewegungen von Zähnen   5f.
 - sagittale   5, 114, 118ff., 150
 - transversale   5, 8, 116ff., 150
 - vertikale   94–98, 118ff.
 - horizontale   93ff.
 - mesiale   5–9
Bio Materials, Korea   siehe unter Hersteller
Bisslagekorrektur   150

C
CAPplant   siehe unter Produktname
CE-Zeichen   13
Checklisten   71, 80, 138
Chlorhexidin   80
CoCr-Basislegierung   15
Compliance   6ff., 111, 142f., 147, 149

D
Dentaurum, Deutschland   siehe unter Hersteller
Dentoflex-Schraube   siehe unter Produktname
Dentos, Korea   siehe unter Hersteller
Dentsply-Sankin, Japan   siehe unter Hersteller
Desinfektion   siehe unter Sterilisation
Diabetes mellitus   123f., 142
Distal-Helix, Düsseldorfer   114, 117
Distalisation   1f., 5f., 8, 25f., 53f., 89, 93, 99, 102f., 111–117, 147ff.
Distal-Jet   116, 147, 149
Draht
 - rund   23, 25f., 35, 51f., 54, 59f., 90–93, 95, 102, 110, 112
 - vierkant   23, 25ff., 35, 51f., 54, 59f., 90
 - Kopplung   35, 54
 - Dimension   25ff.
Drahtligaturen   52ff., 89–93, 95, 102, 110ff.
Drehmomentkurve   131f.
Druckfeder   89–92, 94f., 107f., 111ff.
Dual Top® Anchor-Screw   siehe unter Produktname

E
Eckzähne, verlagerte   100, 102f.
Edelstahl   15f., 90f., 122
Einheilmodus   133
Einheilphase   85, 87
E-Modul   16
Endotoxine   40, 46ff., 140, 143
Entstehungsgeschichte   1ff.

Kapitel 9 Sachregister

Entzündung   17f., 28ff., 50, 56, 60, 75, 78, 82, 124, 130, 142ff.
Erfolgsrate   19, 21, 34, 36, 43, 49, 51f., 55f., 133f.
Explantation   siehe unter Minischrauben, Entfernung
Extrusion   6, 26, 54, 92, 94f., 104

F

FAMI   siehe unter Produktname
Federn
  - NiTi   89f., 107, 109, 113
  - TMA   90, 103, 107ff.
Fernröntgenseiten-Aufnahme   73, 77
Fluoride   124
Foramen incisivum   94; 127
Foramen mentale   127
Foramen palatinum   127
Forensik   75, 123, 138, 140f.
Forestadent, Deutschland   siehe unter Hersteller
Funktionsperiode   17, 20f., 36, 60

G

Gaumen
  - Expansion   116ff., 150f.
  - Implantat   1ff., 20
Gesetze der Mechanik   5, 57
Gesichtsmaske   5ff.
Gewinde   12, 14, 16, 20–23, 25, 28–36, 39, 48, 50ff., 55, 58, 60, 77ff., 82, 122f., 126, 131
  - Design   12, 31, 34, 122f.
  - Linksgewinde   35, 58
  - Rechtsgewinde   35
  - Schaft   36, 122f.
  - Steigung   122
Gingiva
  - Ausstanzen   38f., 45, 50, 59f., 82, 129f.
  - Dicke   22f., 28f., 52, 79, 81f., 103, 111
  - Inzision   38, 50, 59, 95, 129f.
  - Lappen   50, 59, 129f.
  - Management   28, 50, 129
Grunderkrankungen
  - hämatologische   123f.
  - metabolische   123
  - systemische   123f.

H

Hämatom   17, 124, 143
HDC, Italien   siehe unter Hersteller
Headgear   5ff., 54, 106, 143, 147
Hebelarm   35, 42ff., 51, 90, 106f.
Herbst-Scharnier   96, 150f.

Hersteller
  - American Orthodontic, USA   3, 22, 41, 57
  - Bio Materials, Korea   3, 22, 45, 51, 58
  - Dentaurum, Deutschland   3, 15, 22, 46, 58
  - Dentos, Korea   3, 22f., 58
  - Dentsply-Sankin, Japan   3, 22, 51, 57
  - Forestadent, Deutschland   3, 22, 27, 44, 51, 58
  - HDC, Italien   1, 3, 17, 22, 46, 116
  - IMTEC Corp., USA   3, 22, 43–46, 51, 57
  - Jeil Medical Corp., Korea   3, 22, 58
  - KLS Martin, Deutschland   3, 22, 41, 45, 51, 58
  - Leone, Italien   3, 15f., 22, 44f., 50f., 58, 122
  - Medicon, Deutschland   3, 22, 58
  - Mondeal   3, 21f., 46, 48
  - Myungsung, Korea   3, 22
  - Ortholution, Korea   3, 22, 58
  - Tekka, Frankreich   3, 22, 58
Hilfselemente, konfektionierte   152
Histologie   15, 17f., 50
Horseshoe-Arch   92, 103f.
Hybrid-Hyrax, Düsseldorfer   116f.
Hygiene
  - Anforderungen   47ff., 125, 127, 129f., 138–141
  - Hygieneplan   139f.
  - Mundhygiene   125, 141ff.
  - Schraube   29f., 56
  - Strahlhygiene   129

I

Ibuprofen   124
Implantate   1–6, 9, 11, 15–20, 27f., 30, 46, 50, 87, 123ff., 127f., 130, 141
Implantatmaterial   15–20
IMTEC Corp.,USA   siehe unter Hersteller
Infektion   78, 82, 123, 130
Informationsmaterial   13f., 23, 54
Inspektion, klinische   75
Instrumentarium   80, 138–141
Intrusion   2, 6, 25f., 54, 95, 97ff., 104–108

J

Jeil Medical Corp, Korea   siehe unter Hersteller

K

Keles-Slider   114, 116
Kette, elastische   siehe unter Kopplungselemente
Kieferhöhle   22, 79, 127f., 143
KLS Martin, Deutschland   siehe unter Hersteller
Knochen
  - Angebot   20f., 23, 73, 75, 77ff., 85, 90, 98, 101, 103, 106, 114, 126, 128, 142f.

Knochen
- Dimension 78
- Härte 32, 40, 129f.
- Integration siehe unter Minischrauben, Osseointegration
- Kiefer 6, 30, 57, 75
- Kortikalis 22, 30–36, 39, 42f., 45, 50f., 56, 60, 73, 75, 77ff., 85, 122f., 125f., 129f.
- Qualität 20, 30ff., 36, 39, 43, 75, 89, 103, 111, 114, 116
- Quantität 20
- Regeneration 142

Komplikationen 20, 33, 50, 121, 127–131, 141, 143f.
Kopplung
- direkte 52f., 56, 59, 89–93, 95, 97, 1ß8f., 151
- indirekte 52, 56, 89–93, 104, 110ff.

Kopplungselemente 14, 23, 25ff., 35, 51–54, 56, 59f., 79
- elastische Ketten 5f., 14, 23, 25f., 35, 51–54, 59f., 89f., 92f., 95, 102, 108f.
- Federn 14, 23, 25f., 35, 51–54, 89–92, 94f., 97, 102f., 107ff., 111ff., 132, 147–147
- Runddrähte (siehe auch unter Draht) 23, 25f., 35, 51f., 54, 59f., 90–93, 95, 102, 110, 112
- Vierkantdrähte (siehe auch unter Draht) 23, 25ff., 35, 51f., 54, 59, 90
- Zugfeder 25f., 89f., 95, 97, 102, 109

Korrosion 42, 124
Kraftapplikation 36, 42, 106, 131, 148
Kreuzröhrchen zur Kopplung 91, 94, 96, 109ff.

L

Lagerung siehe unter Sterilisation
Leone siehe unter Hersteller
Lernkurve 49
Lingualbogen 6, 8, 106
Linksgewinde 35, 58
Lipbumper 5f., 8, 143, 147
LOMAS siehe unter Produkte

M

Mandibularkanal 127
MARA 150
Mechanik
- Druckmechanik 89, 111
- Gleitmechanik 98f.
- Hebelmechanik 90, 106f., 119
- Verankerungsmechanik 92, 110, 137
- Zugmechanik 89f., 111

Meaw-Bogen 106
Medicon, Deutschland siehe unter Hersteller
Medikamente 123f., 141
Medizinprodukte 13, 15, 46, 48, 138ff.
Medizinproduktegesetz 2, 13, 138

Mesialisierung 2, 25f., 54, 90–94, 97, 109–112, 120
Mikroorganismen 12, 38ff., 46ff., 140
Minischrauben
- Anforderungen 11ff., 21, 31, 60
- Anzahl 20, 22f., 29, 35, 60
- Ausdrehmoment 36, 42, 55, 87
- Auswahl 12f., 60f., 78ff., 122, 130, 138
- Bauarten 20, 130
- Design 14ff., 78f., 87, 130
- Dimension 11, 14, 16, 20f., 25ff., 29, 31, 33, 39–42, 50, 60, 73, 78, 87, 118
- Drehmoment 27, 31, 33, 35f., 40, 42–45, 51, 59, 84f., 90, 94, 108, 118, 122, 130ff.
- Drehmomentkontrolle 43ff., 51, 59f., 85f.
- Durchmesser 12, 14, 20–23, 27–31, 32, 36, 39, 42f., 51, 55f., 58, 60. 78ff., 83, 122f., 127
- Eindrehmoment 34, 36, 41–44, 51, 55, 84, 87, 122, 130f.
- Eindrehen 25ff., 31–34, 41–45, 51, 85, 129, 132
- Entfernung – Explantation 16f., 19–22, 25ff., 36, 38, 42, 46f., 50, 54f., 60; 87f., 122, 129, 131, 133f.
- Erfolgsrate 19, 21, 34, 36, 43, 49, 51f., 55f., 134
- Fehlerrate 34, 55, 60
- Fraktur 17, 21f., 25f., 31, 33f., 36, 41f., 45, 55, 131
- Gewinde 14, 16, 20–23, 25, 28–36, 39, 48, 50ff., 55, 58, 60, 74, 77f., 122f., 126, 131
- Indikation 11, 13, 23, 25f., 53, 98, 106, 120
- Insertion 17, 19, 21, 40–45, 49–52, 77–85, 122, 127–130, 138
-- manuelle 37, 41–45, 51f., 59f., 80, 83ff., 129, 131
-- maschinelle 37, 42, 44f., 51f., 59, 80f., 85f., 132
-- Instrument 27, 37, 39–45, 58f., 80ff., 138, 140
-- Routine 131
-- Technik 30, 80–85, 126–129, 130f.
-- Vorbereitung 73–77, 141
- Insertionsinstrument 27, 30, 37, 40–43, 58f., 80, 85, 138, 140
- Insertionsort 20f., 27, 29, 32f., 54f., 60, 73–79, 81ff., 85, 99, 106, 110, 114, 118, 121, 126f., 130, 132f., 137. 143
- Knochen-Implantat-Interface 17, 19
- konische 28, 33, 35f., 51, 58, 60, 122f.
- Kopfdesign siehe unter Schraubenkopf
- Kreuzslot 23f., 26f., 35, 51, 53f., 58, 60
- Länge 14f., 20–23, 32, 36, 39, 51, 56, 58, 60, 78ff., 83, 122f., 127, 130ff.
- Lieferung 46, 59
- Linksgewinde 35, 58
- Lockerung 25, 36, 53, 104, 121, 131, 133
- Material 15–20
- Metalloberfläche 15–19, 47
- Misserfolge 52, 141
- Nutzungsperiode 85, 122, 133, 138
- Oberfläche 12, 15–20, 30, 46ff., 122, 126, 138. 140
- Ortsstabilität 1f., 56f., 133, 150
- Osseointegration 17ff., 75

Minischrauben
- Primärstabilität 11, 17, 31, 34, 36, 43, 56f., 73ff., 78, 84f., 122f., 125f., 129, 131
- Publikationen 11–15, 18, 20f., 50, 54, 56f., 75
- Rechtsgewinde 35
- Risikopotenzial 23, 78, 121f., 126
- Schaft 14, 21, 30f., 33, 35f., 42, 55, 60, 87, 122
- Sekundärstabilität 17, 19, 35, 57, 74, 87, 126
- selbstbohrende 21f., 31–35, 39f., 43, 45, 50, 60, 77f., 80, 82, 129ff., 138
- selbstschneidende 21, 31f., 34f., 60, 77f., 80, 82, 129f., 138
- Serviceleistungen 13f., 49, 58
- Sofortbelastung 11, 54f., 87, 133
- transgingivaler Anteil 17f., 25, 27–30, 36, 41, 50ff., 60, 78f.
- Überlastung 51
- Überlebensrate 16f., 43, 50, 59, 122, 134
- Verlustrate 21, 28f., 42f., 48, 50, 52, 55f., 106, 131
- Zubehör 37ff., 59
- zylindrische 28, 33, 35f., 58, 60

Modell
- Analyse 74f., 126
- Planung 74f.

Mondeal siehe unter Hersteller
MPlant siehe unter Produkte
MTAC siehe unter Produkte
Mukogingivallinie 20f., 74f., 77, 84
Myungsung, Korea siehe unter Hersteller

N

Nachblutung 124
Nance-Apparatur (Button) 7, 114, 116, 148f.
Nasenboden 79f., 128, 143
Nervenbahnen 127
Nervus alveolaris inferior 127
Nervus mentalis 127
Nervus nasopalatinus 127
Nervus palatinus major 127
Nifedepin 124

O

OASI Implant siehe unter Produktname
Orlus siehe unter Produktname
Ortho Anchor Screw siehe unter Produktname
Ortho Implant siehe unter Produktname
Orthoanchor siehe unter Produktname
Orthodontic Mini Implant (Bio Material) siehe unter Produktname
Orthodontic Mini Implants (Leone) siehe unter Produktname
Ortholution, Korea siehe unter Hersteller

Orthopantomogramm 2, 73, 75f., 142
ORTHOplant siehe unter Produktname
Osseointegration siehe unter Minischrauben
Osteoblasten 17, 19
Osteoporose 123
Osteosyntheseschrauben 14ff., 19

P

Patient 12ff., 25, 27–30, 32ff., 46–50, 60, 75, 78, 81, 106, 111, 121, 123ff., 137f., 141f., 149, 152
- Akte 73
- Auswahl 123 ff
Pendulum-Apparaturen 8, 93, 147
Perforation 128
- Gingiva 27, 37ff., 45, 49f., 59, 82, 84, 130
- Knochen 22, 79f., 127
- Kortikalis 31, 43, 45, 60
Periimplantitis 28ff., 50, 60, 123f., 130, 143
Perimukositis 28ff., 50, 60, 82, 130
Phenytoin 124
Pilotbohrer (Vorbohrer) 31, 39f., 59, 80–83, 126, 129, 139f.
- Dimension 39f.
Pilotbohrung (Vorbohrung) 32–35, 37, 39f., 42, 45, 50f., 55, 59f., 77, 82ff., 129f., 138, 140. 144
Planungsfehler 132
Positionierungshilfe 37f., 76, 129, 142
Positionsstabilität siehe unter Minischrauben, Ortsstabilität
Power-Hook (Power Arm) 90, 100, 102, 109, 114f.
Primärstabilität siehe unter Minischrauben
Produktnamen
- Aarhus Mini-Implant 3, 13, 19, 22, 24, 26–29, 33, 41, 45, 47, 50f., 54, 56, 58f.
- Abso Anchor 3, 13f., 21–29, 31, 33, 35, 37, 39, 41f., 45, 51, 55f., 58f.
- ACR Screw 58f.
- Anchor Plus Screw 3, 22, 24, 27ff., 33, 44f., 56, 58f.
- Ancotek-Schraube 3, 22, 24, 26–29, 33, 35, 45, 51, 56, 58f.
- CAPplant 58f.
- Dentoflex-Schraube 3, 57
- Dual Top Anchor-Screw 3, 13, 21–26, 28f., 32f., 37, 41f., 44f., 47, 51, 55f., 58f.
- FAMI 3, 58f.
- LOMAS 3, 19, 21f., 24ff., 28ff., 32f., 41, 44–47, 51, 56, 58f.
- MPlant 58f.
- MTAC 3, 22, 24, 26, 28f., 33, 41, 45, 51, 56f.
- OASI Implant 3, 57
- Orlus 3, 22, 24, 28f., 33, 44f., 51, 56, 58f.
- Ortho Anchor Screw 3, 22, 24, 28f., 33, 41, 45, 51, 56
- Ortho Implant 3, 22, 24, 28f., 33, 44ff., 51, 56f.
- Orthoanchor 3, 19, 22, 24, 28f., 33, 45, 51, 56–59
- Orthodontic Mini Implant (Bio Material) 3, 22, 24f., 28f., 33, 56

Produktnamen
- Orthodontic Mini Implants (Leone) 3, 15, 22, 24, 28f., 33, 44f., 50f., 56, 58f.
- ORTHOplant 51, 58f.
- Spider Screw® 3, 17, 22, 24, 26, 28f., 32ff., 37, 39, 41f., 45f., 51, 56, 58f., 77, 115
- T.I.T.A.N.-Pin 3, 13f., 22, 24, 26–29, 33, 44f., 51, 56, 58f.
- tomas®-pin 3, 13ff., 22, 24, 26–29, 32ff., 39ff., 45f., 49, 51–56, 58f.

Pyrogene 46

Q
Quadhelix 92f., 103, 117
Qualitätsmanagement 49

R
Ratsche 43f., 51, 59, 82, 85, 138, 140
Rauchen 125, 143
Rechtsgewinde 35
Reinigung siehe unter Sterilisation
Retraktion 6–9, 90, 92f., 98–103
Risiko
- präoperatives 121, 126, 128
- intraoperatives 121, 127, 129, 131, 140
- postoperatives 121, 124ff., 129f.

RKI-Richtlinien 127, 140
Röntgen
- Analyse 75ff.
- Diagnostik 75
- Hilfe 37, 75ff.
- Kontrolle 76f.
- Planung 76

Rosenbohrer 40, 80ff., 84

S
Säureätztechnik, indirekte Verankerung 91f.
Schleimhautirritation 124, 130
Schleimhautstanze 38, 59f., 80ff., 84, 126, 129f.
Schmerzmittel 124
Schraubendesign siehe unter Minischrauben
Schraubendurchmesser siehe unter Minischrauben
Schraubenfraktur siehe unter Minischrauben
Schraubenhals siehe unter Minischrauben, transgingivaler Anteil
Schraubenkopf
- einfacher Slot 18, 23f., 26f., 35, 51, 58, 85
- Haken 18, 23ff., 51, 58
- Kreuzslot 18, 23f., 26f., 35, 51, 53f., 58, 60, 85
- Kugelkopf 18, 23ff., 51, 58
- Ösen/Bohrungen 18, 23–26, 51, 58

Schraubenlänge siehe unter Minischrauben, Länge

Schraubenschaft
- konischer 28, 33, 35f., 51, 58, 60, 122f.
- zylindrischer 28, 33, 35f., 58, 60

Sekundärstabilität siehe unter Minischrauben
Serviceleistungen siehe unter Minischrauben
Sofortbelastung siehe unter Minischrauben
Spider® Screw siehe unter Produktname
Sterilisation 46ff., 59, 139f.
- Desinfektion 40, 46ff., 126, 138–141
- Lagerung 140f.
- Reinigung 39, 46–49, 139ff.

T
T.I.T.A.N.-Pin siehe unter Produktname
Teilbogen zur Kopplung 90ff., 94f., 97, 100, 107–113, 118
Tekka, Frankreich siehe unter Hersteller
Tiefenstopp
- Schraube 25, 28, 36, 51f., 59
- Bohren 39, 83

Titan 15ff., 19, 21, 30, 124
Titanlegierung – TiAl6V4 16f., 21, 58, 60
Titanoxidschicht 19
tomas®-pin siehe unter Produktname
Top Clip 152

U
Überlastung siehe unter Minischraube
Ulzerationen 100
Umdrehung
- Vorbohrung 40, 83, 129
- Insertion 44, 51, 85, 131

V
Vanadium 16
Verankerung 5–9
- direkte 52f., 56, 89–93, 95, 97, 108f., 111
- Eckzähne 8
- Frontzähne 8, 91, 93–96
- indirekte 52, 56, 89–93, 104, 110ff., 152
- maximale 6f.
- mechanische 122
- minimale 6
- Seitenzähne 8, 102f.

Verankerungsarten 6
- dentale 91–94, 108f., 111, 116
- extraorale 6
- kortikale 3, 73f., 116, 121, 133, 141, 147, 151f.
- monokortikale 73f.
- skelettale 1ff., 9, 11, 14, 18, 23, 25f., 54f., 60, 73, 106, 123, 149f., 152

Verankerungskapazität 122

Verletzung anatomischer Strukturen 82, 106, 124, 127, 129f., 143
Verlust 15f., 21, 25, 28f., 35f., 39, 43, 46, 48, 74, 82f., 90f., 93f., 103, 114, 123–126, 130f., 134, 142f.
Verlustrate siehe unter Minischrauben
Veröffentlichungen siehe unter Minischrauben, Publikationen
Verpackungsverfahren 80, 126, 140
Vertrieb 13, 58
Vitallium 15
Vorbereitung siehe unter Minischrauben, Insertion
Vorbohrer siehe unter Pilobohrer
Vorbohrung siehe unter Pilotbohrung

W

Wachstumszonen 116
Wasserkühlung 129
Weichgewebe 18, 82, 130
Weichgewebsregeneration 129, 133f.
Winkelstück, chirurgisches 44f., 51, 80f., 85f., 129, 138–141
Wurzelschädigung 34, 104, 106, 129

Z

Zahnbogenkoordination 116
Zahnfollikel 74f., 126, 128
Zertifizierung 13, 58
Zubehör siehe unter Minischrauben
Zugfeder siehe unter Kopplungselemente
Zytotoxizität 16, 48